中西医结合呼吸病诊治学

◎主编　郑心

山东科学技术出版社

U0353043

图书在版编目（CIP）数据

中西医结合呼吸病诊治学/郑心主编.—济南:山东
科学技术出版社,2016（2021.1 重印）
ISBN 978 - 7 - 5331 - 8177 - 2

Ⅰ.①中… Ⅱ.①郑… Ⅲ.①呼吸系统疾病—中西
医结合—诊疗 Ⅳ.①R56

中国版本图书馆 CIP 数据核字（2016）第 050456 号

中西医结合呼吸病诊治学

主编 郑 心

主管单位:山东出版传媒股份有限公司
出 版 者:山东科学技术出版社
  地址:济南市玉函路 16 号
  邮编:250002 电话:(0531)82098088
  网址:www. lkj. com. cn
  电子邮件:sdkj@ sdpress. com. cn
发 行 者:山东科学技术出版社
  地址:济南市玉函路 16 号
  邮编:250002 电话:(0531)82098071
印 刷 者:北京时尚印佳彩色印刷有限公司
  地址:北京市丰台区杨树庄103号乙
  邮编:100070 电话:(010) 68812775

开本:710mm×1000mm 1/16
印张:14.5
彩页:4
版次:2021 年 1 月第 1 版 第 2 次印刷

ISBN 978 - 7 - 5331 - 8177 - 2
定价:58.00 元

主　编　郑　心
副主编　王连忠　李士涛　刘玉霞　闫瑢玛
　　　　　曹玉凤　赵　粤　邢　玮

主编简介

郑心，医学博士，二级教授，主任医师，博士研究生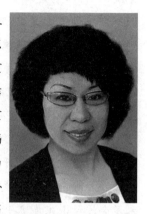
导师，山东省政协常委，享受国务院特殊津贴专家，山东
中医药大学第二附属医院业务副院长，兼任国家临床重
点专科肺病科学术带头人及项目负责人、国家中西医结
合临床重点学科肺病科学科带头人、预防保健中心及重
症医学科学科带头人、山东省中西医结合重点学科肺病
科学科带头人。中华中医药学会第六届理事会理事，山
东省抗癌协会中西医结合分会主任委员，山东省抗癌协
会中西医结合分会青年委员会主任委员，山东省中医药
学会第一届膏方专业委员会副主任委员，山东省医师协会呼吸医师分会副主任
委员，山东抗癌协会肺癌分会副主任委员，山东省中西医结合学会第二届肿瘤
专业委员会副主任委员，山东省中西医结合学会呼吸专业委员会副主任委员，
世界中医药学会联合会亚健康专委会常务理事，山东省抗癌协会理事，山东省
医师协会女医师分会理事，《中华临床医师杂志》特聘审稿专家。

郑心教授从医近三十载，一直工作在临床、教学、科研第一线，兢兢业业，勤
勤恳恳，默默奉献，平均月专家门诊量六百余人次，坚持每周两次查房及各科的
危重、疑难及死亡病例讨论，积极参加院内外会诊。患者遍及黑龙江、甘肃、河
南、陕西、安徽及韩国、美国、澳大利亚、加拿大等国内外各地，受到患者的尊敬
和高度评价。她有着深厚的理论造诣及丰富的临床经验，善于总结前人学术经
验，博采众长，遵古而不泥古，敢于创新，积极拓展诊治思路，对于疑难症、危重
病的诊治造诣颇深。坚持走中西医结合的道路，充分发挥两学科的优势，扬长
避短，优势互补，并针对不同患者施以个体化治疗原则，临床效果显著。擅长呼
吸系统及各种内科杂病的诊治，根据多年临床经验研究总结的肺康方、肺抑瘤
合剂、哮喘1号、哮喘2号、间质1号、间质2号等处方治疗肺癌、支气管哮喘、间

质性肺病获得极好的疗效,临床应用广泛,给医院、科室带来了极大的经济效益和社会效益。

　　郑心教授同时承担着山东中医药大学的教学与带教任务,现已毕业硕士研究生 24 名,在职硕士研究生 9 名,在职博士后研究生 1 名。治学严谨,笔耕不辍,积极参与科研,先后在国家及省级学术刊物发表学术论文 70 余篇,主编书籍两部。并主持了多项国家级、省部级及厅局级科研项目,曾获省科技进步二等奖三项,三等奖三项,已通过鉴定正参与评奖两项。现有在研课题 7 项,其中国家自然科学基金一项:蛇毒多肽提取物 PESV 对肿瘤血管生成中 HIF－1/VEGF 通路的调控;省攻关一项:基于温病理论的病毒性肺炎肺实热证小鼠模型的建立及加味麻杏石甘汤干预机制的研究,厅局级五项:肺抑瘤膏联合 DC－CIK 细胞治疗晚期肺腺癌的临床与实验研究,间质流膏治疗 IIP 对大鼠 TGF－β1、PDGF、α－SMA 表达干预的研究,肺抑瘤合剂治疗 ⅢB、Ⅳ期肺腺癌的临床研究,中医联合疗法对急性发作期激素抵抗型哮喘临床疗效的研究,基于岗位群的中西医结合硕士研究生临床阶段培养模式创新研究。

　　先后被山东省卫生厅、山东省医师协会、山东省医学会以及济南市科学技术学会授予山东省名中医,山东省十佳女医师,齐鲁杰出医师,泉城十大名医等荣誉称号。

前　言

　　本书主要是根据郑心教授临床经验而编写的。郑心教授从医近三十载,一直工作在临床、教学、科研第一线,有着深厚的理论造诣及丰富的临床经验,善于总结前人学术经验,博采众长,遵古而不泥古,敢于创新,积极拓展诊治思路,对于呼吸系统疑难症、危重病的诊治造诣颇深。坚持走中西医结合的道路,充分发挥中西医结合的优势,扬长避短,优势互补,并针对不同患者施以个体化治疗原则,临床效果显著。郑心教授擅长呼吸系统及各种内科杂病的诊治,根据多年临床经验研究总结的肺康方、肺抑瘤合剂、哮喘1号、哮喘2号、间质1号、间质2号等处方治疗肺癌、支气管哮喘、间质性肺病获得极好的疗效,临床应用广泛。

　　本书结合现代医学呼吸病诊治进展与郑心教授的临床经验,重点反映了中西医结合诊治呼吸疾病的新理论、新技术和新方法。本书共分10章,分别介绍了中西医结合呼吸病的特点、慢性阻塞性肺病、支气管哮喘、支气管扩张、肺炎、支气管肺癌、胸膜间皮瘤、特发性肺间质纤维化、尘肺、职业性哮喘的中西医结合诊断和治疗。既对现代医学的新进展做了介绍,也反映了中西医结合的发展趋向。

　　希望本书能给学生起到学习知识、启发思路、激励创新的作用,也能促进与临床同道的交流,为中西医结合事业的发展贡献微薄之力。

目　录

第一章　中西医结合呼吸病学概要

中医学是具有中国特色的生命科学,源远流长,数千年来为中华民族的健康繁衍,国家的繁荣发展做出了重要贡献。时至今日在科学技术高度发展的21世纪,具有独特理论体系和明显的临床疗效的中医药学,仍是令世人瞩目和不断挖掘的伟大医学宝库,在世界医学之林中占有重要的地位。

中西医结合呼吸病学科是在中医内科学的基础上重点阐述呼吸系统的生理病理特征,结合现代医学和现代科学的诊疗手段,突出了各种呼吸系统疾病的诊治思路和方法,系统总结了中西医结合防治呼吸系统疾病的经验。由于呼吸系统疾病一直是临床常见病、多发病,更有很多疑难杂症,古往今来,中医对呼吸系统疾病的预防和治疗积累了丰富的经验,尤其对现代呼吸疑难病症更有独到的认识和见解。

一、中医呼吸病学的发展

(一)《内经》奠定了中医呼吸病学理论基础

始于战国而成书于西汉的《黄帝内经》是一部划时代的中医学巨著,包括《素问》《灵枢》两部分,全面总结了西汉以前的医学成就。最主要的特点是:①强调整体观念。人体是一个有机整体,人的健康和病态与自然环境有一定的关系;②阴阳五行学说贯穿于生理、病理、诊断和治疗的各方面,探索出人体疾病变化与治疗的大致规律;③重视脏腑、经络理论。论述人体五脏六腑、十二经脉、奇经八脉等的功能、病理变化及其相互关系;④在以上理论的指导下叙述了六淫、七情、饮食、劳伤等病因以及脏腑经络的病理变化;⑤论述望、闻、问、切四诊的诊断方法和具体内容;⑥确定治未病,因时、因地、因人制宜,正治反治,拟方,饮食宜忌,精神治疗以及针刺大法等治疗原则。形成了比较完善系统的理论体系,已经有理法方药的雏形,成为内科理论的渊源,也奠定了中医呼吸病学的理论基础。

如《内经》中所载"肺痹""肺胀"病名以及"喘鸣""咳嗽"等症状、病因病机的描述,对当今肺间质纤维化、慢性阻塞性肺病、支气管哮喘等疾病的中医证治提供了最早的依据。单以咳嗽为例,《内经》全书中约有14篇论述过这项内容,并列有咳嗽专篇,即《素问·咳论》。文中指出咳嗽是肺的病变,多由外邪所致,也与脏腑功能失调有关,如"皮毛者,肺之合也""皮毛先受邪,邪气以从其合也""五脏六腑皆令人咳,非独肺也"。治疗上提出"五脏之咳应取腧穴,六腑之咳应取合穴",也为后世所效法。

(二)仲景开创辨证论治之先河

张仲景是东汉末年的著名医家,他所编著的《伤寒杂病论》成书于公元204年,确立了中医辨证论治的基本法则,后世将其整理成《伤寒论》和《金匮要略》两本书,其中《伤寒论》采用六经辨证,《金匮要略》采用脏腑辨证。两本书对中医呼吸病中多个疾病都有具体论述。如外感病的各经症候特点、变化与治疗;肺痈、肺痿、肺胀、痰饮等病的虚实表现以及临床辨证,至今仍有效地指导着中医临床实践。书中有很多治疗呼吸病的名方,如麻黄汤、桂枝汤、小青龙汤、射干麻黄汤等,一直沿用至今。

(三)隋唐时期的学术发展承前启后

隋代巢元方的《诸病源候论》,是现存最早的中医病因病理学及症候学专著。书中虽然没有记载治法和方药,但对每一个病症的病因病理、症候分类进行了深入地探讨和总结。如对肺胀的发病机制阐述为"肺虚为微寒所伤则咳嗽,咳嗽气还于肺间则肺胀,肺胀则气逆,而肺本虚,气为之不足,复为邪所乘,壅痞不能宣畅,故咳逆气短乏力也",特别突出了久病肺虚、反复感邪,这与当今慢性阻塞性肺病形成的机制极为相符。又如,对肺痈的病理强调"积热不散,血败为脓",这对后世用清热剂治疗肺痈影响很大。该书以"骨蒸候""尸注候"描述肺痨一病,不仅详细记载了临床见症,"死后复易傍人,乃至灭门",更强调了肺痨具有传染性,对于感冒提出"因岁气不和,温凉失节,人感乖戾之气,多相染易",认识到有的感冒具有流行性、传染性,当隶属于时行病类。由此可见,当时对呼吸病认识深刻。

唐代孙思邈的《千金要方》、王焘的《外台秘要》是两部大型临床中医学专著,记载内科疾病的治疗方法非常丰富,如当今临床常用来治疗肺部感染的苇茎汤、犀角散即出自《千金要方》。而《外台秘要》对肺痨提出"肺虫"之说,"肺痨热,损肺生虫",为后世抗结核菌为主的肺痨治则奠定了基础。

北宋的《太平圣惠方》《圣济总录》是国家颁布发行的两部大型方书,其中呼吸病方也占很大比重。

(四)金元时期学术论著百家争鸣

由于隋唐重视医学教育,很多医家深入研究古代的中医学经典,结合各自的临床经验,自成一说,到金元时期逐渐形成了不同的医学流派。其中以刘完素、张从正、李东垣、朱丹溪四位医家最有代表性。刘完素主张"火热致病",善用寒凉药物,成为"寒凉学派"的代表人物;张从正主张"病由邪生",善用"汗""吐""下"攻邪法,称为"攻下学派";李东垣主张"内伤脾胃,百病由生",善用"益气升阳"之法,故称"补土学派";朱丹溪主张"阳有余阴不足论"和"相火论",善用养阴降火法,称为"养阴学派"。这一时期各个学派的学术争鸣,极大地促进了中医呼吸病学的发展,尤其朱丹溪的贡献最为突出。

如对感冒,朱丹溪在《丹溪心法》中说:"伤风属肺者多,宜辛温或辛凉之剂散之。"确立了感冒治疗的辛温、辛凉两大法则,对后世有着深远的影响。

对于咳嗽,刘河间在《素问病机气宜保命集·咳嗽论》中说:"咳谓无痰而有声,肺气伤而不清也;嗽谓无声而有痰,脾湿动而为痰也;咳嗽谓有痰而有声,盖因伤于肺气,动于脾湿咳而为嗽也。"指出了咳嗽与肺气脾湿的关系。张子和《儒门事亲》则对风、寒、暑、湿、燥、火六种咳嗽,分别制定了相应的方剂,并提出"老幼强弱虚实肥瘦不同,临时审定权衡可也。病有变态,而吾之方亦与之俱变"的观点,示后人治疗咳嗽要因人而异,方随证转。朱丹溪《丹溪心法·咳嗽》不仅将咳嗽分为风寒、痰饮、火郁、劳嗽、肺胀五种,而且结合四时季节的变化及一日中的咳嗽时间,分析病机,进行论治,为咳嗽辨证论治提供了新内容。

对于喘证,朱丹溪《脉因证治》则谓喘有虚实,"实喘气实肺盛",并与痰、火、水气有关;"虚喘由肾虚",也有肺虚者;实喘宜泻肺为主,虚喘宜补肺为主。朱丹溪在《丹溪心法》中正式把"哮"作为一个独立的病名,以其"专主于痰"和具有发作性的特点而区别于喘证。并且把哮喘的治法,精确地概括为"未发以扶正气为主,既发以攻邪为急"。这些论述对后世的影响很大。

对于肺胀,朱丹溪认为:"肺胀而咳,或左或右,不得眠,此痰挟瘀血碍气而病,宜养血以流动乎气,降火疏肝以清痰。"说明肺胀与痰瘀互结有关。在治疗上提出痰夹瘀血者,以活血化瘀为法的治则。这不仅是对《内经》络病理论的发挥,更为后世肺科疑难病的辨证开辟了蹊径。

至于肺痨,《丹溪心法·痨瘵》强调痨瘵形成的内在因素,认为肺痨的病机是"火胜金衰""痨瘵主乎阴虚",在治疗上切忌大寒大热,"殊不知大寒则愈虚其中,大热则愈竭其内",为后世扶正治疗肺结核指明了用药方向。元代葛可久《十药神书》是一部论述肺痨的专著,全面总结了元以前治疗肺痨的经验,并有进一步的发展。

（五）明清以后学说体系的逐步完善

明清时代,中医名家辈出,并掀起了创新之风,有关呼吸病的论述,广征博采,酌以己见,使中医因理证治更为完善。如对于咳嗽,明代李中梓的《医学入门》提出"外因四气随时令""内伤火郁劳食情",体现了外感和内伤咳嗽的病因特点。张景岳的《景岳全书》提出咳嗽以外感、内伤分证,外感咳嗽由肺及他脏,故以肺为本,他脏为标;而内伤咳嗽则以他脏及肺,故以他脏为本,肺为标的见解,对后世辨治咳嗽有很好的指导作用。清代沈金鳌《杂病源流犀烛》不仅指出肺脾肾三脏是咳嗽的主要病变所在,也是咳嗽随着病情的加重而传变的规律。程钟龄《医学心悟》所载"止咳散"至今仍在临床广泛应用。

对于喘证,明代秦景明《病因脉治》分为外感三条(风寒、暑湿、燥火),内伤六条(内火、痰饮、食积、气虚、伤损),产后两条。张景岳则主张以虚喘、实喘分之;清代叶天士《临证指南医案》更总结为"在肺为实,在肾为虚",颇为简明扼要,对临床辨证具有重要的指导意义。

对于哮病,明代虞抟在《医学正传》中首次明确地对哮与喘加以区别:"喘以气息言,哮以声响言;喘促喉中如水鸡响者,谓之哮,气促不能连续以息者,谓之喘。"秦景明《症因脉治》认为哮与喘的主要区别还在于哮是发作性疾病。在哮病的治疗方面,张景岳《景岳全书》云:"扶正气须辨阴阳,阴虚者补其阴,阳虚者补其阳;攻邪气须分微甚,或温其寒,或清其痰火;发久者,气无不虚,故于消散中宜酌加温补,或温补中酌加消散。"不仅补充了朱丹溪所倡导的治疗原则,更将如何扶正与祛邪做了全面精当的阐述。清代医家李用粹《证治汇补》把哮喘病因病机概括为"内有壅塞之气,外有非时之感,膈有胶固之痰,三者相合,闭拒气道,搏击有声,发为哮病"则更为精辟。

对于肺胀,明代秦景明《病因脉治·治证论》:"肺胀之因,内有郁结,先伤肺气,外复感邪,肺气不得发泄,则肺胀作矣。"简明扼要地阐述了肺胀的病因病机。清代李用粹《证治汇补》中指出,肺胀有"气散而胀者宜补肺,气逆而胀者宜降气,当参虚实而治。"提纲挈领地将肺胀的辨治分为虚实两端。

对于肺痨,虞抟《医学正传·劳极》"一则杀其虫以绝其根本,一则以补其虚以复其元气"的两大治疗原则,在当今仍为适用。

清代温病学说有了进一步发展,是中医学的巨大成就,使中医外感病的理论与实践进入了更高深的境地,如叶天士的《温热论》首次提出"卫气营血辨证",吴鞠通的《温病条辨》创立了"三焦辨证",概括了温热病的发病途径和传变规律,成为外感热病的辨治纲领,吴又可的《瘟疫论》是我国最早的传染病专著。这些著作对当今呼吸病中感染性疾病的认识、治疗很有帮助。

清代编著了很多中医内科丛书,如《图书集成医部全录》《医宗金鉴》《张氏医通》《沈氏尊生书》等,其中对呼吸病多有论述。而《证治汇补》《类证治裁》《医林改错》等书更为简短实用。如王清任《医林改错》所论述的血瘀证及创用的血府逐瘀汤等方具有临床实用价值,也被用来治疗多种肺科疑难病。晚清以后张锡纯《医学衷中参西录》等书对呼吸病也多有阐发,近现代很多名家如施今墨、黄文东等对呼吸病也有很多独到的见解,可以对当代中医、西医的临床、科研提供很多有价值的思路和方法。

二、呼吸系统疾病的中医生理病理特点的认识

中医学将呼吸系统称之为肺系,包括现代解剖的鼻、咽、喉、气管、肺脏等组织器官,而肺是中医"藏象学说"中五脏之一,肺是肺系功能的主宰。

(一)肺的位置和形态

1. 肺的部位

肺位于胸腔,上连气道,喉为门户,开窍于鼻,为气体出入的器官,在人体脏腑之中位置最高,故称肺为华盖。"肺者,五脏六腑之盖也"(《灵枢·九针论》)。"肺者脏之盖也"(《素问·病能篇》)。"心肺独居膈上"(《难经·十二难》)。"喉下为肺,两叶白莹,谓之华盖,以复诸脏"(《医贯》)。指出了肺在人体中的位置。

2. 肺的形态

肺为白色分叶状,质地疏松,"肺重三斤三两,六叶两耳,凡八叶"(《难经·四十二难》)。"肺得水而浮""肺熟而复沉"(《难经·十三难》)。"肺叶白莹,谓为华盖,以复诸脏,虚如蜂巢,下无透窍,吸之则满,呼之则虚"(《医宗必读》)。这里的"虚如蜂巢""得水而浮",就是说肺脏本身是质地疏松含气的器官。至于重量问题,《难经》记载心肺重量之间的比例与现代解剖学讲的心和肺之间的比例,也十分相似,说明古人对肺确有较深刻的了解。

（二）肺的生理功能

"肺者，相傅之官，治节出焉"（《素问·灵兰秘典论》）。"相傅"，傅同辅，有辅佐、协助的意思，是和"心为君主之官"的"君主"相对而言的，意即肺对心脏有协助作用。所谓"治节"，就是"治理""调节"，就是说，人体的各种生理调节代偿功能，均属于肺的职能范围。"脉气流经，经气归于肺，肺朝百脉，输精于皮毛。毛脉合精，行气于府，府精神明，留于四脏，气归于权衡"（《素问·经脉别论》）。"四脏"，是指肺以外其余器官；"权衡"，就是调节作用，说明了肺与全身器官的关系。因此，肺是一个对人体各种生理功能具有调节代偿作用的重要器官，所以说，肺与心皆居膈上，位高近君，犹之宰辅，故称"相傅之官"。由于肺位最高，覆盖其他脏腑，故有"华盖"之称。又因肺叶娇嫩，不耐寒热，易被邪侵，故又称"娇脏"。中医学将肺系的生理功能概括为以下几个方面：肺主气司呼吸，主宣发肃降，通调水道，肺朝百脉、主治节；肺在志为忧，在液为涕，在体合皮，其华在毛，在窍为鼻；肺与大肠相表里；肺在五行中属金，其气清肃，与肝（木）、心（火）、脾（土）、肾（水）诸脏有生、克、乘、侮关系。

1. 主气、司呼吸

气是人体赖以维持生命活动的重要物质。所谓肺主气，是指人身之气均为肺所主，所以说"诸气者，皆属于肺（《素问·五脏生成论》)"。肺主气，是指肺有主持人体之气的功能，包括主呼吸之气和主一身之气两个方面。

（1）主呼吸之气 是指肺是体内外气体交换的场所。人体通过肺吸入自然界的清气，呼出体内的浊气，不断进行着体内外气体的交换，调节着气的升降出入运动。这样，不但维系了人体与外界环境的沟通，同时也保证人体内部新陈代谢的正常进行。肺的功能正常，则气道通畅，呼吸调匀。所以肺的呼吸均匀调和，是气的生成和气机调畅的根本条件。

（2）主一身之气 是指一身之气都归属于肺，由肺所主。肺主一身之气，首先体现在宗气的生成方面。肺吸入的清气和脾胃运化的水谷精气结合而成宗气，宗气积聚于胸中，通过肺的作用，出入于咽喉以司呼吸，贯通心脉以行气血，并通过心脉周流全身，从而维持各脏腑组织器官的功能活动；其次，肺主一身之气还体现在肺的呼吸运动调节着全身气机的升降出入运动。肺主一身之气的功能正常，则脏腑功能旺盛。若肺主一身之气的功能失常，必然导致气的生成和运行的异常，从而导致各种疾病的发生。

肺主一身之气和呼吸之气，实际上都属于肺的呼吸功能。如果肺丧失了呼吸功能,清气不能吸入,浊气不能排出,人的生命活动就将终结。另外,肺司呼吸的功能还需肾的协作,肺主呼,肾主纳,一呼一纳,一出一入,才能完成呼吸运动。故有"肺为气之主,肾为气之根"之说。正常情况下,气道通畅,呼吸调匀。如因病邪致气机不畅,肺气壅塞,则呼吸功能失调而出现咳嗽、气喘、呼吸不利等症状。

2. 主宣发、肃降

宣发,即宣发和布散,是指肺气向上的升宣和向外周布散的作用。肃降,即清肃、洁净和下降,是指肺气向下通降和使呼吸道保持清洁的作用。

(1)肺主宣发的生理作用体现在三个方面　①通过肺的气化作用,排出体内的浊气;②将脾转输的津液和水谷精微布散到全身,外达皮毛;③宣发卫气,调节腠理的开合,排出汗液,维持体温相对的恒定。如肺主宣发功能障碍,则肺气闭郁,呼吸不利,可见咳嗽、喘促、胸闷,以及鼻塞、流涕等病理现象。

(2)肺主肃降的生理作用亦体现在三个方面　①吸入自然界的清气;②将吸入的清气及由脾转输至肺的津液和水谷精微向下布散;③肃清肺和呼吸道的异物,以保持呼吸道的清洁和通畅。若肺失肃降,则可见咳痰、咯血、呼吸表浅等病理表现。

肺的宣发和肃降是相反相成的矛盾运动,相互依存,又相互制约。正常情况下,肺有节律地一宣一降,维持呼吸均匀协调、气机调畅,实现了体内外气体的交换,促进全身气血津液的正常运行。若肺的功能失调,必然导致"肺气失宣"或"肺失肃降",而见气喘、咳嗽、咳痰、胸闷、气促、鼻塞流涕等病理表现。所以《素问·脏气法时论》说"肺苦气上逆";《素问·至真要大论》中也有"诸气膹郁,皆属于肺"之说。

3. 通调水道

通即疏通,调即调节。水道,是水液运行和排泄的通道。肺通调水道,是指肺的宣发肃降运动对体内水液的输布、运行和排泄起着疏通和调节的作用。肺主宣发,不但将津液和水谷精微布散全身,而且通过调节汗孔的开合排泄汗液,来调节水液的代谢。肺气的肃降,将水液不断向下输送,经肾和膀胱的气化作用,生成尿液排出体外。故有"肺主行水"和"肺为水之上源"之说。如肺失通调,则水液停聚而生痰、成饮,甚则全身水肿。

4. 朝百脉、主治节

朝,朝向、聚会之意;百脉,泛指全身的血脉。肺朝百脉,是指全身的血液都通过血脉汇聚于肺,并经过肺的呼吸进行体内外气体的交换,然后再将富含清气的血液通过血脉输送到全身。《素问·经脉别论》说:"食气入胃,浊气归心,淫精于脉,脉气流经,精气归于肺,肺朝百脉,输精于皮毛。"而血的运行,又依赖于气的推动,随着气的升降运动而运行全身。所以说,肺能够协助心脏以行血。病理情况下,若肺气壅塞,可致血脉运行不畅,甚则血脉瘀滞,而见心悸胸闷、口唇青紫等病理表现。

"治节"即治理和调节。主要体现在四个方面:①肺主呼吸,人体的呼吸运动是有节奏地一呼一吸;②随着肺的呼吸运动,治理和调节全身的气机,即调节全身气机的升降出入运动;③由于调节气的升降出入运动,因而辅助心脏,推动和调节血液的运行;④肺的宣发和肃降,治理和调节津液的输布、运行和排泄。由此可以看出,肺主治节的功能实际上是对肺生理功能的高度概括。若肺的治理调节的功能失常,则可见呼吸、水液代谢、气血运行的异常,进而影响全身相应脏腑的功能。

5. 肺的在志、在液、在体和在窍

(1)在志为忧　以五志分属五脏,则肺在志为忧。忧和悲的情志变化,虽略有不同,但其对于人体生理活动的影响是基本相同的,所以忧和悲同属肺志。忧愁和悲伤,都是非良性刺激的情绪,对人体的影响主要是使气不断地被消耗,故悲忧易于伤肺。反之,肺虚时,机体易于产生悲忧的情绪变化。

(2)在液为涕　涕是由鼻黏膜分泌的黏液,有润泽鼻腔的作用。正常的情况下,鼻涕润泽鼻腔而不外流。若肺寒,则鼻流清涕;肺热,则涕黄浊;肺燥,则鼻干。

(3)在体合皮,其华在毛　皮毛,包括皮肤、汗腺、毫毛等组织,是一身之表,依赖于卫气和津液的温养和润泽,成为抵御外邪侵袭的屏障。由于肺主气属卫,具有宣发卫气,输精于皮毛等生理功能。所以肺的生理功能正常,则皮肤致密,毫毛光泽,抵御外邪侵袭的能力较强;反之,肺气虚,宣发卫气和输精于皮毛的生理功能减弱,则卫表不固,抵御外邪侵袭的能力就会降低,可出现多汗和易于感冒,或皮毛憔悴枯槁等现象。由于肺与皮毛相合,所以在外邪侵犯皮毛,腠理闭塞,卫气郁滞的同时,也会影响到肺,导致肺气不宣;当外邪袭肺,肺气不宣时,也同样会引起腠理闭塞,卫气郁滞等病理变化。中医学中把汗孔称为"气门",也就是说,汗孔不仅排泄由津液所化之汗液,实际上也随着肺的宣发和肃降进行着身体内外的气体交换。所以唐容川在《医经精义》中指出,皮毛也有

"宣肺气"的作用。

（4）在窍为鼻　肺开窍于鼻，鼻与喉相通而连于肺，鼻与喉是呼吸的门户，固有"鼻为肺之窍""喉为肺之门户"的说法。鼻的嗅觉与喉的发音，都是肺气的作用。所以肺气和、呼吸利，则嗅觉灵敏，声音能彰。由于肺与喉相通而开窍于鼻，所以外邪袭肺，多从鼻喉而入。肺的病变，也多见于鼻、喉的症候，如鼻塞、流涕、喷嚏、喉痒、音哑和失音等。

6.肺与大肠相表里

肺与大肠通过经脉的络属而构成阴阳表里的关系。肺气的肃降，有助于大肠传导功能的发挥，大肠传导功能的正常，则有助于肺的肃降。若大肠实热、腑气不通则可影响肺的肃降，而产生胸满、咳喘等症。如肺失清肃，津液不能下达，可见大便困难，肺气虚弱，气虚推动无力，则可见大便艰涩不行，称之为"气虚便秘"。若气虚不能固摄，清浊混杂而下，则可见大便溏泄。

（三）肺的病理特点

病理，中医称为病机，是指疾病发生、发展、变化的机制。中医学认为任何疾病都有共同的病理基础，即基本病机，如邪正斗争、阴阳失调、升降失常等。呼吸系统疾病除基本病机外，还具有如下病机特点。

1.肺为娇脏，易受邪侵

肺为华盖，乃清轻之地，肺叶娇嫩，不耐寒热，故有"娇脏"之名，且肺主皮毛而开窍于鼻，凡外邪袭人，如不从皮毛而客则必由鼻窍而入，故六淫外邪最易侵袭肺卫。如毒气、烟雾、粉尘等最易从口鼻皮毛而入。肺主气属卫，肺卫不足则更易邪侵。若因脏腑失和所致的痰、饮、水、湿、瘀血、火热之邪等皆可上扰于肺而导致肺系病变。如上呼吸道感染，急性支气管炎、肺炎、肺结核等发病多与邪侵有关。

2.宣降失常，气易上逆

肺主气，司呼吸，主宣发肃降。如宣肃正常则呼吸平稳自如。宣降失常乃肺系病的基本病理变化，而肺气上逆则是这一病理变化的必然结果，在临床上则可表现为咳喘哮等病症。凡外邪袭肺，痰饮、瘀血、粉尘等阻肺，皆可致肺气郁闭而致肺气失宣；若肝火犯肺或痨虫蚀肺或劳倦内伤，皆可导致气机升降失常而使肺失清肃。肺失宣发和肺失肃降往往同时发生，且常互为影响，两者均可产生肺气上逆的病理结果。临床上如支气管哮喘、COPD、慢性咳嗽等疾病均存在肺失宣肃、肺气上逆的病理特点。

3.治节失司,痰瘀易结

肺朝百脉、主治节;肺主行水,又为水之上源。若因邪侵,肺气失宣或肃降失司,则水道不利,治节无权,津液的输布与排泄障碍,水液停聚而生痰、成饮,甚则水泛为肿等病变。"肺为贮痰之器",肺脏自病或他脏及肺者均可产生痰浊阻肺之证。"肺朝百脉"以助心行血,主生宗气,后者"走息道以行呼吸,贯心脉以行气血",故当各种原因导致肺的功能失常(或虚或郁或逆等),均可使宗气不能推动血液正常运行,而致血液瘀滞于肺络。又因痰瘀同源,痰可酿瘀,瘀能生痰,痰瘀更易互结,阻于肺内,从而诱发多种肺系疾患或使病情加重,如肺癌、肺心病、肺间质纤维化等发病均与痰瘀有关。

4.寒热易见,虚实易成

肺为娇脏,不耐寒热,易受邪侵,邪正相争,阴阳失衡,易出现或寒或热,或虚或实,甚至寒热虚实之间的相兼、转化、夹杂、真假等病理特点。这与所受内外之邪的性质以及人之禀赋体质有关。如风寒外袭而表寒之证易见,风热犯肺而表热之证已成,风寒未及时表散,易入里化热。外感风寒,内有郁热则成"寒包火"证。"邪气盛则实,精气夺则虚",外感六淫、疫疠、内伤七情以及因脏腑功能失调所致的痰饮、水湿、瘀血等均可侵袭肺系而成邪实之候;年老体弱、劳倦内伤、久病失治延误,迁延不愈等皆可导致正气亏虚之证。肺系疾患,不仅易虚易实,更易虚实夹杂。如肺卫不足,易为外邪所侵;外寒束肺,可致肺气亏虚证;而肺气不足,可聚湿生痰成饮,阻滞气机而成气滞血瘀、痰瘀互结之证;外感邪热入里或痰饮瘀血化热,易耗伤肺津;而肺津不足,虚火内炽,则可煎熬津液而成痰,上有痰浊壅肺,下见肾阳虚乏,则成"上实下虚"证。因此,本虚标实,虚实夹杂可谓肺系疾病常见病理变化之一。各种急慢性肺部病症均具有这一病理特点,其中尤以COPD、肺癌、肺间质纤维化等最为突出。

(四)肺与其他四脏的关系

1.肺与心的关系

(1)生理 心主血,肺主气;心主行血,肺主呼吸。"诸血者,皆属于心","诸气者,皆属于肺",心主血与肺主气的关系,实际上是气和血相互依存,互相为用的关系。肺主宣发肃降和"朝百脉",能促进心行血的作用,是血液正常运行的必要条件,符合"气为血帅"的一般规律。反之,只有正常的血液循环,才能维持肺呼吸功能的正常进行,故又有"呼出心与肺"之说,这也符合气舍于血的一般规律。积于胸中的"宗气"是连接心之搏动与肺之呼吸两者之间的中心环节,宗气具有贯心脉而司呼吸的生理功能,从而强化了血液循环和呼吸之间的协调平衡。

(2)病理 如肺气虚或肺失宣降,均可影响心的行血功能,而导致血液的运行失常、涩迟,而出现胸闷,心率改变,甚至出现唇青舌紫等血瘀的病理表现。反之,若心气不足、心阳不振、瘀阻心脉等导致血行异常时,也会影响到肺的宣发肃降功能失常,出现咳嗽气促等肺气上逆的病理表现。

2.肺与肝的关系

(1)生理 肝主升发,肺主肃降,肝升肺降则气机调畅,气血上下贯通,所以二者的关系主要表现在人体气血的升降运行上。肺居膈上,其位最高,为五脏六腑之华盖,其气以清肃下降为顺;肝位居下,主疏泄,调畅气机,助脾气升清,贮藏血液,调节血量,疏泄于心脉,其经脉由下而上,贯膈注于肺,其气升发而上。如是,肝升肺降,以调节人体气机的升降运动。

(2)病理 若肝气郁结,气郁化火,循经上行,灼肺伤津,影响肺之宣肃,形成"肝火犯肺"(又称"木火刑金")之证,出现咳嗽咽干,咳引胁痛,甚或咯血等。反之,肺失清肃,燥热下行,灼伤肝肾之阴,使肝失调达,疏泄不利,则在咳嗽同时,还可以出现胸胁引痛,胀满,头晕,头痛,面红目赤等症。如温热病的秋燥证,燥热伤肺,肺热阴伤,清肃无权,导致肝失疏泄,则在干咳无痰,咽喉干燥的同时,又伴有胸满胁痛之症。甚者燥热传入下焦,多伤肝肾之阴,易于造成水不涵木,肝阳偏亢或虚风内动之证。

3.肺与肾的关系

(1)生理 肺为水之上源,肾为主水之脏。肺主一身之气,水液只有经过肺气的宣发和肃降,才能达到全身各个组织器官并下输膀胱,故称"肺为水之上源"。而肾阳为人体诸阳之本,其气化作用有升降水液的功能,肺肾相互合作,共同完成正常的水液代谢。肺肾两脏在调节水液代谢中,肾主水液的功能居于重要地位,所以有"其本在肾,其标在肺"之说。

肺为气之主,肾为气之根。肺司呼吸,肾主纳气,呼吸虽为肺主,但需要肾主纳气作用来协助。只有肾的精气充沛,吸入之气,经过肺的肃降,才能使之下归于肾,肺肾互相配合共同完成呼吸的生理活动。

(2)病理 肺失宣肃,不能通调水道,肾不主水,水邪泛滥,肺肾相互影响,导致水液代谢障碍。水液代谢障碍虽然与肺有关,但其根本仍在于肾,所以"水病下为浮肿大腹,上为喘呼,不得卧者,标本俱病""其本在肾,其末在肺"(《素问·水热穴论》)。由于肺脾肾三脏在调节水液代谢过程中相互联系,相互影响,发挥不同的作用,因此,治疗水液代谢病变的关键是以肾为本,以肺为标,以脾为中流砥柱。

若肾气不足,摄纳无权,气浮于上,肺气久虚,伤及肾气,而致肾失摄纳,均会出现气短喘促,呼多吸少,动则尤甚等症。这种现象称为"肾不纳气"或"气不归根"。它的治疗,也必须用补肾纳气的方法。此外,肺肾阴液也是互相滋养的(称为金水相生),而肾阴又为人体诸阴之本,因此,肺阴虚可损及肾阴,肾阴虚不能上滋肺阴,则肺阴亦虚,最后导致肺肾阴虚,而见腰膝酸软,潮热,盗汗,咽干,颧红,干咳,音哑,男子遗精,女子经闭等症。如为肺痨病人、咳喘患者,病久不愈,均可出现肺肾两虚之候。

4.肺与脾的关系　肺主气,脾益气。肺为水之上源,脾主运化水湿,所以肺与脾的关系主要表现在气和水两个方面。

(1)生理　肺为主气之枢,脾为生气之源。肺主气,脾益气,两者相互促进,形成后天之气。脾主运化,为气血生化之源,但脾运化生的水谷之气,必赖肺气的宣降方能输布全身。而肺所需的津气,要靠脾运化水谷精微来供应,故脾能助肺益气。所谓"脾为元气之本,赖谷气以生;肺为气化之源,而寄养于脾者也"。所以,何梦瑶说:"饮食入胃,脾为运行其精英之令,虽曰周布诸脏,实先上输于肺,肺先受其益,是为脾土生肺金,肺受脾之益,则气益旺,化水下降,泽及百体(《医碥》)。"所谓肺为主气之枢,脾为生气之源,就是肺与脾在气的生成和输布方面的相互作用。

肺为贮痰之器,脾为生痰之源。脾应运化水湿,肺应通调水道。人体的津液由脾上输于肺,再通过肺的宣发和肃降而布散至周身及下输膀胱。脾之运化水湿,赖肺气宣降的协助,而肺的宣降又靠脾之运化以滋助,两者相互合作,参与体内水液代谢。如果脾失健运,则水液停聚,就会酿湿生痰,甚至聚水而为饮为肿,犯肺上逆而喘等症,所以有"肺为贮痰之器,脾为生痰之源"的说法。

(2)病理

气的方面:肺虚累脾,脾虚及肺。肺气久虚,精气不布,必致脾气虚弱。脾气虚弱,营养障碍,抗病力降低,易患肺病,形成肺虚→脾虚→肺虚的恶性循环,常出现食少,便溏,消瘦,面色苍白,懒言,咳嗽等脾肺俱虚的症候。临床上对某些肺病的疾患,可用补脾的方法进行治疗,如肺气不足者,可采用补脾的方法以益气。又如慢性气管炎的病理传变规律,就是肺虚→脾虚→肾虚这样的一个过程,当慢性气管炎由肺虚发展到脾虚阶段,常采取健脾的治法而获效。所以说"扶脾即所以保肺,土能生金也""土能生金,金亦能生土,脾气衰败,须益气以扶土"。

水液代谢方面:脾肺均能调节水液代谢,若脾虚不运,水湿不化,聚为痰饮,出现久咳不愈,痰多而稀白之候,病象多表现在肺而病本却在于脾。痰之动主于脾,痰之成贮于肺,肺不伤不咳,脾不伤不久咳。所以临床上治疗痰饮咳嗽,以健脾燥湿与肃肺化痰同用,就是根据"肺为贮痰之器,脾为生痰之源"的理论。

三、呼吸系统疾病的中医辨证思路和要点

(一)辨证思路

1. 中医的症与证

症,即症状,是指在患病后出现的背离正常范围的异常现象。包括患者自我的不适感和医生在诊察患者时所获得的主要资料。症状是疾病所反映的现象,是认识的主体,它是判断病种、辨别症候的主要依据。

所谓辨证,即是抓主症,观兼症,以确定病名诊断。如以咳嗽为主症,则病名为咳嗽,然后结合兼症,确定证候属外感咳嗽或内伤咳嗽;而以鼻塞流涕为主症兼有咳嗽则为感冒,再细辨为风寒感冒还是风热感冒。

证,即证候,是中医学的一个特有概念。证是一系列症状、舌脉的综合,是对疾病过程中所处一定阶段的病因、病机、病位、病性等所做的高度概括,是对致病因素与机体反应性两方面情况的综合,反映出疾病发展过程中某一阶段的病理变化的本质。

所谓辨证,就是将四诊(望、闻、问、切)所收集的资料、症状和体征,通过分析、综合,辨清疾病的病因、病性、病位、病机转化,以及邪正之间的关系,概括、判断为某种证候,从而得出证候名或病症名,并可了解病史发展,病情轻重。

总之,症状是人体在疾病状态发出的每一个信息,而证候则是疾病状态下人体发出的信息总和,因而证候比症状更全面、更深刻、更准确地揭示了疾病的本质。

2. 辨证与辨病相结合

病,是对疾病发展全过程中出现的与其他疾病表现有所不同的典型临床特点以及病机演变规律的高度概括。中医有些疾病以其典型的临床特征及病理

转归而命名,如感冒、肺痈、肺痨、肺胀等,也有以其主要症状为着眼点而命名,如咳嗽、喘证、哮证。作为症状,如咳嗽、咳痰、咯血、胸痛、喘急,可以见于多种肺系疾病或急慢性疾病之中;而其作为证候,又有各自的一系列临床表现和病机特点。

病与证的不同,即病史对某一病理状态全过程的总体概括,反映了某种疾病全过程病机转化的基本规律。证候是对疾病过程中某一阶段的概括,反映了疾病阶段性的病机特征。病和证的关系,表现在同一疾病可以有不同的证,即"同病异治";而不同的疾病又有相同的证,即"异病同治"。如感冒一病,有风寒束表和风热袭表的差异,从而有风寒证和风热证的不同。同属风寒束表,由于体质差异,又有表实证和表虚证的不同。如痰热壅肺证,可见于咳嗽、哮证、喘证、肺胀等多种肺系疾病中,因此临证时既要辨中医的证,也要辨中医的病,辨证与辨病均应分层次深入,如咳嗽一病应先分清外感还是内伤,然后再看病证是风寒、风热、风燥;内伤中再分证候是痰浊阻肺、痰热壅肺、肝火犯肺或是肺肾两虚。辨证与辨病相结合有利于对疾病性质的全面准确的认识。随着中西医融会贯通,目前辨病应兼顾西医诊断,如喘证,从中医辨证当分清虚实、脏腑归属以及寒热转化等,从西医辨病当分清是慢阻肺、肺心病之喘(肺胀喘),还是冠心病、风心病等心衰之喘(胸痹喘),但中西医病名不能完全对应,如急性上呼吸道感染,以主症不同,可能归类于感冒,也可归于咳嗽;慢阻肺可能归于咳嗽,也可归于喘证;肺心病中医名可用肺胀、肺厥,其证候多种又有轻重之别。

3. 宏观辨证与微观辨证相结合

宏观辨证是指根据临床上的症状、舌脉体征,进行辨证;微观辨证可视为中医望诊的延伸,是中西医结合的产物,是中医现代化的具体表现之一。它是指在中医基础理论的指导下,运用现代医学影像学检查、内镜检查、实验室检查、病理组织检查,甚至基因检查等先进技术,旨在从器官、细胞、亚细胞、分子、基因水平等较深层次上辨别病证,从而为临床诊断治疗提供一定的客观依据的辨证方法。"微观辨证"作为"宏观辨证"的必要补充,可以在更深层次上认识"证",对一些中医"宏观辨证"无法识别的疾病做出明确的诊断,所以近年来已经潜移默化地融入到现代中医的诊疗过程中,成为临床上必不可少的诊疗手段。但是实行"微观辨证"必须坚持以中医理论为指导,不能将一些现代医学名词简单地与"证"画上等号。在疾病发展过程中,微观、宏观都会发生变化,因此证候也不是一成不变的。

(二)辨证要点

在中医呼吸病学中主要应用八纲辨证(阴阳、表里、寒热、虚实)以及脏腑辨证方法,首先对疾病分清发作期与缓解期,然后重点辨其寒热、虚实、脏腑病位、病因病机特点及转化,现将常见呼吸病学的辨证要点分述如下:

1. 咳嗽

咳嗽辨证,主要通过了解咳嗽的时间、节律、声音以及加重的诱因,注意痰的色、质、量、味,结合病史、伴随症状,辨别外感内伤,分清虚实寒热。

(1)辨别外感与内伤 外感咳嗽,多是新病,常突然发生,病程短,初起多伴有寒热、头痛、鼻塞等肺卫表证,属于邪实。内伤咳嗽,多为久病,常反复发作,迁延不愈,常兼他脏病症,多属邪实正虚证。咳嗽时作,白天多与夜间,咳而时剧,声重,咽痒则咳,或咳声嘶哑,病势急而病程短者,多为外感风寒或风热证;咳声粗浊者多为风热或痰热伤津所致;早晨咳嗽阵发加剧,咳嗽连声重浊,痰出咳减者,多为痰湿或痰热咳嗽;病势缓而病程长者多有阴虚或气虚证;午后、黄昏咳嗽加重,或夜间时有咳嗽,咳嗽轻微短促者,多属肺燥阴虚证;夜卧咳嗽较剧,持续不已,少气或伴气喘者,多为久咳致喘的虚寒证。

(2)分清寒热虚实 外感咳嗽以风寒、风热、风燥为主者多属实证,而内伤咳嗽中痰湿、痰热、肝火多属邪实,日久伤肺,可与正虚并见。临床上恶寒、咳痰、鼻涕清稀色白,多属寒;恶风、咳痰、鼻涕黏稠而黄,多属热;病势急,病程短,咳声洪亮有力属实;病势缓,病程长,咳声低弱,气怯,乏力属虚。咳嗽痰少,或干咳无痰者,多属燥热、气火、阴虚;痰多者,常属痰湿、痰热、虚寒;痰白清稀者,属风、属寒;痰白而稠厚者,属湿;痰黄而黏稠者,属热;痰中带血者,多属肺热或肺阴虚。脓血相兼当注意痰热蕴结成痈之候;痰有热腥味或腥臭味为热痰;味甜者为湿痰,味咸者属肾虚。

2. 喘证

(1)辨虚实 实喘由外邪侵袭,内伤饮食、情志所致,症见呼吸深长有余,呼出为快,气粗声高,伴有痰鸣咳嗽,脉数有力。因于外感者,发病急骤,病程短,多有表证;因于内伤者,病程久,反复发作,外无表证。虚喘多由久病迁延或劳欲损伤所致,病程较长,常反复发作,症见呼吸短促难续,深吸为快,气怯声低,少有痰鸣咳嗽,脉象微弱或浮大中空,病势徐缓,时轻时重,遇劳则甚。肺虚者操劳后则喘,肾虚者静息时也苦气息喘促,动则尤甚,若心气虚衰,可见喘息持续不已。

（2）辨寒热　属寒者痰液清稀如水或痰白有沫,面色青灰,口不渴或渴喜热饮,或四肢不温,小便清冷,或恶寒无汗,全身酸楚,舌质淡,苔白滑,脉象浮紧或弦迟。属热者症见痰色黄、黏稠或色白而黏,咳吐不利,身热面赤,口渴饮冷,便干尿黄,或颧红唇赤,烦热或发热,微恶风,汗出,舌质红或干红,苔黄腻或黄燥或少苔,脉象滑数或浮数或细数。

（3）辨病位　即辨别喘证病变是在肺或在肾。一般感受外邪、痰浊阻肺、肝气乘肺等所致的肺气壅滞,失于宣降,气逆而喘者,病变为实,病位在肺;而久病劳欲,肺肾出纳失常而致喘者,病变多属虚,或虚实夹杂,病变在肺肾两脏。

3. 哮病

哮病的发生,乃宿痰内伏于肺,复因外感、饮食、情志、劳倦等诱因引发,以致痰气交阻于气道,肺失宣肃,肺气出入艰难所致。哮病的病理因素以痰为主,哮病发作期与缓解期的病理变化不同。临床辨证要点如下:

（1）辨已病或未病　哮病发作期与缓解期的临床表现不同。发作期以喉中哮鸣有声,呼吸气促困难,甚至喘息不能平卧等为典型临床表现,多由气候变化、饮食不当、情志刺激、劳累等因素诱发,突然起病,或先有鼻痒、喷嚏、咳嗽、胸闷等先兆症状,继则发作,持续时间长短不一,病情轻重不等,严重者可能窒息死亡。缓解期无典型症状,以肺、脾、肾虚损为主要表现,或肺气虚,或肺气阴两虚,或脾气虚、肾气虚、肺脾气虚、肺肾两虚等。平时有轻度症状者,在大发作时容易出现哮喘持续难平。

（2）辨证候虚实　从病程来看,新病多实,久病多虚,已发多实,未发以正虚为主。从病症来看,痰阻气壅,喉中痰鸣,痰声辘辘,痰出为舒,苔厚腻,脉弦滑为实;气机壅滞,胸憋满闷,胁肋胀痛,以呼出为快,哮鸣声细尖高调,舌红苔薄,脉弦也为实;自汗恶风,易于感冒,因气候变化而发作痰鸣,或面白神疲,食少脘痞,动则喘息,腰膝酸软者为虚。《类证治裁》:"大率新病多实,久病多虚,喉如鼻鼾声者虚,如水鸡声者实,遇风寒而发为冷哮为实,伤暑热而发为热哮为实,其盐哮、酒哮、糖哮皆虚哮也。"已做简要概括,供临床辨证参考。

（3）辨寒热属性　在分清证候虚实的基础上,发作期尤当辨别寒热之属性及其相兼、转化等演变。辨寒热首先依据痰之色、质、量、味,咳吐难易、诱发因素以及兼次症等,一般不难辨别。寒哮多有寒痰伏饮,外感风寒,内外皆寒,哮鸣如水鸡声,咳痰清稀,或色白如泡沫,口不渴,舌质淡,苔白滑,脉浮紧;热哮乃痰热壅盛,又感暑热之邪,痰鸣如吼,胸高气促,痰黄黏稠,咳吐不利,口渴喜饮,舌质红,苔黄腻,脉滑数。通常外风多夹寒邪而袭肺(外风哮),内风多夹虚火而灼金(内风哮),寒哮、郁哮发作日久易化热,热哮迁延不愈可从寒化,痰热内郁,风寒外束者更易形成寒包火证。

(4)辨病机特点 哮病以痰为内因之主,发作期虽皆因痰气交阻于气道,气道挛急,肺失宣降而成,但依据体质与发病诱因的不同,病机特点各异,从而有寒哮、热哮、郁哮,风哮等证候之别。寒哮、热哮征象明显,易于鉴别;郁哮以气郁痰阻为病机之要,郁象突出,发病与情志、月经有关,寒热表现不著;风哮为风邪作乱,起病急骤,诱因明确,体质禀赋或为肺脾气虚,或为脾肾阳虚,或为肝肾阴虚,从而导致风动伏痰,风摇钟鸣。缓解期病机以肺、脾、肾为特点,表现为肺脾肾的气虚及阳虚,或肺肾的阴虚。临床辨证不仅要辨别寒、热、风、郁、虚等病机要点,更要注意辨别孰轻孰重,主次兼杂及相互转化。

4.肺胀

(1)辨标本虚实 肺胀总属本虚标实之证,但有偏虚偏实的不同。偏虚者当分清病位所在之脏,肺、脾、肾、心、肝五脏之中,何脏受损为主,是一脏虚弱,还是几脏相兼皆虚,脏虚特点是气虚、气阴两虚,还是阳虚为主。一般初起多为肺气虚,表现为咳喘短气,易受外感;或肺气阴两虚,而见咳喘气短,痰少难咳,舌红,口咽干燥。渐成肺脾气虚,症见喘咳,胸脘胀满,痰多纳呆等;或肺肾两虚,而见呼吸浅短难续,声音低怯,张口抬肩,动则尤甚等;而后致心肾阳虚,易成喘脱之证;脾肾阳虚,易成阳虚水泛之证。偏实者需要区分邪浊种类,如痰浊、痰热、水饮、气滞、血瘀、外感六淫等,若有水饮者,水气上逆,可见心悸、气逆、面浮肿、目如脱;夹有痰浊者,痰浊凝滞可见黏痰,浊痰壅塞,不易咳出,痰热则痰黄量多或难于咳出;夹有气滞者,气逆胸中,膨膨胀满更甚;夹有瘀血者,面色晦暗,唇舌紫暗,爪甲青紫。若有外邪,当有卫表证,应审其风寒、风热、风燥等,且咳喘上气、胸闷胀满诸症皆因之加剧。辨别正虚与邪实的标本主次,才能更好施治。

(2)辨病情轻重 肺胀若无外邪侵袭于肺,病情一般稳定,仅见咳喘上气,胸闷胀满,动则加重,病情相对属轻。凡见鼻煽气促,张口抬肩,目胀欲脱,烦躁不安,痰多难咳,即表示病情加重,需要注意有无寒热表证相兼。肺胀危重症,临床可见心慌动悸,面唇发绀,肢体浮肿,吐血、便血、谵妄、嗜睡昏迷、抽搐或厥脱等,凡此,皆需急救处理。

四、呼吸系统疾病的中医治疗原则和方法

(一)治疗原则

治疗原则,即治疗疾病的法则。它是按照整体观念和辨证论治精神制定的,对治疗过程中的治法、处方、用药等具有指导意义。其内容可以概括为整体论治,治病求本,动中施治和调治结合等。

1.整体论治 由于人体的脏腑、经络以及形体诸窍构成一个完整的有机体,同时又与自然界保持密切关系。因此,人体任何局部的疾病往往影响到全身,治疗时单纯治疗局部是不够的,更应该注意整体,从调理整体达到治疗局部病变的目的。再者,治疗过程中还应该结合天时、地理、体质等因素通盘考虑,采取因时、因地、因人制宜的方法,才能获得更好的效果。

2.治病求本 治病求本,是指对发病的根本原因予以治疗。"本"和"标"是相对而言的,就正邪而言,正气是本,邪气是标;就疾病先后而言,旧病、原发病是本,新病、继发病是标。通过辨证分析能够认识疾病的本质,看出标与本,从而确定相应的治疗方法。运用"治病求本"这一法则,必须掌握"正治与反治""治标与治本""扶正与祛邪"以及"预防为主"等内容。

(1)正治与反治

正治 是逆其证候性质而治的一种治疗法则,又称逆治。正治法适用于疾病的征象与本质相一致的疾病。

反治 是顺从疾病假象而治的一种治疗法则,又称从治。如"热因热用"治疗真寒假热证,"寒因寒用"治疗真热假寒证,"塞因塞用"治疗真虚假实证,"通因通用"治疗真实假虚证等。

(2)治标与治本

病变中常有主次标本的不同,治疗时也宜有先后缓急的区别,一般采取"急则治其标,缓则治其本"及"标本同治"的原则。

急则治其标 在疾病的过程中,当标病甚急,如不及时处理,则危及患者生命或严重影响疾病的治疗,必须抓紧时间,抓住病机,尽快解决标病。

缓则治其本 在标病缓解之后或无明显危重证候的情况下,可以针对发病的根本原因或原发疾病进行治疗。此原则是对慢性病或急性病根本原因或原发疾病进行治疗。所以,这对慢性病或急性病的恢复期治疗有重要意义。

标本兼顾 标病本病并重之时,必须两者兼顾,而不能舍本治标或舍标治本,如益气解表法或表里双解法等。

（3）扶正与祛邪

疾病的发生发展,就是正气与邪气相互斗争的过程,而治疗疾病就是扶助正气,祛除邪气,从而使病情逐渐好转,终至痊愈。

扶正 是扶助正气,增强体质,提高机体抗病能力。此法则适用于疾病发展过程中,以正气虚弱为主要矛盾而邪气不盛的虚证。

祛邪 是用泻实之法祛除病邪,从而达到邪去正安。此法则适用于以邪气盛为主要矛盾而正气不衰的实证。

在具体运用扶正、祛邪法则时,还有先扶正后祛邪、先祛邪后扶正或扶正与祛邪兼用之别。先扶正后祛邪适用于正虚邪实而以正虚为主的情况,正气虚而不耐攻邪,则当先扶正,待正气恢复后再攻邪;先祛邪后扶正适用于正虚邪实,而正气虽虚尚能耐受攻邪,或祛邪同时扶正反而会助邪的情况,故先祛邪气,邪退正虚时再予以扶正;扶正与祛邪兼用适用于正虚邪实,势均力敌,两者兼用则扶正不留邪,祛邪又不会伤正。

（4）预防为主

预防,是指采取一定的措施,防止疾病的发生与发展。其内容包括未病先防和既病防变两个方面。

未病先防 疾病的发生既然取决于正邪两个方面,因此,增强机体正气则使邪不可干,正气的维护和增强主要依靠调摄精神,使情绪安定,气机调畅;锻炼身体,使体质增强,气血旺盛;保持生活起居的规律,养精蓄锐,以应付不断变化的不良刺激和损伤;另外,药物预防和人工免疫以及讲究卫生,防止环境、水源和食物污染也很重要。

既病防变 若疾病已经发生,则应早期诊断,早期治疗,以防止疾病的发展和转变。

3.动中施治 疾病发生以后,则有好转或加重的变化,因此,必须用发展的观点、动态的观点进行观察和处理。在临证过程中,不仅需要掌握常法、主方,而且应该随着病情的变化进行治法乃至方药的加减增损,不应在治疗中用一法一方守到底。无论外感病或内伤病,都有一定的阶段性,既要熟悉某一阶段的特点,又要知道其转化规律,从而能够知常达变,随证施治。

4.调治结合 调即调理,在治疗疾病的过程中,运用中医"天人合一""形神合一""心神同治"理论,加强精神、饮食起居、服药等方面的调理至关重要。在临床上,根据不同的疾病特点,在辨证施治的同时,采取必要的护理措施,可以提高疗效。

(二)治疗方法

肺系疾病的治法较多,除了辨证立法、选用内服汤药的内治法之外,还有中药外治法、针灸、推拿、敷贴、埋线等其他治法。内治法以脏腑辨证为基础,注重脏腑论治以调节脏腑功能。肺系疾病临床表现多有咳、痰、喘,故应注重止咳、化痰、平喘等对症治疗,现将各种治法分述如下。

1.中药内治法   中药内治法中,主要有直接治肺、肺与他脏同时和对症治疗。

(1)直接治肺法   常用的有宣肺、降肺、温肺、清肺、润肺、敛肺、补肺、泻肺八法。

宣肺   宣肺即宣肺通气,以治疗外邪侵袭,肺气失宣所致之咳、痰、喘等症,主要包括宣肺散寒、宣肺解热、宣肺降逆及宣肺行水四法。

①宣肺散寒法:适用于寒邪束表,肺失宣肃,症见恶寒发热、头身疼痛、鼻塞、咳嗽、胸闷不舒、吐痰清稀。以麻黄汤、荆防败毒散为代表方。

②宣肺解热法:适用于温邪袭肺,肺卫失宣,症见身热恶风、咽痛、流涕、咳嗽、舌尖红、脉浮等。以桑菊饮、银翘散为代表方。

③宣肺降逆法:适用于邪犯肺卫,肺失肃降而喘促咳嗽者。偏寒多用三拗汤之类,偏热多用麻杏石甘汤之类。

④宣肺行水法:适用于外邪侵犯,肺气不宣,不能通调水道,因而水湿停滞者,症见浮肿,小便不利,兼有恶风、发热、脉浮等。以越婢汤及越婢加术汤为代表方。

肃肺   肃肺即肃降肺气,以治疗因肺失肃降所致的咳、痰、喘等症状。主要包括肃降肺气,降气豁痰及肃肺祛瘀三法。

①肃肺降气法:适用于肺气郁滞、肺失肃降而气逆咳嗽或咳喘者。以苏子降气汤及葶苈大枣泻肺汤为代表方。

②降气豁痰法:适用于痰涎壅盛所致的咳嗽痰多。以三子养亲汤、加味半瓜丸为代表方。

③肃肺祛瘀法:适用于瘀血内阻的咳嗽。代表方为桃仁散和加味当归丸。

温肺   温肺及温通肺气,以治疗因肺寒所致的痰、哮、喘、咳等症。主要包括温肺止咳、温中化痰、温肺平喘及温肺理气四法。

①温肺止咳法:适用于肺寒咳嗽、痰多、清稀、色白等症。以止嗽散为代表方。

②温肺化痰法:适用于形寒肢冷,肺脾俱寒,咳嗽吐稀涎痰者。以加味理中丸为代表方。

③温肺平喘法:适用于肺寒喘证与哮证。以小青龙汤、苏子降气汤、射干麻黄汤、苓甘五味姜辛汤为代表方。

④温肺理气法:适用于肺寒、气机不利而咳嗽上气者。以九宝饮酌加旋覆花汤为代表方。

清肺 清肺即清肺泄热,以治疗热毒蕴肺、痰热壅肺的咳、痰、喘症。主要包括清肺化痰、清肺泻火、清暑益肺、清肺降逆及清肺解毒五法。

①清肺化痰法:适用于肺热痰多的咳嗽。以清肺化痰汤为代表方。

②清肺泻火法:适用于火热咳嗽。以二母宁嗽汤为代表方。

③清暑益肺法:适用于暑热伤肺之咳喘。以加味玉露散为代表方。

④清肺降逆法:适用于肺热喘咳之证。以麻杏石甘汤、定喘汤为代表方。

⑤清肺解毒法:适用于热毒蕴肺证。症见发热、胸痛、咳吐脓血,或咽喉、腮颊肿痛。以千金苇茎汤、普济消毒饮为代表方。

润肺 润肺即滋润肺阴,以治疗肺燥津伤的咳、痰、喘症。主要包括润肺清燥、润肺散寒两法。

①润肺清燥法:适用于肺燥津伤的咳喘等症,以桑杏汤为代表方。

②润肺散寒法:适用于外感凉燥的咳嗽等症,以杏苏散为代表方。

敛肺 敛肺即收敛肺气,以治疗肺气耗散之咳喘,兼止汗、止血之功。主要包括敛肺降逆、敛肺止血、敛肺止汗三法。

①敛肺降逆法:适用于肺气耗散、肺虚不敛的久咳不止,脉细而数等症。以五味子汤、人参补肺汤为代表方。

②敛肺止血法:适用于久咳不愈并见咯血者。以五味子、白芨、阿胶、海蛤粉等敛肺、止血为主,辅以百合、百部、贝母等润肺、化痰、止咳之品,共收敛肺止血之效。

③敛肺止汗法:适用于气阴两虚、卫外失固而自汗、盗汗甚多,久汗不止等。以生脉散为代表方。

补肺 补肺即补肺气、养肺阴,以治疗肺气、肺阴亏虚的咳、痰、喘等症。主要包括补气、滋阴、气阴双补三法。

①补益肺气法:适用于肺气虚弱证。以补中益气汤、玉屏风散、人参蛤蚧散为代表方。

②滋养肺阴法:适用于肺阴不足之干咳少痰或痰中带血。以琼玉膏、百合固金汤为代表方。

③气阴双补法:适用于肺气阴两虚久咳、久喘等症,以生脉散为代表方。

泻肺 泻肺即泻肺逐饮,通调水道,为治疗痰液壅肺导致的咳、痰、喘等症,轻症治以葶苈大枣泻肺汤,重症以十枣汤或大陷胸汤为代表方。

以上八法,宣肺、降肺、清肺、泻肺,属于祛邪;温肺、润肺有其祛邪的一面,又有其扶正的一面;补肺、敛肺均属于扶正。临证时,以上诸法多参合应用,如宣降同用,清降同用,清润同用,清宣同用,润降同用,敛补同用,还可多法叠加运用,如温、清、宣、敛合用,宣、降、清、润合用等。

(2)肺与他脏同治 即通过五脏生克关系,脏腑表里关系进行治疗的方法,常用的有肺脾同治、肺肝同治、肺肾同治、肺心同治、肺肠同治、肺脾肾同治、肺肝脾同治七法。

肺脾同治法

①培土生金以治痰源:临床多见咳喘,痰多清稀,胸闷乏力。多在治肺方药中加入二陈汤,参苓白术丸,苓桂术甘汤等方。

②益气固表以防风邪犯肺:临床多见哮喘多汗,稍受凉即发鼻塞、流清涕,多以玉屏风散、四君子汤等方化裁。

③苦降辛开以畅气机:临床多见哮喘,胸满脘胀,苔腻而黄,脉滑数,多以半夏泻心汤与其他治肺方药合方化裁。

肺肝同治法

①泻肝清肺以治木火刑金:症见咳喘阵作,干咳无痰或痰黄黏稠,痰中夹血。多以泻白散、黛蛤散加入宣降肺气方中。

②理气降逆以畅达气机:如咳、喘与情志、月经有关时,选用四逆散、柴胡汤加减。

③酸甘柔润以养肝风:临床多见哮喘、咳嗽骤发骤止,苔薄白,舌质略红,脉细弦小数,可用过敏煎合地龙、僵蚕或全蝎等,或合钩藤、白蒺藜等药治之。

肺肾同治法

①温肾散寒以治顽固寒哮、寒喘:临床见哮喘痰多,遇寒加剧或引发,腰膝酸冷。多用麻黄附子细辛汤稍加泻肺药。

②温肾纳气以治喘促、喘脱：临床多见哮喘持续，汗出淋漓，呼多吸少，痰声辘辘。多用都气丸加紫石英、补骨脂、沉香粉等。

③滋阴补肾，壮水之主：临床多用于久服激素类药物后乏力，动则作喘，口渴，舌红脉细，多用六味地黄丸、麦味地黄丸等服用一定阶段后，待阴生阳长，再进阴阳双补之剂，同时渐减激素。

④温补肾阳，益火之源：临床多见哮喘日久，面色苍白或黧黑，动则喘甚，腰膝酸冷，阵阵烘热，舌质淡，苔白，脉细无力。多用二仙汤、青娥丸、金匮肾气丸合入治肺药物中。

肺心同治法

①宣痹通阳以畅心肺气血：临床多见哮喘，胸憋闷痛，痰多色白，用瓜蒌薤白桂枝汤合入治肺药中。

②活血通脉以利肺气宣降：哮喘日久，面色黧黑，心悸时作，舌有瘀斑，脉结代，多用丹参饮、血府逐瘀汤加治肺药。

③温阳化饮以助气运血行：哮喘久发，颜面虚浮，动则心悸喘重，舌暗红，苔腻，多用桑苏桂苓饮、瓜蒌薤白半夏汤、苓桂剂加治肺药。

肺肠同治法

①宣肺通便以治肺热肠实：症见咳、喘、哮，气粗声高，伴有寒热，大便数日不解，苔黄腻，脉弦滑，多用宣白承气汤化裁或己椒苈黄丸加理肺药。

②解肌清里以治肺热里传阳明：症见咳、喘、哮，伴有寒热，大便稀薄，口渴苔黄，脉弦数，多用葛根芩连汤化裁。

肺脾肾同治法

滋肺肾化痰湿以治肺肾阴虚，见痰湿内停之咳喘痰多，五心烦热，自汗盗汗，多用金水六君煎化裁。

肺肝脾同治法

养肝健脾理肺治咳喘日久，痰稀白量多，水肿，纳呆乏力，常用当归芍药散加宣降肺气药。

（3）对症治疗　即针对主症进行治疗的方法，常用的有止咳、化痰、平喘、治血等法。

止咳法　外感与内伤多种病因导致肺气失于宣发、肃降时均可产生咳嗽症状。对于咳嗽的治疗，其主要方法是根据其病因病机进行治疗，古人云："咳嗽不离乎肺，咳嗽不止于肺。"前述脏腑论治中，基本概括了针对病因病机治疗的原则。针对症状治疗,有止咳和镇咳两法。止咳法如宣肺止咳、肃肺止咳、化痰止咳、理气止咳等。刘河间云:"咳嗽者,治痰为先;治痰者,下气为上。"因此止咳药多有利肺气、化痰浊作用。药如杏仁、前胡、紫菀、贝母等。镇咳针对咳嗽剧烈,或咳嗽并咯血须急当止咳者用之。药如罂粟壳、诃子肉、五倍子等,此类药一般不主张早用,以免闭门留寇。

平喘法 喘不外寒、热、虚、实四证。治疗当守《素问·至真要大论篇》"寒者温之,热者清之,虚者补之,实者泻之"的原则。常用药:实喘多选用麻黄、葶苈子等宣降肺气之品,虚喘多用五味子、补骨脂、人参、制附子等,具体可参阅喘证辨治。

化痰法 中医有"脾为生痰之源,肺为贮痰之器"之说,痰与肺系疾病关系密切,化痰法亦为肺系疾病治疗时所常用。主要有燥湿化痰、清热化痰、润燥化痰、温化寒痰、祛风化痰五法。

①燥湿化痰法:适用于湿痰证,症见痰多易咳,胸脘痞闷,呕恶眩晕,肢体困倦,舌苔白滑或腻,脉缓或弦滑等,常用燥湿化痰药物如半夏、南星、陈皮等代表方如二陈汤。

②清化热痰法:适用于热痰证,症见咳嗽痰黄,黏稠难咳,舌红,苔黄腻,脉滑数等。常用清热化痰药物如瓜蒌、胆南星等,代表方如贝母瓜蒌散。

③润燥化痰法:适用于燥痰证,症见痰稠而黏,咳之不爽,咽喉干燥,甚至呛咳,声音嘶哑等。常用润肺化痰药物如贝母、瓜蒌等,代表方如贝母瓜蒌散。

④温化寒痰法:适用于寒痰证,症见咳痰清稀色白,舌苔白滑等。常用温化寒痰药物如干姜、细辛等,代表方如苓甘五味姜辛汤。

⑤祛风化痰法:适用于风痰证,外感风邪,肺气不宣,痰浊内生。症见恶寒发热,咳嗽痰多,咽痒,舌苔薄白等,常以宣散风邪药物与化痰药合用,代表方如止嗽散。

止咳、化痰、平喘法多参合应用,如止咳、化痰同用,化痰、平喘同用,止咳、平喘同用,止咳、化痰、平喘合用。临证时当灵活变通应用。

治血法 咯血的成因很多,中医由"血动之由,惟火惟气""离经之血便是瘀",认为出血的病因病机以"热伤血络""气不摄血""瘀血内阻"为主,临床治疗必须审因论治,不能妄用止血之剂,以免造成"闭门留寇"之弊,甚则加重出血。由于肺居上焦,火性炎上,热迫血妄行在咯血中居多。故常用治咯血方法有清肝泻火凉血止血法、清热化痰止血法、滋阴降火止血法。

①清肝泻火凉血止血法:治疗肝郁化火、木火刑金出现痰中带血,或咳吐大量鲜红色鲜血,代表方为泻白散和黛蛤散加黄芩、栀子、龙胆草等。

②清热化痰止血法:治疗痰热壅肺、热伤血络出现痰中带血如铁锈色,代表方为麻杏石甘汤加鱼腥草、黄芩、蒲公英、紫花地丁等。

③滋阴降火止血法:治疗阴虚火旺、灼伤肺络而咯血鲜红者,代表方如百合固金汤加炒栀子、白芨、地榆等。

另有辨病与辨证相结合治疗也应当重视。如肺痨,除辨证论治外,可加中药抗痨药如黄芩、百部、侧柏叶等;肺痈,除分期辨证外,可加用鱼腥草、连翘、桔梗、贝母等排脓解毒药;哮喘按内源性和外源性分别加用中药解痉脱敏药如蝉衣、僵蚕、防风、乌梅等。

还有饮食疗法,可作为内治法的辅助治疗方法之一,如胖大海冰糖茶、梨与冰糖同蒸,治疗肺热咳嗽、音哑失音等;沙参煲鸡蛋养阴清肺、可治肺结核痰中带血;川贝母、梨皮、冰糖炖服治疗肺虚咳嗽等。祖国医学食疗宝库中,有许多方法可参阅、借鉴,不一一叙述。

2. 中药外治法

(1)敷法

①生南星末或白芥子末适量,姜汁调敷足心以治痰喘上气。②寒痰用草乌、南星、白果各等量,姜汁调敷肺俞穴、膻中穴。热痰用大黄、五倍子、牡蛎各等量为末,以醋调敷膻中穴、肺俞穴。

(2)贴法

三健膏(天雄、川乌、川附子、桂心、官桂、桂枝、细辛、川椒、干姜各等分,麻油煎,加黄丹收膏)摊贴肺俞穴,3 日一换,可治哮喘。

(3)涂法

白芥子、延胡索各 30 g,甘遂、细辛各 15 g,加麝香 1.5 g,研末杵匀,姜汁调涂肺俞、膏肓、百劳等穴,10 日一换。最好在夏季三伏天涂,用以治哮喘。

(4)熨法

紫苏子 60 g,白芥子 30 g,莱菔子 60 g,炒熨背部以治痰实气喘。

(5)擦法

①姜汁和蜜擦背治干咳。②荞麦和鸡蛋清为团,擦胸口治疗哮喘痰稠,大便秘结的实热证。③姜渣、竹沥擦胸治疗痰结。④杏仁诃子散(杏仁、青黛、诃子肉,佐以海蛤粉、半夏、香附、瓜蒌,以姜汁、白蜜调)擦胸背治疗肺胀,咳而上

气,烦躁而喘。

(6)吸法

三奇散:款冬花、木鳖仁或款冬花、雄黄、艾叶各 30 g,共研末,摊纸上卷筒烧烟吸治疗咳嗽,水肿喘促。

(7)塞法

①白果麻黄栓(白果、麻黄各等量捣碎)塞鼻治寒哮。②金银丸(巴豆霜、姜汁为丸,橘皮裹)塞鼻治喘。

(8)雾化吸入法

鲜竹沥水 20 mL 置于雾化器中雾化吸入以化痰。

(9)埋线法　选取定喘、大椎、肺俞、厥阴俞、中府、尺泽等穴,埋植羊肠线,每 20 ~ 30 天 1 次,连续数次以治疗哮喘。

(10)割治法　选取膻中穴,常规消毒皮肤后,切开膻中穴皮肤,以刀刺激鼓膜数次,然后缝合包扎。

3. 针灸疗法

(1)体针

①主穴:肺俞、尺泽。②配穴:痰多配丰隆;咽痒而咳配天突;胸胁憋闷配内关、膻中;恶寒发热加泻大椎、合谷;头痛刺太阳、风池;气逆作咳,胸胁隐痛配阳陵泉、太冲;咳喘、体弱温灸肺俞、肾俞、脾俞。③手法:外感实证宜浅刺,用泻法;内伤虚证宜平补平泻,并可配合艾灸。

(2)耳针

①主穴:肺、神门。②配穴:咳嗽配支气管、枕点;哮喘配肾、肾上腺、平喘、交感、皮质下。③手法:每日 1 次,每次留针 30 分钟或 1 小时,5 ~ 10 次为一个疗程,疗程间休息 3 ~ 5 天。

(3)皮肤针

咳嗽叩刺督脉经、膀胱经的上背部的循行部位,以皮肤红润或少量出血为度,每日一次,5 次为一个疗程。哮喘发作期,可用皮肤针叩击鱼际及前臂手太阴肺经循行部位 15 分钟,两侧胸锁乳突肌 15 分钟,有缓解作用。

(4)拔罐疗法

①走罐:取上背部脊柱两侧,3 ~ 5 天治疗 1 次,5 次为 1 个疗程。②刺络拔罐:部位同走罐,先用皮肤针叩刺,再施拔罐。

4.推拿

长期推拿治疗能提高患者的免疫力,对肺系疾病的预防和缓解其临床症状有较好的疗效。

(1)手法　平推、按、揉、提拿等。

(2)取穴　膻中、天突、肩井、肺俞、膈俞、肾俞等。

(3)疗程　每日一次。实证6次为一个疗程,虚证12次为一个疗程。各疗程之间休息3~5天。

(郑　心　王连忠)

第二章　慢性阻塞性肺疾病

一、疾病概述

(一)西医对慢性阻塞性肺病的认识

慢性阻塞性肺疾病(Chronic Obstructive Pulmonary Disease, COPD)是一种常见的以持续气流受限为特征的可以预防和治疗的肺部慢性疾病。气流受限呈进行性发展,与气道和肺脏对有毒颗粒或气体的慢性炎性反应增强有关,急性加重和并发症影响着疾病的严重程度。吸入香烟烟雾和其他有毒颗粒如生物燃料的烟雾导致的肺脏炎症是 COPD 发生的重要原因,这种慢性炎性反应可以导致肺实质破坏(导致肺气肿),同时破坏正常的修复和防御机制(导致小气道纤维化)。

慢性阻塞性肺疾病是一种重要的慢性呼吸系统疾病,患病人数多,病死率高。由于其缓慢进行性发展,肺功能进行性减退,严重影响患者的劳动能力和生活质量,造成巨大的经济和社会负担。根据世界银行和世界卫生组织共同发表的研究结果,至 2020 年 COPD 将成为世界疾病经济负担的第五位。

COPD 与慢性支气管炎和肺气肿密切相关。慢性支气管炎是指气管、支气管壁的慢性、非特异性炎症。如果患者连续 2 年以上,每年咳嗽、咳痰达 3 个月或更长,并可排除其他已知原因的慢性咳嗽,可以诊断为慢性支气管炎。肺气肿则是指肺部终末细支气管远端气腔出现异常持久的扩张,并伴有肺泡壁和细支气管壁的破坏而无明显的肺纤维化。当慢性支气管炎或(和)肺气肿患者的肺功能检查出现持续的气流受限时,则诊断为 COPD。如果患者只有慢性支气管炎或(和)肺气肿,而没有气流受限,则不能诊断为 COPD,通常视为 COPD 的高危期。

支气管哮喘也具有气流受限的特点。但支气管哮喘是一种特殊的气道炎症性疾病,其气流受限具有可逆性,它不属于 COPD。但实际情况是某些患者在患病过程中,可能会出现慢性支气管炎合并支气管哮喘或支气管哮喘合并慢性支气管炎,在这种情况下,表现为气流受限不完全可逆,从而使两种疾病难以区分。2014 年初慢阻肺全球防治创议(GOLD)和哮喘全球防治创议(GINA)科学委员会联合制定了有关"哮喘 – 慢阻肺重叠综合征(ACOS)"的指南,指出ACOS 的特征是持续性气流受限,同时具有与哮喘相关的特征和与慢阻肺相关的特征。因此, ACOS 的诊断基于识别其与哮喘和慢阻肺共有的特征。

此外,一些已知病或具有特征病理表现的气流受限疾病,如肺囊性纤维化、弥漫性泛细支气管炎以及闭塞性细支气管炎等均不属于 COPD。

COPD 患者在急性发作期过后,临床症状虽有所缓解,但其肺功能仍在继续恶化,并且由于自身防御和免疫功能的降低以及外界各种有害因素的影响,经常反复发作,而逐渐产生各种心肺并发症,进一步影响患者的劳动能力和生活质量。

（二）中医对慢性阻塞性肺病的认识

COPD 可以属于中医学的"咳嗽""喘证""哮证""肺胀""痰饮"等范畴,但根据病证特点,COPD 与"肺胀"相对应更为恰当。中医认为肺胀是多种慢性肺系疾病反复发作,迁延不愈,导致肺气胀满,不能敛降的一种病证,临床表现为胸部膨满,憋闷如塞,喘息上气,咳嗽痰多,烦躁心悸,面色晦暗或唇甲紫绀,脘腹胀满,肢体浮肿等,其病程缠绵,时轻时重,经久难愈,严重者可出现神昏、痉挛、出血、喘脱等危重症候,与西医的肺源性心脏病、肺性脑病极为相似。

早在《内经》就有关于肺胀病名的记载,指出病因病机及证候表现,如《灵枢·胀论》篇说:"肺胀者,虚满而喘咳。"《灵枢·经脉》篇又说:"肺手太阴之脉……是动则病肺胀满膨膨而喘咳。"汉·张仲景《金匮要略·肺痿肺痈咳嗽上气病脉证治》篇指出:"咳而上气,此为肺胀,其人喘,目如脱状。"书中所载治疗肺胀之越婢加半夏汤、小青龙加石膏汤等方至今仍被临床所沿用。此外,在《痰饮咳嗽病脉证并治》篇中所述之支饮,症见"咳逆倚息,短气不得卧,其形如肿",也属于肺胀范畴。隋代巢元方《诸病源候论·咳逆短气候》认为肺病的发病机理是由于"肺虚为微寒所伤则咳嗽,咳嗽气还于肺间则肺胀,肺胀则气逆,而肺本虚,气为之不足,复为邪所乘,壅痞不能宣畅,故咳逆,短乏气也。"元代朱丹溪提出肺胀的发生与痰瘀互结,阻碍肺气有关。清朝张璐《张氏医通》认为肺胀以"实证居多",李用粹《证治汇补·咳嗽》提出对肺胀的辨证施治当分虚实两端,"又有气散而胀者,宜补肺,气逆而胀者,宜降气,当参虚实而施治"。对肺胀的临床辨治有一定的参考价值。

二、病因与发病机制

（一）现代研究认为 COPD 的病因与肺部对香烟烟雾等有害气体或有害颗粒的异常炎症反应有关。这些反应存在个体易感因素和环境因素的互相作用。与吸烟、空气污染、小气道感染、尘肺等密切相关。

1. 吸烟

吸烟是重要的发病因素,吸烟者慢性支气管炎的患病率比不吸烟者高 2～8 倍,烟龄越长,吸烟量越大,COPD 患病率越高。烟草中含焦油、尼古丁和氢氰酸等化学物质,可损伤气道上皮细胞和纤毛运动,降低吞噬细胞的吞噬功能,促使支气管黏液腺和杯状细胞增生肥大,黏液分泌增多,使气道净化能力下降。支气管黏膜充血水肿,黏液积聚,容易继发感染,慢性炎症和吸烟反复刺激黏膜下感受器,使副交感神经功能亢进,引起支气管平滑肌收缩,使气流受限。还可使氧自由基产生增多,诱导中性粒细胞释放蛋白酶,破坏肺弹力纤维,诱发肺气肿形成。

2. 职业粉尘和化学物质

接触职业粉尘及化学物质,如烟雾、变应原、工业废气及室内空气污染等,浓度过高或时间过长时,均可能产生与吸烟类似的 COPD。

3. 空气污染

大气中的有害气体如二氧化硫、二氧化氮、氯气等可损伤气道黏膜上皮,使纤毛清除功能下降,黏液分泌增加,为细菌感染增加条件。

4. 感染因素　感染亦是 COPD 发生发展的重要因素之一。病毒、支原体、细菌等感染是 COPD 发生发展的重要原因之一。病毒感染以流感病毒、鼻病毒、腺病毒和呼吸道合胞病毒为常见。细菌感染常继发于病毒感染,常见病原体为肺炎链球菌、流感嗜血杆菌、卡他莫拉菌和葡萄球菌等。这些感染因素同样造成气管、支气管黏膜的损伤和慢性炎症。

5. 蛋白酶-抗蛋白酶失衡

蛋白水解酶对组织有损伤、破坏作用;抗蛋白酶对弹性蛋白酶等多种蛋白酶具有抑制功能,其中 a_1-抗胰蛋白酶(a_1-AT)是活性最强的一种。蛋白酶增多或抗蛋白酶不足均可导致组织结构破坏产生肺气肿。吸入有害气体、有害物质可以导致蛋白酶产生增多或活性增强,而抗蛋白酶产生减少或灭活加快;同时氧化应激、吸烟等危险因素也可以降低抗蛋白酶的活性。尤其是吸烟者,肺组织内渗出的中性粒细胞和单核细胞较多,可释放大量弹性蛋白酶。同时,中性粒细胞和单核细胞还可生成大量氧自由基,能氧化 α_1 – 抗胰蛋白酶活性中心的蛋氨酸使之失活。α_1 – 抗胰蛋白酶乃弹性蛋白酶的抑制物,失活后则增强了弹性蛋白酶的损伤作用。α_1 – 抗胰蛋白酶由肝细胞产生,是一种分子量为 45 000 ~ 56 000 的糖蛋白,它能抑制蛋白酶、弹性蛋白酶、胶原酶等多种水解酶的活性。遗传性 α_1 – 抗胰蛋白酶缺乏是引起原发性肺气肿的原因,α_1 – 抗胰蛋白酶缺乏的家族,肺气肿的发病率比一般人高 15 倍,主要是全腺泡型肺气肿。先天性 a_1 – 抗胰蛋白酶缺乏,多见于北欧血统的个体,我国尚未见正式报道。

6. 氧化应激

有许多研究表明 COPD 患者的氧化应激增加。氧化物主要有超氧阴离子(O_2^-)、羟根(OH)、次氯酸(HClO)、H_2O_2 和一氧化氮(NO)等。氧化物可直接作用并破坏许多生化大分子如蛋白质、脂质和核酸等,导致细胞功能障碍或细胞死亡,还可以破坏细胞外基质;引起蛋白酶 – 抗蛋白酶失衡;促进炎症反应,如激活转录因子 NF – κB,参与多种炎症因子的转录,如 IL – 8、TNF – α、NO 诱导合成酶和环氧化物诱导酶等。

7. 炎症机制

气道、肺实质及肺血管的慢性炎症是 COPD 的特征性改变,中性粒细胞、巨噬细胞、T 淋巴细胞等炎症细胞均参与了 COPD 发病过程。中性粒细胞的活化和聚集是 COPD 炎症过程的一个重要环节,通过释放中性粒细胞弹性蛋白酶、中性粒细胞组织蛋白酶 G、中性粒细胞蛋白酶 3 和基质金属蛋白酶引起慢性黏液高分泌状态并破坏肺实质。

8. 其他

如自主神经功能失调、营养不良、气温变化等都有可能参与 COPD 的发生、发展。

(二)中医病因病机

1. 病因

COPD 的发生多因久病肺虚,痰液潴留,而致肺不敛降,气还肺间,肺气胀满,每因复感外邪使病情发作或加剧。《症因脉治·喘证论》谓:"肺胀之因,内有郁结, 先伤肺气,外复感邪,肺气不得发泄,则肺胀作矣。"所以久病肺虚是肺胀发病的内因,如内伤久咳、支饮、喘哮,肺痨、肺痿等慢性肺系疾病,迁延失治,痰液潴留,壅阻肺气,气之出纳失常,还于肺间,日久导致肺虚,成为发病的基础。肺虚则肺卫不固,外邪六淫,饮食不当,情志失调,劳倦过度等反复乘袭,诱使病情发作,呈进行性加重。

2.病机

病变主要在肺,继则累及脾肾,后期及心,也可及肝。

(1)病变首先在肺　肺主气,开窍于鼻,外合皮毛,主表,卫外。故外邪从口鼻皮毛入侵,首先犯肺。邪气壅肺,肺气宣降不利,或咳,或喘,或哮,或津液失于输化而成痰,久则肺虚,气阴耗伤,导致肺的主气功能失常,遂使六淫乘袭或他脏之邪干肺,而成肺胀。

(2)日久累及脾肾　若肺病及脾,则肺脾同病,脾为肺母,肺病日久,子耗母气,则脾运失健,导致肺脾两虚,脾虚不能散精上归于肺,肺病不能输布水精,则聚为痰浊。肺肾同病,足少阴肾脉从肾上贯肝膈,入肺中,循喉咙,夹舌本。肺为气之主,肾为气之根。肾能助肺纳气,若肺病日久,累及于肾,精气耗损,肺不主气,肾不纳气,可致气喘日益加重,吸入不易,呼吸浅短难续,动则更甚。

(3)后期病及于心,也可及肝　肺与心脉相通,同居上焦,肺朝百脉,肺气辅助心脏运行血脉。久咳久喘,肺病日深,治节失职,心营不畅,而致喘悸不宁。心气、心阳虚衰,心脉瘀阻,则肺病及心。心阳根于命门真火,如肾阳不振,进一步导致心肾阳衰,可以出现喘脱危候。此外,病变还可涉及肝。如在感受外邪急性发病阶段,可因痰热内郁,热极生风,或阴液耗损,虚风内动,出现抽搐震颤等症。

三、病理改变

慢性阻塞性肺气肿是指呼吸细支气管以远的末梢肺组织因残气量增多而呈持久性扩张,并伴有肺泡间隔破坏,以致肺组织弹性减弱,容积增大的一种病理状态。在成人尸检例中,约50%可发现不同程度的肺气肿,其中约6.5%的患者因此病死亡。

COPD的病理改变主要表现为慢性支气管炎及肺气肿的病理变化。支气管黏膜上皮细胞变性、坏死,溃疡形成。纤毛倒伏、变短、不齐、粘连,部分脱落。缓解期黏膜上皮修复、增生、鳞状上皮化生和肉芽肿形成。杯状细胞数目增多肥大,分泌亢进,腔内分泌物潴留。基底膜变厚坏死。支气管腺体增生肥大,腺体肥厚与支气管壁厚度比值常大于0.55~0.79(正常小于0.4)。随着病情进展,小气道的狭窄、阻塞或塌陷,导致了阻塞性通气障碍,使肺泡内残气量增多,而且细支气管周围的炎症,使肺泡壁破坏、弹性减弱,更影响到肺的排气能力,末梢肺组织则因残气量不断增多而发生扩张,肺泡孔扩大,肺泡间隔也断裂,扩张的肺泡互相融合形成气肿囊腔。此外,细支气管闭塞时,吸入的空气可经存在于细支气管和肺泡之间的 Lambert 孔进入闭塞远端的肺泡内(即肺泡侧流通气),而呼气时,Lambert 孔闭合,空气不能排出,也是导致肺泡内储气量增多、肺泡内压增高的因素。弹性蛋白酶增多、活性增高,降解肺组织中的弹性硬蛋白、结缔组织基质中的胶原和蛋白多糖,破坏肺泡壁结构可导致全腺泡型肺气肿。但是,在我国因遗传性 α_1 - 抗胰蛋白酶缺乏引起的原发性肺气肿非常罕见,并不重要。而最重要的也是最常见的是慢性阻塞性肺气肿,即继发性肺气肿。

各级支气管壁均有多种炎症细胞浸润,以中性粒细胞、淋巴细胞为主。急性发作期可见到大量中性粒细胞,严重者为化脓性炎症,黏膜充血、水肿、变性坏死和溃疡形成,基底部肉芽组织和机化纤维组织增生导致管腔狭窄。炎症导致气管壁的损伤 - 修复过程反复发生,进而引起气管结构重塑、胶原含量增加及瘢痕形成,这些病理改变是 COPD 气流受限的主要病理基础之一。

肺气肿的病理改变可见肺过度膨胀,弹性减退。外观灰白或苍白,表面可见多个大小不一的大疱。镜检见肺泡壁变薄,肺泡腔扩大、破裂或形成大疱,血液供应减少,弹力纤维网破坏。细支气管壁有炎症细胞浸润,管壁黏液腺及杯状细胞增生、肥大,纤毛上皮破损,纤毛减少。有的管腔纤细狭窄或扭曲扩张,管腔内有痰液存留。细支气管的血管内膜可增厚或管腔闭塞。根据病变的确切解剖部位及分布范围的不同可分为:

(一)弥漫性肺气肿

分为小叶中央型,全小叶型及介于两者之间的混合型三类。其中以小叶中央型多见。

1. 小叶(腺泡)中央型肺气肿　腺泡中央型肺气肿病变累及肺腺泡的中央部分,呼吸细支气管病变最明显,呈囊状扩张。而肺泡管、肺泡囊变化则不明显。

2. 全小叶(腺泡)型肺气肿　全腺泡型肺气肿病变累及肺腺泡的各个部位,从终末呼吸细支气管直至肺泡囊和肺泡均呈弥漫性扩张,遍布于肺小叶内。如果肺泡间隔破坏较严重,气肿囊腔可融合成直径超过1 cm的大囊泡,形成大泡性肺气肿。

3. 腺泡周围型肺气肿　腺泡周围型肺气肿也称隔旁肺气肿,病变主要累及肺腺泡远端部位的肺泡囊,而近端部位的呼吸细支气管和肺泡管基本正常。常合并有腺泡中央型和全腺泡型肺气肿。

(二)局限性肺气肿

1. 不规则型肺气肿　不规则型肺气肿也称瘢痕旁肺气肿,病变主要发生在瘢痕附近的肺组织,肺腺泡不规则受累,确切部位不定,一般是发生在呼吸细支气管远侧端,肺泡囊有时也受累。

2. 肺大泡　肺大泡病变特点是局灶性肺泡破坏,小叶间隔也遭破坏,往往形成直径超过 2 cm 的大囊泡,常为单个孤立位于脏层胸膜下,而其余肺结构可正常。

(三)间质性肺气肿

是由于肺泡壁或细支气壁破裂,气体逸入肺间质内,在小叶间隔与肺膜连接处形成串珠状小气泡,呈网状分布于肺膜下。

病理变化

1. 肉眼观　气肿肺显著膨大,边缘钝圆,色泽灰白,表面常可见肋骨压痕,肺组织柔软而弹性差,指压后的压痕不易消退,触之捻发音增强。

2. 镜下　肺泡扩张,间隔变窄,肺泡孔扩大,肺泡间隔断裂,扩张的肺泡融合成较大的囊腔。肺毛细血管床明显减少,肺小动脉内膜呈纤维性增厚。小支气管和细支气管可见慢性炎症。腺泡中央型肺气肿的气肿囊泡为扩张的呼吸细支气管,在近端囊壁上常可见呼吸上皮(柱状或低柱状上皮)及平滑肌束的残迹。全腺泡型肺气肿的气肿囊泡主要是扩张变圆的肺泡管和肺泡囊,有时还可见到囊泡壁上残留的平滑肌束片断,在较大的气肿囊腔内有时还可见含有小血管的悬梁。

四、病理生理

在早期,一般反映大气道功能的检查如第一秒用力呼气容积(FEV_1)、最大通气量、最大呼气中期流速多为正常,但有些患者小气道功能(直径小于 2 mm 的气道)已发生异常。随着病情加重,气道狭窄,阻力增加,常规通气功能检查可有不同程度异常。缓解期大多恢复正常。随着疾病发展,气道阻力增加、气流受限成为不可逆性。

慢性支气管炎并发肺气肿时,视其严重程度可引起一系列病理生理改变。

早期病变局限于细小气道,仅闭合容积增大,反映肺组织弹性阻力及小气道阻力的动态肺顺应性降低。病变累及大气道时,肺通气功能障碍,最大通气量降低。随着病情的发展,肺组织弹性日益减退,肺泡持续扩大,回缩障碍,残气量及残气量占肺总量的百分比增加。肺气肿加重导致大量肺泡周围的毛细血管受膨胀肺泡的挤压而退化,致使肺毛细血管大量减少,肺泡间的血流量减少,此时肺泡虽有通气,但肺泡壁无血液灌流,导致生理无效腔气量增大;也有部分肺区虽有血液灌流,但肺泡通气不良,不能参与气体交换。如此,肺泡及毛细血管大量丧失,弥散面积减少,产生通气与血流比例失调,导致换气功能发生障碍。通气和换气功能障碍可引起缺氧和二氧化碳潴留,发生不同程度的低氧血症和高碳酸血症,最终出现呼吸功能衰竭。呼吸衰竭时发生的低氧血症和高碳酸血症会引起各系统的代谢功能严重紊乱。中枢神经系统对缺氧最为敏感,随着缺氧程度的加重,可出现一系列中枢神经系统功能障碍,由开始的大脑皮层兴奋性增高而后转入抑制状态。病人表现由烦躁不安、视力和智力的轻度减退,逐渐发展为定向和记忆障碍,精神错乱,嗜睡,惊厥以至意识丧失。迅速发生的CO_2潴留也能引起中枢神经功能障碍,病人常出现头痛、头晕、烦躁不安、言语不清、扑翼样震颤、精神错乱以及嗜睡、昏迷、呼吸抑制等"二氧化碳麻醉"症状。由呼吸衰竭造成的以脑功能障碍为主要表现的综合征,称为肺性脑病,可能是由于低氧血症、高碳酸血症,以及酸碱平衡紊乱导致神经细胞变性、坏死和脑血液循环障碍引起脑血管扩张、脑水肿、灶性出血、颅内压升高甚至脑疝形成等因素综合作用所致。

中医认为,肺胀的病理因素主要为痰浊、水饮、血瘀相互影响,或兼见同病。肺气亏虚,无力推动津液的运行输布,津液停聚,则生痰饮水湿;脾气虚,运化功能失调,津液不得输布,聚而成痰,上注于肺,引发咳嗽、咳痰。故"脾为生痰之源,肺为贮痰之器"。肾脏主一身之阳气,具有温化水湿之功,肾阳虚衰,无力化气行水,而聚水成痰。所以肺虚不能化津,脾虚不能转输,肾虚不能蒸化,痰浊潴留,成为不易蠲除之"夙根"。痰从寒化则成饮,则可形成外寒内饮之证。痰郁化热或感受风热,则可形成痰热证。痰浊壅塞气道,或肺虚吸清呼浊功能减弱,浊邪害清,则痰蒙神窍,可见烦躁、嗜睡、昏迷。痰、饮、水、湿,同出一源,俱属津液停积而成,又每可互相转化。如痰从阴化,则为饮为水。水饮留于上焦,迫肺则咳逆上气,凌心则心悸气短。痰湿困于中焦,纳减、呕恶、脘腹胀闷、便溏。水饮溢于肌肤,水肿尿少。水饮停于胸胁腹部,悬饮、鼓胀。陈修园《医学从众录》曰:"痰之本,水也,源于肾;痰之功,湿也,主于脾;痰之行,气也,贮于肺。"痰湿壅阻,气机失调,致气滞、气逆;又因气血互根互生,气滞则血瘀,痰浊阻滞,碍血运行,亦致血瘀。心主营运过劳,心阳、心气虚衰,无力推动营血,心脉瘀阻,可见心悸,脉结代,唇舌爪甲紫绀,颈脉动,心主血,肝藏血,心脉不利。肝脏疏调失职,血郁于肝,则瘀结胁下,痞块有形,胀痛拒按。肺脾气虚,气不摄血,或气虚瘀阻,或热甚动血,血不循经,则见咯血、吐血、便血。痰、瘀、水饮可以相互影响和转化。痰浊久蕴,可以寒化成饮,饮溢肌表则为水,痰浊阻肺,肺气郁滞,治节失司,心脉不利,则血郁为瘀,瘀阻血脉。血不利则为水。一般而言,早期以痰浊为主,渐而痰瘀并见,终致痰浊、瘀血、水饮交错为患。唯在不同个体,不同阶段又有主次之分。

肺胀多属标实本虚,但有偏实、偏虚的不同。

1. 发作期偏于标实,以邪实为主(常与肺部所受之邪是否得以祛除有关)。外邪为风寒、风热,内邪有痰浊、痰热、痰饮、瘀血等。

2. 缓解期偏于本虚,以正虚为主(常与心肺功能的代偿程度有关)。早期多属气虚,部分可呈气阴两虚,由肺而及脾肾,晚期气虚及阳,以肺、肾、心为主,也有阴虚或阴阳两虚者。其中纯属阴虚者较少见。

3. 虚实错杂、互为因果。虚实两者,不可截然分开,如阳气不足,卫外不固,易感外邪,痰饮难以蠲除。而阴虚者,外邪、痰浊易于化热。故虚实之间常互为因果,夹杂出现,邪留伤正,正虚受邪,每致愈发愈频,病程缠绵,难以根治,尤其老年患者,如不积极治疗,病情极易加重或恶化。如《金匮要略·肺痿肺痈咳嗽上气病脉证治》说:"上气,面浮肿,肩息,其脉浮大,不治,又加利,尤甚。"《证治汇补·咳嗽》说:"若肺胀壅遏,不得卧眠,喘息鼻扇者难治。"如气不摄血,则见咳吐泡沫血痰,或吐血、便血;若痰迷心窍,肝风内动,则谵妄昏迷、震颤、抽搐;如见喘脱、神昏、汗出、肢冷、脉微欲绝者,乃阴阳消亡危重之候。

五、临床表现

(一)症状

起病缓慢、病程较长。主要症状:

1. 慢性咳嗽　常为首发症状。初为间断性咳嗽,随病程发展可终身不愈。常晨间咳嗽明显,夜间有阵咳或排痰。少数患者无咳嗽症状。

2. 咳痰　一般为白色黏液或浆液性泡沫痰,偶可带血丝,清晨排痰较多。

急性发作期痰量增多,可有脓性痰。少数患者不伴有咳痰。

3.气短或呼吸困难　早期在劳累时出现,后逐渐加重,以致在日常活动甚至休息时也感到气短,是 COPD 的标志性症状。

4.喘息和胸闷　部分患者特别是重度患者或急性加重时出现喘息。

5.全身性症状　晚期患者可有体重下降、食欲减退、外周肌肉萎缩和功能障碍、精神抑郁和(或)焦虑等。

(二)体征

早期体征可无异常,随疾病进展出现以下体征:

1.一般情况　黏膜及皮肤紫绀,严重时呈前倾坐位,球结膜水肿,颈静脉充盈或怒张。

2.呼吸系统　视诊:胸廓前后径增大,肋间隙增宽,剑突下胸骨下角增宽,称为桶状胸。部分患者呼吸变浅,频率增快,辅助呼吸肌参与呼吸运动,严重时可呈胸腹矛盾呼吸,严重者可有缩唇呼吸等;触诊:双侧语颤减弱。叩诊:肺部过清音,心浊音界缩小,肺下界和肝浊音界下降。听诊:两肺呼吸音减弱,呼气延长,部分患者可闻及湿性啰音和(或)干性啰音。

3.心脏　可见剑突下心尖搏动;心脏浊音界缩小;心音遥远,剑突部心音较清晰响亮,出现肺动脉高压和肺心病时 $P_2 > A_2$,三尖瓣区可闻及收缩期杂音。

4.腹部　肝界下移,右心功能不全时肝颈反流征阳性,出现腹水移动性浊音阳性。

5.其他　长期低氧病例可见杵状指/趾,高碳酸血症或右心衰竭病例可出现双下肢可凹性水肿。

(三)中医症候分型

1.急性加重期

(1)寒饮伏肺证　咳嗽气急,甚则喘鸣有声,痰多易咯,色白清稀多泡沫,胸膈满闷,形寒背冷,喜热饮,咳多持续,时有轻重。舌淡苔白滑,脉细弦或沉弦。

(2)痰浊壅肺证　咳嗽痰多,色白黏腻或呈泡沫,短气喘息,稍劳即著,怕风易汗,脘痞纳少,倦怠乏力,舌质偏淡,苔薄腻或浊腻,脉小滑。

(3)痰热郁肺证　咳逆喘息气粗,烦躁,胸满,痰黄或白,黏稠难咳。或身热微恶寒 ,有汗不多,溲黄,便干,口渴,舌质红,苔黄或黄腻,脉数或滑数。

(4)阳虚水泛证　面浮,下肢肿,甚则一身悉肿,腹部胀满有水,心悸,咳喘,咳痰清稀,脘痞,纳差,尿少,怕冷,面唇青紫,苔白滑,舌胖质暗,脉沉细。

（5）痰蒙神窍证 神志恍惚,谵妄,烦躁不安,撮空理线,表情淡漠,嗜睡,昏迷,或肢体抽搐,咳逆喘促,咳痰不爽,苔白腻或黄腻,舌质暗红或淡紫,脉细滑数。

2. 稳定期

（1）肺脾气虚证 咳嗽或喘息、气短,动则加重,神疲、乏力或自汗,动则加重,恶风,易感冒,纳呆或食少,胃脘胀满或腹胀或便溏,舌体胖大或有齿痕,舌苔薄白或腻,脉沉细或沉缓或细弱。

（2）肺肾气虚证 喘息、气短,动则加重,乏力或自汗,动则加重,易感冒,恶风,腰膝酸软,耳鸣,头昏或面目虚浮,小便频数、夜尿多,或咳而遗尿,舌质淡、舌苔白,脉沉细或细弱。

（3）肺肾气阴两虚证 喘息、气短,动则加重,自汗或乏力,动则加重,易感冒,腰膝酸软,耳鸣,头昏或头晕,干咳或少痰、咳痰不爽,盗汗,手足心热,舌质淡或红、舌苔薄少或花剥,脉沉细或细弱或细数。

六、实验室检查

1. 肺功能检查

是判断气流受限的主要客观指标,对 COPD 诊断、严重程度评价、疾病进展、预后及治疗反应等有重要意义。

（1）第一秒用力呼气容积占用力肺活量百分比（FEV_1/FVC）是评价气流受限的一项敏感指标。

第一秒用力呼气容积占预计值百分比（FEV_1% 预计值）,是评估 COPD 严重程度的良好指标,其变异性小,易于操作。

吸入支气管舒张药后 $FEV_1/FVC < 70\%$ 及 $FEV_1 < 80\%$ 预计值者,可确定为不能完全可逆的气流受限。

（2）肺总量（TLC）、功能残气量（FRC）和残气量（RV）增高,肺活量（VC）减低,表明肺过度充气,有参考价值。由于 TLC 增加不及 RV 增高程度明显,故 RV/TLC 增高。

（3）一氧化碳弥散量（DLCO）及 DLCO 与肺泡通气量（VA）比值（DLCO/VA）下降,该项指标对诊断有参考价值。

2. 胸部 X 线检查

COPD 早期胸片可无变化,以后可出现肺纹理增粗、紊乱等非特异性改变,也可出现肺气肿改变:肺容积增大,胸廓前后径增长,肋骨走向变平,肺野透亮度增高,横膈位置低平,心脏悬垂狭长,外周肺野纹理纤细稀少等;并发肺动脉高压和肺源性心脏病时,除右心增大的 X 线征象外,还可有肺动脉圆锥膨隆,肺门血管影扩大,右下肺动脉增宽和出现残根征等。胸部 X 线检查对 COPD 诊断特异性不高,但对确定是否存在肺部并发症及与其他疾病(如气胸、肺大泡、肺炎、肺结核、肺间质纤维化等)鉴别有重要意义。

3. 胸部 CT 检查

CT 检查不应作为 COPD 的常规检查。高分辨 CT(HRCT)对辨别小叶中心型或全小叶型肺气肿及确定肺大泡的大小和数量,有很高的敏感性和特异性,有助于 COPD 的表型分析,对判断肺大泡切除或外科减容手术的指征有重要价值,对 COPD 与其他疾病的鉴别诊断有较大帮助。

4. 血气检查

对确定发生低氧血症、高碳酸血症、酸碱平衡失调以及判断呼吸衰竭的类型有重要价值。

5. 其他

COPD 合并细菌感染时,外周血白细胞增高,核左移,中性粒细胞百分比增加。长期缺氧患者可出现血红蛋白、红细胞计数和红细胞压积增高。

痰涂片及痰培养可帮助诊断细菌、真菌、病毒及其他非典型病原微生物感染,常见病原菌为肺炎链球菌、流感嗜血杆菌、卡他莫拉菌、肺炎克雷白杆菌等;血液病原微生物核酸及抗体检查、血培养可有阳性发现;病原培养阳性行药物敏感试验有助于合理选择抗感染药物。

七、诊断与严重程度分级

主要根据吸烟等高危因素史、临床症状、体征及肺功能检查等综合分析确定。肺功能检查是 COPD 诊断的必备条件。吸入支气管舒张药后 $FEV_1/FVC < 70\%$ 及 $FEV_1 < 80\%$ 预计值可确定存在持续性气流阻塞。

有少数患者并无咳嗽、咳痰症状,仅在肺功能检查时 $FEV_1/FVC < 70\%$,而 $FEV_1 \geqslant 80\%$ 预计值,在除外其他疾病后,亦可诊断为 COPD。

根据 FEV_1/FVC、$FEV_1\%$ 预计值和症状可对 COPD 的严重程度做出分级。

COPD 严重程度分级:

0 级:高危。有患 COPD 的危险因素,肺功能正常,有慢性咳嗽、咳痰症状。

Ⅰ级:轻度。$FEV_1/FVC < 70\%$,$FEV_1 \geqslant 80\%$预计值,有或无慢性咳嗽、咳痰症状。

Ⅱ级:中度。$FEV_1/FVC < 70\%$,$50\% \leqslant FEV_1 < 80\%$预计值,有或无慢性咳嗽、咳痰症状。

Ⅲ级:重度。$FEV_1/FVC < 70\%$,$30\% \leqslant FEV_1 < 50\%$预计值,有或无慢性咳嗽、咳痰症状。

Ⅳ级:极重度。$FEV_1/FVC < 70\%$,$FEV_1 < 30\%$预计值,或$FEV_1 < 50\%$预计值,伴有慢性呼吸衰竭。

COPD 在临床上的一个难点是早期诊断,从而影响了早期干预。因此应加强对 COPD 的诊断意识。2014 版 GOLD 指南强调凡是有呼吸困难、慢性咳嗽和(或)咳痰症状,以及有危险因素暴露史的患者应怀疑 COPD。具有上述临床表现者需要进行肺功能检查,应用支气管扩张剂后第一秒用力呼气量(FEV_1)/用力肺活量(FVC)$< 70\%$,可确定存在持续性气流受限,继而诊断为 COPD。但应该注意,采用这样的固定比值来定义气流受限,对于老年人可能会导致过度诊断,而对于年龄 < 45 岁的人群,尤其是轻度 COPD 患者,则可能导致漏诊。

除了上述通过肺功能检查来评估气流受限严重程度外,2012 版 GOLD 指南开始提出了 COPD 的综合评估方法,把患者分为 4 群,如下:

A:低风险,症状较少;相当于 GOLD1 - 2;急性加重每年 $\leqslant 1$ 次;CAT < 10;mMRC 0 - 1。

B:低风险,症状较多;相当于 GOLD1 - 2;急性加重每年 $\leqslant 1$ 次;CAT $\geqslant 10$;mMRC $\geqslant 2$。

C:高风险,症状较少;相当于 GOLD3 - 4;急性加重每年 $\geqslant 2$ 次;CAT < 10;mMRC 0 - 1。

D:高风险,症状较多;相当于 GOLD3 - 4;急性加重每年 $\geqslant 2$ 次;CAT $\geqslant 10$;mMRC $\geqslant 2$。

注:CAT 是指 COPD 评估测试,用于对症状进行全面评估。mMRC 是指改良的英国医学委员会量表,用于对呼吸困难的评估。

(1)症状

症状较少(mMRC 0 - 1 或 CAT < 10):患者为(A)或(C)。

症状较多(mMRC $\geqslant 2$ 或 CAT $\geqslant 10$):患者为(B)或(D)。

（2）气流受限

低风险（GOLD1 或 2）：患者为（A）或（B）。

高风险（GOLD3 或 4）：患者为（C）或（D）。

（3）急性加重

低风险：急性加重≤1 次/年，不需住院治疗：患者为（A）或（B）。

高风险：急性加重≥2 次/年或至少 1 次急性加重需住院治疗：患者为（C）或（D）。

COPD 病程分期：急性加重期（慢性阻塞性肺疾病急性加重）指在疾病过程中，短期内咳嗽、咳痰、气短和（或）喘息加重，痰量增多，呈脓性或黏液脓性，可伴发热等炎症明显加重的表现，并需改变基础 COPD 的常规用药。稳定期则指患者咳嗽、咳痰、气短等症状稳定或症状较轻。

八、鉴别诊断

（一）支气管哮喘

多在儿童或青少年期起病，以发作性喘息为特征，发作时两肺布满哮鸣音，常有家庭或个人过敏史，症状经治疗后可缓解或自行缓解。哮喘的气流受限多为可逆性，其支气管舒张试验阳性。某些患者可能存在慢性支气管炎合并支气管哮喘，在这种情况下，表现为气流受限不完全可逆，从而使两种疾病难以区分。

（二）支气管扩张

有反复发作的咳嗽、咳痰，常反复咯血。合并感染时咯大量脓性痰。查体常有肺部固定性湿性啰音。部分胸部 X 片显示肺纹理粗乱或呈卷发状，高分辨 CT 可见支气管扩张改变。

（三）肺结核

可有午后低热、乏力、盗汗等结核中毒症状，痰检可发现抗酸杆菌，胸部 X 线片检查可发现病灶。

（四）弥漫性泛细支气管炎

大多数为男性非吸烟者，几乎所有患者均有慢性鼻窦炎；X 线胸片和高分辨率 CT 显示弥漫性小叶中央结节影和过度充气征，红霉素治疗有效。

（五）支气管肺癌

刺激性咳嗽、咳痰，可有痰中带血，或原有慢性咳嗽，咳嗽性质发生改变，胸部 X 线片及 CT 可发现占位病变、阻塞性肺不张或阻塞性肺炎。痰细胞学检查、纤维支气管镜检查以至肺活检,可有助于明确诊断。

(六)其他原因所致呼吸气腔扩大

肺气肿是一病理诊断名词。呼吸气腔均匀规则扩大而不伴有肺泡壁的破坏时,虽不符合肺气肿的严格定义,但临床上也常习惯称为肺气肿,如代偿性肺气肿、老年性肺气肿、Down 综合征中的先天性肺气肿等。临床表现可以出现劳力性呼吸困难和肺气肿体征,但肺功能测定没有气流受限的改变,即 $FEV_1/FVC \geqslant 70\%$,与 COPD 不同。

九、并发症

(一)慢性呼吸衰竭

常在 COPD 急性加重时发生,其症状明显加重,发生低氧血症和(或)高碳酸血症,可具有缺氧和二氧化碳潴留的临床表现。

(二)自发性气胸

如有突然加重的呼吸困难,并伴有明显发绀,患侧肺部叩诊为鼓音,听诊呼吸音减弱或消失,应考虑并发自发性气胸,通过 X 线检查可以确诊。

(三)慢性肺源性心脏病

由于 COPD 肺病变引起肺血管床减少及缺氧致肺动脉痉挛、血管重塑,导致肺动脉高压、右心室肥厚扩大,最终发生右心功能不全。

(四)胃溃疡

常在 COPD 急性加重时发生,由于低氧血症或发热等原因导致的应激性胃黏膜损伤,出现食欲减退、胃部隐痛等症状。

(五)睡眠呼吸障碍

COPD 患者由于气道的狭窄和阻塞,可有气短或呼吸困难,严重时在日常活动甚至休息、睡眠时也感到气短胸闷,甚至出现夜间阵发性呼吸困难。发生低氧血症和(或)高碳酸血症是患者可出现睡眠昼夜颠倒、嗜睡等表现。

(六)继发性红细胞增多症

COPD 患者由于长期循环血液过肺时氧化不充分,常继发红细胞增多。

十、治疗

(一)稳定期治疗

1.教育和劝导患者戒烟　因职业或环境粉尘、刺激性气体所致者,应脱离污染环境。

2. 支气管舒张药　包括短期按需应用以暂时缓解症状,及长期规律应用以减轻症状。

(1) β_2 肾上腺素受体激动剂　主要有沙丁胺醇气雾剂,每次 $100 \sim 200$ μg($1 \sim 2$ 喷),定量吸入,疗效持续 $4 \sim 5$ 小时,每 24 小时不超过 $8 \sim 12$ 喷。特布他林气雾剂亦有同样作用。可缓解症状,尚有沙美特罗、福莫特罗等长效 β_2 肾上腺素受体激动剂,每日仅需吸入 2 次。

(2) 抗胆碱能药　是 COPD 常用的药物,主要品种为异丙托溴铵气雾剂,定量吸入,起效较沙丁胺醇慢,持续 $6 \sim 8$ 小时,每次 $40 \sim 80$ μg,每天 $3 \sim 4$ 次。长效抗胆碱药有噻托溴铵选择性作用于 M_1、M_3 受体,每次吸入 18 μg,每天一次。

(3) 茶碱类　茶碱缓释或控释片,0.2 g,每 12 小时 1 次;氨茶碱 0.1 g,每日 3 次。

3. 祛痰药　对痰不易咳出者可应用。常用药物有盐酸氨溴索 30 mg,每日 3 次; N - 乙酰半胱氨酸 0.2 g,每日 3 次,或羧甲司坦 0.5 g,每日 3 次;稀化黏素 0.5 g,每日 3 次。

4. 糖皮质激素　对重度和极重度患者(Ⅲ级和Ⅳ级),反复加重的患者,有研究显示长期吸入糖皮质激素与长效 β_2 肾上腺素受体激动剂联合制剂,可增加运动耐量、减少急性加重发作频率、提高生活质量,甚至有些患者的肺功能得到改善。目前常用剂型有沙美特罗加氟替卡松、福莫特罗加布地奈德。

5. 长期家庭氧疗(LTOT)　对 COPD 慢性呼吸衰竭者可提高生活质量和生存率。对血流动力学、运动能力、肺生理和精神状态均会产生有益的影响。LTOT 指征:①$PaO_2 \leqslant 55$ mmHg 或 $SaO_2 \leqslant 88\%$,有或没有高碳酸血症。②PaO_2 $55 \sim 60$ mmHg,或 $SaO_2 < 89\%$,并有肺动脉高压、心力衰竭水肿或红细胞增多症(血细胞比容 > 0.55)。一般用鼻导管吸氧,氧流量为 $1.0 \sim 2.0$ L/min,吸氧时间 $10 \sim 15$ h/d。目的是使患者在静息状态下,达到 $PaO_2 \geqslant 60$ mmHg 和(或)使 SaO_2 升至 90%。

(二)急性加重期治疗

急性加重是指咳嗽、咳痰、呼吸困难比平时加重或痰量增多或成黄痰,可视需要改变用药方案。

1. 确定急性加重期的原因及病情严重程度,最多见的急性加重原因是细菌或病毒感染。

2.根据病情严重程度决定门诊或住院治疗。

3.支气管舒张药 药物同稳定期。

有严重喘息症状者可给予较大剂量雾化吸入治疗,如应用沙丁胺醇 500 μg 或异丙托溴铵 500 μg,或沙丁胺醇 1 000 μg 加异丙托溴铵 250～500 μg,通过小型雾化器给患者吸入治疗以缓解症状。

4.低流量吸氧 发生低氧血症者可鼻导管吸氧,或通过文丘里(Venturi)面罩吸氧。鼻导管给氧时,吸入的氧浓度与给氧流量有关,估算公式为吸入氧浓度(%) = 21 + 4×氧流量(L/min)。一般吸入氧浓度为 28%～30%,应避免吸入氧浓度过高引起二氧化碳潴留。

5.抗生素 当患者呼吸困难加重,咳嗽伴痰量增加、有脓性痰时,应根据患者所在地常见病原菌类型及药物敏感情况积极选用抗生素治疗。如给予 β 内酰胺类、β 内酰胺酶抑制剂、第二代头孢菌素、大环内酯类或喹诺酮类。如门诊可用阿莫西林、克拉维酸、头孢唑肟 0.25 g 每日 3 次、头孢呋辛 0.5 g 每日 2 次、左氧氟沙星 0.4 g 每日 1 次、莫西沙星或加替沙星 0.4 g 每日 1 次;较重者可应用第三代头孢菌素如头孢曲松钠 2.0 g 加入生理盐水中静脉滴注,每天 1 次。住院患者当根据疾病严重程度和预计的病原菌更积极地给予抗生素,一般多静脉滴注给药。如果找到确切的病原菌,根据药敏结果选用抗生素。

6.糖皮质激素 对需住院治疗的急性加重期患者可考虑口服泼尼松龙 30～40 mg/d,也可静脉给予甲泼尼龙 40～80 mg 每日 1 次,连续 5～7 天。

7.祛痰剂 溴己新 8～16 mg,每日 3 次;盐酸氨溴索 30 mg,每日 3 次酌情选用。

COPD 急性加重的诊断完全依赖于患者的症状,如呼吸困难、咳嗽和(或)咳痰加重的主诉,症状的变化超过了日常变异。急性加重的治疗目标是减小此次加重的影响,预防再次加重的发生。急性加重时支气管扩张剂的使用推荐单独应用短效 β₂ 受体激动剂或联合短效抗胆碱能药物。全身应用糖皮质激素和抗生素可以缩短康复时间,改善肺功能和低氧血症,降低早期复发及治疗失败的风险,缩短住院时间。

COPD 急性加重是可以预防的,戒烟、应用流感和肺炎链球菌疫苗、掌握包括吸入装置用法在内的治疗知识、应用长效吸入支气管扩张剂联合或不联合吸入糖皮质激素治疗、使用磷酸二酯酶－4 抑制剂治疗等都可以减少急性加重和住院的次数。关于糖皮质激素的疗程在 2013 年更新版指南中提到,急性加重时推荐使用泼尼松 30～40 mg/d,疗程为 10～14 天(D 级证据)。2014 年更新版指南中修改为泼尼松 40 mg/d,疗程为 5 天(B 级证据),较前疗程显著缩短。两个版本指南中关于激素在治疗急性加重时的疗程,均指出目前尚未有足够的证据对激素治疗 COPD 急性加重的疗程提供确切的结论。此外,2014 年更新版指南明确说明雾化吸入镁剂作为沙丁胺醇的佐剂,在治疗 COPD 急性加重时,对 FEV_1 无改善。鉴于因 COPD 急性加重住院的患者深静脉血栓和肺栓塞的风险增加,应加强预防血栓形成的措施。

到目前为止,尚无药物能改变 COPD 患者肺功能的长期下降。每一种药物治疗都应个体化,结合患者症状的严重程度、急性加重的风险、药物的可获得性及患者的反应综合考虑。长效抗胆碱能药物是目前治疗 COPD 的主要推荐药物之一。在长效抗胆碱能药物中,阿地溴铵具有至少 12 小时的持续时间,而噻托溴铵和格隆溴铵则具有超过 24 小时的持续时间。长效抗胆碱能药物阿地溴铵和格隆溴铵在改善肺功能及呼吸困难方面与噻托溴铵有相似的作用,然而在其他效果方面则缺乏更多的数据支持。目前研究比较多的仍是噻托溴铵,2013年版指南中指出应用软雾吸入器 Respimat 给药,在与安慰剂组对比的荟萃分析中显示,其可明显改善患者生活质量,减少急性加重频率。但亚组分析中显示此种给药途径可能增加患者死亡的风险。2014 年版指南提到,TIOSPIR 试验比较了噻托溴铵通过干粉吸入和 Respimat 软雾吸入器吸入,结果显示在患者病死率和急性加重风险方面均无差异。有报道使用面罩吸入溶液能导致急性青光眼,可能与溶液对眼睛的直接作用有关。联合使用长效 β_2 受体激动剂和长效抗胆碱能药物可以显著改善肺功能,然而关于联合用药对患者的影响方面的研究仍很欠缺。在预防急性加重方面,联合应用长效支气管扩张剂是否比单独应用长效抗胆碱能药物更有效仍缺乏足够证据 。2014 年更新版指南增加了新的复合型药物。在长效 β_2 受体激动剂联合糖皮质激素的复合制剂中增加了药物维兰特罗/糠酸氟替卡松,25/100 DPI。

如患者有呼吸衰竭、肺源性心脏病、心力衰竭,应根据患者的情况给予相应具体的治疗方法。

(三)中医药治疗

对于肺胀的治疗,历代医家强调急性发作期祛邪以治标,稳定期扶正补虚以治本。稳定期治疗以补肺益肾健脾、纳气平喘为法,同时兼以化痰止咳平喘,通过补益肺气,温补脾肾,活血化瘀,燥湿化痰等方法治疗 COPD ,可改善临床症状,阻止病情发展;缓解或阻止肺功能下降;改善活动能力,提高生活质量和降低病死率;减少感冒次数,抑制炎性介质的释放与合成,对提高机体免疫力和生活质量有良好的效果,体现了中医药整体治疗的优势。近年来,随着对COPD进一步研究,中医药在治疗COPD中取得深入进展,在临床上的优势越来越明显。主要体现在急性加重期采用中西医结合治疗,可以显著提高疗效,明显缩短病程。

1.辨证选择口服中药汤剂或中成药

(1)急性加重期

①寒饮伏肺证

治法:温肺化痰,涤痰降逆。

方药:温肺饮(郑心主任自拟方:炙麻黄9 g,炒杏仁10 g,炒地龙12 g,射干12 g,半夏12 g,五味子6 g,厚朴10 g,紫菀9 g,黄芩12 g,双花18 g,连翘12 g,板蓝根21 g,甘草6 g,云苓15 g,鱼腥草18 g,炒苏子15 g,陈皮12 g,炒莱菔子15 g,白芥子12 g)或小青龙汤加减。麻黄(去节)、芍药、细辛、干姜、甘草(炙)、桂枝、半夏、五味子。加减:咳甚加紫菀、款冬花化痰止咳;痰鸣气促甚者可加地龙、僵蚕化痰解痉;气逆者,加代赭石降气;便秘者,加全瓜蒌通腑涤痰。无表证者可予以苓甘五味姜辛汤。

②痰浊阻肺证

治法:化痰降逆平喘。

方药:二陈汤合三子养亲汤。半夏、陈皮、苏子、白芥子、莱菔子、茯苓。加减:痰浊壅盛,胸满,气喘难平加葶苈子、杏仁;脾胃虚弱加党参、黄芪、茯苓、白术等;痰浊夹瘀,唇甲紫暗,舌苔浊腻者,涤痰汤加丹参、地龙、桃仁、红花、赤芍、水蛭。

中成药:

橘红痰咳液1支,每日3次,口服。

③痰热壅肺证

治法:清热化痰平喘。

方药:清热化痰汤(郑心主任自拟方:双花18 g,连翘15 g,黄芩15 g,炙桑皮15 g,炙杷叶15 g,前胡15 g,浙贝15 g,全瓜蒌18 g,鱼腥草18 g,板蓝根18 g,厚朴12 g,甘草9 g)或麻杏石甘汤合千金苇茎汤。麻黄(炙)、杏仁、石膏、甘草、苇茎、桃仁、薏苡仁、冬瓜仁。加减:内热较重,加黄芩、栀子、芦根;咳嗽重,加前胡、桑白皮。大便秘结加大黄、芒硝。

中成药：

痰热清针剂 20 mL,静脉滴注;或清开灵针剂 20 mL,静脉滴注。

蛇胆川贝液 10 mL/次,口服,每日 3 次。

④阳虚水泛证

治法:益气温阳,健脾利水。

方药:真武汤合五苓散。茯苓、芍药、白术、生姜、附子(炮去皮)、猪苓、茯苓、泽泻、白术、桂枝。加减:若水寒射肺而咳者,加干姜、细辛温肺化饮,五味子敛肺止咳;阴盛阳衰而下利甚者,去白芍药之阴柔,加干姜以助温里散寒;水寒犯胃而呕者,加重生姜用量以和胃降逆,可再加吴茱萸、半夏以助温胃止呕。

中成药：

参附针 20~60 mL,静脉滴注。

⑤痰蒙神窍证

治法:涤痰,开窍,熄风。

方药:涤痰汤。半夏、陈皮、茯苓、甘草、枳实、竹茹、人参、菖蒲、胆南星。加减:痰热内盛者,加黄芩、桑白皮、葶苈子、天竺黄、竹沥;热结大肠者,用凉膈散或增液承气汤;肝风内动,加钩藤、全蝎、羚羊角粉;热伤血络,加水牛角、生地、丹皮、紫珠草、生大黄等。

中成药：

安宫牛黄丸,每次 1 丸,口服或鼻饲,每 6~8 小时 1 次。

清开灵针 20 mL,静脉滴注;或醒脑静针 20 mL,静脉滴注。

(2)稳定期

①肺脾气虚证

治法:补肺健脾,降气化痰。

方药:六君子汤合玉屏风散加减。黄芪、防风、白术、陈皮、法半夏、党参、茯苓、炙甘草。

中成药:健脾丸合玉屏风颗粒;金咳息胶囊(参蛤补肺胶囊)等。

②肺肾气虚证

治法:补肾益肺,纳气定喘。

方药:补肺汤合金匮肾气丸加减。党参、黄芪、生地、熟地、山药、山萸肉、干姜、陈皮、法半夏、补骨脂、仙灵脾、五味子、炙甘草。

中成药:百令胶囊、金匮肾气丸等。

③肺肾气阴两虚证

治法:益气养阴滋肾,纳气定喘。

方药:四君子汤合生脉散加减。黄芪、防风、白术、熟地、山萸肉、陈皮、法半夏、茯苓、党参、麦冬、五味子、炙甘草。

中成药:黄芪生脉饮、麦味地黄丸(胶囊)等。

2. 穴位贴敷

(1)药物组成　主要有白芥子、延胡索、甘遂、细辛等组成,磨成粉,姜汁调敷。

(2)穴位选择　选取膻中、肺俞、脾俞、肾俞、膏肓,或辨证选穴。

(3)操作方法　患者取坐位,暴露所选穴位,局部常规消毒后,取贴敷剂敷于穴位上,于 6～12 h 后取下即可。

(4)外敷后反应及处理　严密观察用药反应:①外敷后多数患者局部有发红、发热、发痒感,或伴少量小水泡,此属外敷的正常反应,一般无须处理;②如果出现较大水泡,可先用消毒毫针将泡壁刺一针孔,放出泡液,再消毒。要注意保持局部清洁,避免摩擦,防止感染;③外敷治疗后皮肤可暂有色素沉着,但 5～7 天会消退,且不会留有疤痕,不必顾及。

穴位贴敷每 10 天一次,视病人皮肤敏感性和反应情况对贴敷次数进行调整。

3. 益肺灸(督灸)

是在督脉的脊柱段上施以隔药灸来治疗疾病的特色疗法,汇集督脉、益肺灸粉、生姜泥和艾灸的治疗作用于一炉;每月 1～2 次,3～6 次为一疗程。

4. 拔罐疗法

选择背部太阳经及肺经,辨证取穴,运用闪罐、走罐、留罐等多种手法进行治疗,每周 2 次。

5. 穴位注射

可选曲池穴、足三里、尺泽、丰隆穴,或者辨证取穴注射卡介菌多糖核酸注射液,每穴 0.5 mL,1 次/3 日,7 次为 1 个疗程。

6. 穴位埋线法

根据不同证候辨证选穴,15 天 1 次,3 次为 1 个疗程。

7. 针灸

根据不同证候选择热敏灸、雷火灸等,辨证取穴或循经取穴,如肺脾气虚证配气海、丰隆,肺肾气虚证配太溪等。

8. 其他中医特色疗法

(1)穴位注射

取穴:合谷、足三里、三阴交等。

操作:黄芪注射液2 mL,上述穴位局部皮肤消毒后常规注入。三个穴位交替,每周2次。可补气健脾,提高正气,防御外邪,减少咳喘发作、加重。

(2)艾灸

取穴:实证、痰热证:定喘、尺泽、肺俞、丰隆;虚证、寒证:肺俞、肾俞、天突、膏肓。

操作:将艾灸对应穴位,根据病人耐受调节艾灸距离、热度,每日一次,每次30分钟,方便安全。

(3)通腑灌肠

复方大黄灌肠液(大黄、番泻叶各40 g,陈皮15 g)煎成150 mL,保留灌肠30分钟,1~2次/日。COPD急性发作期还可予以中药灌肠治疗,肺与大肠相表里,腑气不通则肺气不降,腑气通有利于急性发作期病情缓解,对神志不清者有促醒作用。

(4)超短波治疗仪

超短波治疗仪对肺胀患者的治疗能使深层组织均匀受热,增加血管通透性,改善微循环,调节内分泌,加强组织机体的新陈代谢,降低感觉神经的兴奋性,从而对肺胀急性期、稳定期患者起到抑菌、消炎、止痛、解痉、促进血液循环和修复、增强机体免疫力,从而达到止咳、化痰、平喘的治疗作用。

9. 冬令膏方

辨证选用不同的补益方药。

10. 肺康复训练

采用肺康复训练技术,如呼吸操、缩唇呼吸、肢体锻炼等,或选用中医传统气功、导引等方法进行训练。

11. 护理调摄

根据病人情况进行个体化饮食和心理指导。

(1)饮食护理 饮食宜清淡可口、富营养、易消化,忌食辛辣、煎炸或过甜、过咸之品。饮食有节,戒烟酒。

(2)起居护理　加强锻炼,劳逸适度;慎风寒,防感冒。

(3)情志护理　本病缠绵难愈,患者精神负担较重,指导患者自我排解方法,树立战胜疾病信心,积极配合治疗与护理。

(4)其他　积极治疗原发病,定期去医院复查。

十一、预防

COPD 的预防主要是避免发病的高危因素、急性加重的诱发因素以及增强机体免疫力。戒烟是预防 COPD 的重要措施,也是最简单易行的措施,在疾病的任何阶段戒烟都有益于防止 COPD 的发生和发展。控制职业和环境污染,减少有害气体或有害颗粒的吸入,可减轻气道和肺的异常炎症反应。积极防治婴幼儿和儿童期的呼吸系统感染,可能有助于减少以后 COPD 的发生。流感疫苗、肺炎链球菌疫苗、细菌溶解物、卡介菌多糖核酸等对防止 COPD 患者反复感染可能有益。加强体育锻炼,增强体质,提高机体免疫力,可帮助改善机体一般状况。此外,对于有 COPD 高危因素的人群,应定期进行肺功能监测,以尽可能早期发现 COPD 并及时予以干预。COPD 的早期发现和早期干预重于治疗。

十二、健康指导

1. 给予端坐位或半坐位,利于呼吸。

2. 鼓励病人咳嗽,指导病人正确咳嗽,促进排痰。咳嗽的技巧:身体向前倾,采用缩唇式呼吸方法做几次深呼吸。最后一次深呼吸后,张开嘴呼气期间用力咳嗽,同时顶住腹部肌肉。痰液较多不易咳出时,遵医嘱使用祛痰剂或超声雾化吸入,必要时吸痰。

3. 合理用氧,采用低流量给氧,流量 1～2 L/min,吸入前湿化。

4. 遵医嘱给予抗炎治疗,有效地控制呼吸道感染。

5. 多饮水,给予高热量、高蛋白质、高维生素的流质、半流质、软食,少量多餐,少吃产气食品,防止产气影响膈肌运动。

6. 家人或护士应聆听病人的叙述,疏导其心理压力,必要时请心理医生协助诊治。

7. 指导病人全身运动锻炼结合呼吸锻炼,可进行步行、骑自行车、气功、太极拳、家庭劳动等,锻炼方式、锻炼时速度、距离根据病人身体状况决定。

8. 呼吸训练　腹式呼吸(仰卧位,一手放在胸部,一手放在腹部经口缓慢吸气,升高顶住手,缩唇缓慢呼气,同时收缩腹部肌肉,并收腹)和缩唇呼吸。

9. 按医嘱定期使用 BIPAP 呼吸机,护理见其常规。

10. 戒烟。

附:

慢性阻塞性肺疾病(COPD)的中医药研究进展

一、病因病机的研究

武维屏等[1~3]认为 COPD 相当于中医的肺胀,久病肺虚是主要的病因,痰浊与瘀血交阻是其病机的中心环节,本虚与标实同时存在是其病机的主要特点,痰瘀壅盛,五脏衰败是其晚期的病理结果。郑洁、洪广祥等[4]认为 COPD 可由外感六淫、饮食失宜、劳倦过度、情志失调等诱发,但以外感风寒为主要诱因;其病多由久咳、久喘、久哮等肺系疾病反复发作,迁延不愈发展而成,关乎五脏,而重在肺、脾、肾三脏气阳之衰,气阳虚衰是发病的首要病因;气阳俱衰,痰浊内生,伏着于肺,气机不利,血行不畅而成瘀;痰瘀互生,痰瘀胶结,遂成窠臼,成为发病的宿根;痰瘀伏肺,肺气壅塞是本病的基本病机。

二、治法研究

综合文献研究结果,目前对 COPD 的治疗方法众多,归纳后主要有理肺祛痰、活血化瘀、通阳宣痹、扶正补虚等。

(一)急性期

【辨证分型】陈继婷等[5]将本病分为四型:①外感风寒,寒饮内停;②肺气虚弱,痰湿阻滞;③脾阳虚弱,痰饮内停;④肾阳虚弱,痰瘀互结。提出了五种温法,即温肺化饮、温肺益气、温脾健运、温肾行水化瘀、温化痰浊。分别以苓甘五味姜辛汤、补肺汤、苓桂术甘汤合四君子汤、痰饮丸、二陈汤合三子养亲汤为其代表方剂。孙子凯等[6]通过对 262 例 COPD 患者病历进行分析,将其分为 7 个证型:①痰热蕴肺兼肺肾两亏证,治以清肺化痰、平喘止咳;②痰饮伏肺兼肺肾气虚证,治以温肺化饮、平喘止咳;③正虚邪恋、气阴不足证,治以益气养阴,肃肺化痰;④肺热痰瘀兼气滞肺痹证,治以泻肺豁痰化瘀,宣痹宽胸;⑤肺热痰瘀兼脾肾阳虚证,治以温补脾肾、祛痰化瘀、泻肺利水;⑥肺热痰瘀合并痰蒙心窍证,治以化痰开窍、平肝熄风;⑦肺热痰瘀合并心阳欲脱证,治以回阳救逆。治疗结果,总有效率93.5%,并认为本病属于本虚标实,在辨证的同时应结合辨病,注意急则治其标,缓则治其本以及标本兼顾等治则的应用。

【固定方】魏彬等[7]自拟定喘合剂(桑白皮、桂枝、甘草、半夏、地龙、穿山甲、厚朴、乌梅、陈皮、绞股蓝)治疗30例急性期COPD患者,比较治疗前后用力肺活量(FVC)、C-反应蛋白(CRP)均有显著性差异,治疗总有效率达93.3%。崔焱等[8]以活血化瘀方(丹参、桃仁、赤芍、川芎、红花、葶苈子、当归、益母草)为主随症加减治疗急性期患者32例,结果治疗组总有效率90.6%,症状、体征积分,肺功能(FEV_1、FEV_1/FVC)治疗后较治疗前明显改善。

(二)缓解期

缓解期治疗总以补肺益肾健脾为主。如李素云等[9]应用补肺益肾颗粒治疗稳定期肺肾气虚型COPD患者31例,治疗后肺通气功能(FEV_1、MEF、PEF)、血清免疫球蛋白(IgG、IgA、IgM)以及核仁形成区嗜银蛋白(Ag-NORs)均有不同程度的改善。汤翠英等[10]治疗COPD稳定期患者,治疗组给予健脾益肺冲剂(红参、白术、茯苓,麦冬、桑白皮、黄芪),总有效率86.7%,综合治疗组给予健脾益肺冲剂的同时进行隔姜灸双侧足三里与参麦注射液穴位注射双侧足三里交替,总有效率93.3%,且综合治疗组及治疗组营养学指标(TP、Alb、PAlb)及肺通气指标(FVC、MVV)均有明显升高,认为培土生金法综合治疗可有效地改善患者的消化吸收功能,缓解呼吸肌疲劳,延缓肺功能进行性下降。

外治法

何迎春等[11]用针刺配合拔罐疗法治疗COPD,结果显示本法能够显著降低患者的血液黏稠度以及血流阻力,改善临床症状,缩短病程,减少复发机会。黄大文等[12]用复方丹参注射液、血塞通注射液氧化超声雾化吸入治疗COPD患者100例,有效率为87%。赵湘等[13]用三拗汤雾化吸入,龚菊梅等[14]以炎喘平合剂(含黄芩、法半夏、桔梗等)雾化吸入,均收到良好疗效。

三、机制研究

中医药治疗COPD的优势在于通过其多靶点、多环节的调理作用达到调整相关指标的目的。

(一)抑制气道炎症作用

李素云等[15]根据研究资料发现老年COPD急性加重期患者的血清GM-CSF、IL-1β、IL-8、IL-6水平明显高于健康老年人,IL-2水平则明显降低,提示上述众多细胞一致参与COPD急性加重期的病理损伤过程,并应用通塞颗粒治疗后除IL-2水平得到提升外,其余细胞因子均出现不同程度的降低,故认为降低GM-CSF、IL-1β、IL-8、IL-6,升高IL-2是通塞颗粒治疗COPD的主要作用机制。方朝义、杨牧祥等[16]选择 IL－8 和 TNF 作为治标观察中药咳喘宁胶囊对慢支大鼠模型的影响,结果显示该药能显著降低 IL－8 和 TNF 的含量,疗效明显优于桂龙咳喘宁对照组。

（二）对免疫球蛋白的调节

钟冬梅[17]在西医常规治疗基础上加用生脉注射液治疗 32 例 COPD 患者,发现治疗后患者 IgG、IgA、IgM 含量显著升高,总有效率达 90.63%,明显优于单纯西药对照组。

（三）对氧化/抗氧化失衡的调节

朱渊红等[18]在西药常规治疗基础上加用黄芪注射液治疗 COPD 急性期患者,测定血浆过氧化脂质降解产物 MDA 水平较单纯西药对照物及健康组明显下降,而超氧化物歧化酶（SOD）、谷胱甘肽（GSH）、谷胱甘肽过氧化物酶（GSH2Px）水平显著升高,提示黄芪注射液可减轻脂质过氧化损害,提高抗氧化酶水平,从而起到纠正 COPD 患者存在的氧化/抗氧化失衡的作用。

（四）改善气道重塑

李素云等[19]观察到缓解期患者外周血中 Ⅰ、Ⅲ、Ⅳ 型胶原水平明显增高,因此促进了 COPD 的气道重塑进程。给予中药补肺益肾颗粒治疗 2 个月后,能明显降低血中胶原的含量,具有减轻气道重塑的作用。

（五）血液流变学的改变

吴于滨等[20]应用灯盏细辛注射液治疗由 COPD 合并肺心病患者 44 例,比较治疗前后血液流变学变化,结果血红蛋白、血细胞比容、凝血因子 I 均降低,纤维蛋白降解产物的最小片段 D－二聚体降低尤为明显。

（六）改善呼吸肌疲劳

崔朝勃等[21]研究发现,通肺合剂可提高 6 分钟步行距离,增加膈肌运动度,具有改善 COPD 患者的膈肌功能,提高肺功能并进一步改善低氧血症的作用。参麦注射液也可改善膈肌舒缩功能。

【参考文献】

［1］王琦,武维屏,田秀英等,肺胀病机及益气活血化瘀法的运用,1995,(3):95.

［2］武维屏,王琦,田秀英等,肺胀病 228 例临床治疗回顾,中国医药学报,1991,6(3):20.

[3]王琦,武维屏,田秀英等,益气活血化瘀法治疗肺胀的临床研究,北京中医药大学学报,1994,17(6):44.

[4]郑洁,洪广祥,"治肺不远温"在慢性阻塞性肺疾病急性发作期的临床研究,江西中医药,2000,31(6):20-22.

[5]陈继婷,朱祝生,辨证分型治疗慢性阻塞性肺疾病85例,陕西中医,2000,21(10):451.

[6]孙子凯,曹世宏,262例慢性阻塞性肺病证治规律探讨,南京中医药大学学报,1998,14(1)13-15.

[7]魏彬,蔡春江,崔淑芬,定喘合剂对慢阻肺急性加重期患者的临床观察,中华实用中西医杂志,2004,(21):1638.

[8]崔焱,梁直英,董竞成,活血化瘀方治疗慢性阻塞性肺疾病急性加重期的临床观察,中国中西医结合杂志,2005,25(4):327.

[9]李素云,周庆伟,吴纪珍,补肺益气颗粒对COPD缓解期患者肺通气功能和免疫功能的影响,山东中医杂志,2003,22(6):333.

[10]汤翠英,林琳,许银姬,培土生金法综合治疗对COPD稳定期患者营养状况及肺功能的影响,南京中医药大学学报,2005,21(1):16.

[11]何迎春,刘秀梅,郭建文,针刺配合拔罐疗法改善慢性阻塞性肺疾病患者血液流变性的影响,中国微循环,2003,16(7):387.

[12]黄大文,李英姿,刘斌,中药制剂经氧气雾化吸入治疗慢性阻塞性肺病疗效观察,陕西中医学院学报,2003,26(4):7.

[13]赵湘,陈铭华,胡雪梅等,雾化吸入复方三拗汤液治疗慢性阻塞性肺疾病的临床研究,中西医结合实用临床急救,1998,5(6):241.

[14]龚菊梅,马利,蔡汕林等,中药炎喘平合剂雾化吸入治疗慢性阻塞性肺疾病30例,江西中医学院学报,2000,12(1):11.

[15]李素云,程先宽,李建生等,通塞颗粒对老年COPD急性加重期炎性细胞因子的影响,辽宁中医杂志,2003,30(8):624.

[16]方朝义,杨牧祥,曹刚等,咳喘宁胶囊对慢性支气管炎大鼠血清、肺组织及支气管肺泡灌洗液TNF和IL-1β含量的影响,新中医,2002,34(2):74-761.

[17]钟冬梅,生脉注射液改善慢性阻塞性肺病患者免疫功能的疗效观察,华西药学杂志,2002,17(4):315.

[18]朱渊红,应可净,蔡宛如等,黄芪注射液对慢性阻塞性肺疾病急性加重期氧化/抗氧化失衡的影响,中国中医急症,2004,13(9):597.

[19]李素云,李建生,马利军等,补肺益肾颗粒对 COPD 缓解期患者细胞外基质的影响,中国中医药信息杂志,2003,10(9):13-15.

[20]吴于滨,张力燕,王家翠等,灯盏细辛注射液对慢性阻塞性肺疾病急性加重期高凝状态影响的研究,广东医学,2002,23(5):525-536.

[21]崔朝勃,袁雅冬,刘淑红等,通肺合剂对慢性阻塞性肺疾病夜间低氧血症的干预作用,中国中西医结合杂志,2004,24(10):885-888.

（郑　心　王连忠）

第三章　支气管哮喘

一、疾病概述

(一)定义

支气管哮喘是由多种细胞(如嗜酸性粒细胞、肥大细胞、T淋巴细胞、中性粒细胞、气道上皮细胞等)和细胞组分参与的气道慢性炎症性疾病,这种慢性炎症与气道高反应性的发生和发展有关。哮喘的发病是遗传和环境两方面因素共同作用的结果。临床上表现为反复发作的喘息、气急、胸闷、咳嗽等症状,常在夜间和(或)清晨发作、加剧,大多数患者可经药物治疗得到控制。

(二)流行病学特征

支气管哮喘是一种世界性疾病,无地域和种族的局限性,男女以及任何年龄段均可发病。尽管近年来哮喘发病率的增加可能与人们对哮喘的认知和诊断有关,哮喘的发病率和病死率在全世界范围内仍然以惊人的速度逐年增加。世界各地哮喘患病率流行病学调查结果不等,儿童哮喘患病率3.3%~29%,成人哮喘患病率1.2%~25.5%。

我国现有的成人流行病学调查结果显示:哮喘患病率因地区差异在0.31%~3.38%之间,其中青海、深圳和云南哮喘患病率较低,辽宁、北京和海南等地患病率较高。2000年中国儿童哮喘防治协作组对全国31个省43个城市开展了哮喘患病率及对家庭和社会影响的大规模流行病学调查,但该研究仅限于儿童。目前成人哮喘患病率及发病相关危险因素,特别是儿童期没有哮喘的成人新发哮喘的危险因素研究较少。哮喘流行病学资料的不足,已成为全国哮喘防控的瓶颈,影响了哮喘相关卫生政策的干预措施的制定。为全面了解我国各地区哮喘患病情况和相关危险因素,2010~2011年中国哮喘联盟采用了统一的问卷和调查方案对北京、上海、江苏、广东、辽宁、河南、陕西和四川8个城市开展了全国哮喘患病率和相关危险因素的流行病学调查(China Asthma and

Risk factors Epidemiologic survey,简称 CARE 研究），填补了全国范围内大样本成人哮喘流行病学调查资料的空白。这对于制定合理防治措施,提高我国哮喘防治水平,将提供重要科学依据。

（三）中医认识

支气管哮喘属祖国医学"咳嗽""喘证""哮病"等范畴,中医学所指的哮喘有广义和狭义之分:广义的哮喘包括由心、肺等多种疾病引起的喘息症状;狭义的哮喘即指中医的"哮病"。《内经》虽无哮病之名,但有"喘鸣"之类的记载,与本病的发作特点相似。《金匮要略》将本病称为"上气",不仅具体描述了本病发作时的典型症状,提出了治疗方药,而且从病理上将其归属于痰饮病中的"伏饮",堪称后世顽痰伏肺为哮病夙根的渊薮。隋代《诸病源候论》称本病为"呷嗽",明确指出本病病理为"痰气相击,随嗽动息,呼呷有声",治疗"应加消痰破饮之药"。直至元代朱丹溪才首创"哮喘"病名,阐明病机专主于痰,提出"未发以扶正气为主,既发以攻邪气为急"的治疗原则,不仅把本病从笼统的"喘鸣""上气"中分离出来,成为一个独立的病名,而且确定了本病的施治要领。明代《医学正传》进一步对哮与喘做了明确区分。后世医家鉴于哮必兼喘,故一般通称"哮喘",为与喘病区分故定名为"哮病"。

二、病因和发病机制

（一）西医学病因与发病机制

1.病因

本病的病因较复杂,大多认为是一种多基因遗传病,受遗传因素和环境因素的双重影响。

（1）遗传因素　哮喘与遗传的关系已日益引起重视。根据家系资料,早期的研究大多认为哮喘是单基因遗传病,有学者认为是常染色体显性遗传的疾病,也有认为是常染色体隐性遗传的疾病。目前则认为哮喘是一种多基因遗传病,其遗传度在70%～80%。多基因遗传病是位于不同染色体上多对致病基因共同作用所致,这些基因之间无明显的显隐性区别,各自对表现型的影响较弱,但有累加效应,发病与否受环境因素的影响较大。所以,支气管哮喘是由若干作用微小但有累积效应的致病基因构成了其遗传因素,这种由遗传基础决定一个个体患病的风险称为易感性。而由遗传因素和环境因素共同作用并决定一个个体是否易患哮喘的可能性则称为易患性。遗传度的大小可衡量遗传因素在其发病中的作用大小,遗传度越高则表示遗传因素在发病中所起的作用越大。许多调查资料表明,哮喘患者亲属患病率高于群体患病率,并且亲缘关系越近,患病率越高;在一个家系中,患病人数越多,其亲属患病率越高;患者病情越严重,其亲属患病率也越高。汪敏刚等调查哮喘患儿Ⅰ及Ⅱ级亲属的哮喘患病率,并与对照组比较,哮喘组中Ⅰ级亲属哮喘患病率为8.2%,Ⅱ级亲属患病率为2.9%,前者的哮喘患病率明显高于后者。对照组的Ⅰ、Ⅱ级亲属哮喘患病率分别为0.9%和0.4%,其患病率分别低于哮喘组Ⅰ、Ⅱ级亲属的哮喘患病率。

哮喘的重要特征是存在气道高反应性,对人和动物的研究表明,一些遗传因子控制着气道对环境刺激的反应。章晓冬等采用组织吸入法测定40例哮喘患儿双亲及34例正常儿童双亲的气道反应性,哮喘患儿双亲大多存在不同程度气道反应性增高,PC20平均为11.6 mg/mL,而正常儿童双亲的PC20均大于32 mg/mL,说明哮喘患者家属中存在气道高反应性的基础,故气道高反应性的遗传在哮喘的遗传中起着重要的作用。

目前,对哮喘的相关基因尚未完全明确,但有研究表明可能存在有哮喘特异基因、IgE调节基因和特异性免疫反应基因。常染色体11q12q13含有哮喘基因,控制IgE的反应性;近几年国外对血清总IgE遗传学的研究结果认为,调节总IgE的基因位于第5对染色体;控制特异免疫反应的不是IgE调节基因,而受免疫反应基因所控制,免疫反应基因具有较高的抗原分子的识别力,在小鼠实验中证实免疫反应基因位于第17号染色体上的MHC区域中。有研究表明,人类第6号染色体上HLA区域的DR位点也存在免疫反应基因,控制了对某种特异性抗原发生免疫反应。所以,在哮喘的发病过程中受IgE调节基因和免疫反应基因之间的相互作用。此外神经系统和呼吸系统中的细胞受体的不同敏感状态,某些酶的先天性缺乏等可能也受到遗传因素的影响。总之,哮喘与遗传的关系,有待深入研究探讨,以利于早期诊断、早期预防和治疗。

(2)激发因素 哮喘的形成和反复发病,常是许多复杂因素综合作用的结果。

①吸入物 吸入物分为特异性和非特异性两种。前者如尘螨、花粉、真菌、动物毛屑等;非特异性吸入物如硫酸、二氧化硫、氯氨等。职业性哮喘的特异性吸入物如甲苯二异氰酸酯、邻苯二甲酸酐、乙二胺、青霉素、蛋白酶、淀粉酶、蚕丝、动物皮屑或排泄物等,此外,非特异性的尚有甲醛、甲酸等。

②感染 哮喘的形成和发作与反复呼吸道感染有关。在哮喘患者中,可存在有细菌、病毒、支原体等的特异性 IgE,如果吸入相应的抗原则可激发哮喘。在病毒感染后,可直接损害呼吸道上皮,致使呼吸道反应性增高。有学者认为病毒感染所产生的干扰素、IL-1 使嗜碱性粒细胞释放的组胺增多。在乳儿期,呼吸道病毒(尤其是呼吸道合胞病毒)感染后,表现哮喘症状者也甚多。由于寄生虫如蛔虫、钩虫引起的哮喘,在农村仍可见到。

③食物 由于饮食关系而引起哮喘发作的现象在哮喘病人中常可见到,尤其是婴幼儿容易对食物过敏,但随年龄的增长而逐渐减少。引起过敏最常见的食物是鱼类、虾蟹、蛋类、牛奶等。

④气候改变 当气温、温度、气压和(或)空气中离子等改变时可诱发哮喘,故在寒冷季节或秋冬气候转变时较多发病。

⑤精神因素 病人情绪激动、紧张不安、怨怒等,都会促使哮喘发作,一般认为它是通过大脑皮层和迷走神经反射或过度换气所致。

⑥运动 70%~80%的哮喘患者在剧烈运动后诱发哮喘,称为运动诱发性哮喘,或称运动性哮喘。典型的病例是在运动 6~10 分钟,停止运动后 1~10 分钟内支气管痉挛最明显,许多患者在 30~60 分钟内自行恢复。运动后约有 1 小时的不应期,在此期间 40%~50% 的患者再进行运动则不发生支气管痉挛。临床表现有咳嗽、胸闷、气急、喘鸣,听诊可闻及哮鸣音。有些病人运动后虽无典型的哮喘表现,但运动前后的肺功能测定可发现有支气管痉挛。本病多见于青少年。如果预先给予色甘酸钠、酮替芬或氨茶碱等,则可减轻或防止发作。有关研究认为,剧烈运动后因过度通气,致使气道黏膜的水分和热量丢失,呼吸道上皮暂时出现分子浓度过高,导致支气管平滑肌收缩。

⑦哮喘与药物 有些药物可引起哮喘发作,如心得安等因阻断 β_2-肾上腺素能受体而引起哮喘。2.3%~20%哮喘患者因服用阿司匹林类药物而诱发哮喘,称为阿司匹林哮喘。患者因伴有鼻息肉和对阿司匹林耐受低下,因而又将其称为阿司匹林三联征。其临床特点有:服用阿司匹林可诱发剧烈哮喘,症状多在用药后 2 小时内出现,偶可晚至 2~4 小时。患者对其他解热镇痛药和非甾体抗炎药可能有交叉反应;儿童哮喘患者发病多在 2 岁以前,但大多为中年患者,以 30~40 岁者居多;女性多于男性,男女之比约为 2:3;发作无明显季节性,病情较重又顽固,大多对激素有依赖性;半数以上有鼻息肉,常伴有常年性过敏性鼻炎和(或)鼻窦炎,鼻息肉切除术后有时哮喘症状加重或促发;常见吸

入物变应原皮试多呈阴性反应;血清总 IgE 多正常;家族中较少有过敏性疾病的患者。关于其发病机制尚未完全阐明,有人认为患者的支气管环氧酶可能因一种传染性介质(可能是病毒)的影响,致使环氧酶易受阿司匹林类药物的抑制,即对阿司匹林不耐受。因此当患者应用阿司匹林类药物后,影响了花生四烯酸的代谢,抑制前列腺素的合成,使 PGE2/PGF2α 失调,使白细胞三烯生成量增多,导致支气管平滑肌强而持久地收缩。

⑧月经、妊娠与哮喘　不少女性哮喘患者在月经期前 3~4 天有哮喘加重的现象,这可能与经前期黄体酮的突然下降有关。如果有的病人每月必发,而又经量不多,则可适时地注射黄体酮,有时可阻止严重的经前期哮喘。妊娠对哮喘的影响并无规律性,有哮喘症状改善者,也有恶化者,但大多病情没有明显变化。妊娠对哮喘的作用主要表现在机械性的影响及与哮喘有关的激素的变化,在妊娠晚期随着子宫的增大,膈肌位置升高,使残气量、呼气储备量和功能残气量有不同程度的下降,并有通气量和耗氧量的增加。如果对哮喘能恰当处理,则不会对妊娠和分娩产生不良后果。

2. 发病机制

(1)变态反应性炎症　支气管哮喘的发病与变态反应有关,已被公认的主要是 I 型变态反应。患者多为特异性体质,常伴有其他过敏性疾病,当变应原进入体内刺激机体后,可合成高滴度的特异性 IgE,并结合于肥大细胞和嗜碱性粒细胞表面的高亲和性 Fcε 受体(FcεR1);也能结合于某些 B 细胞、巨噬细胞、单核细胞、嗜酸粒细胞、NK 细胞及血小板表面的低亲和性 Fcε 受体(FcεR2)。但是 FcεR2 与 IgE 的亲和力比 FcεR1 低 10~100 倍。如果过敏原再次进入体内,可与结合在 FcεR 上的 IgE 交联,合成并释放多种活性介质,致使支气管平滑肌收缩、黏液分泌增加、血管通透性增高和炎症细胞浸润等。而且炎症细胞在介质的作用下又可释放多种介质,使气道炎症加重。根据过敏原吸入后哮喘发生的时间,可分为速发型哮喘反应(IAR)、迟发型哮喘反应(LAR)和双相型哮喘反应(DAR)。IAR 几乎在吸入过敏原的同时立即发生反应,15~30 分钟达高峰,在 2 小时左右逐渐恢复正常。LAR 则起病迟,约 6 小时发生,持续时间长,可达数天。某些较严重的哮喘患者与迟发型反应有密切关系,其临床症状重,肺功能受损明显而持久,常需吸入糖皮质激素药物等治疗后恢复。近年来,LAR 的临床重要性已引起人们的高度重视。LAR 的机制较复杂,不仅与 IgE 介导的肥大细胞脱颗粒有关,主要因气道炎症所致,可能涉及肥大细胞的再脱颗粒和白三烯(LT)、前列腺素(PG)、血栓素(TX)等缓发介质的释放。有研究表明,肥大细胞脱颗粒反应不是免疫机制所特有,非免疫性刺激例如运动、冷空气、吸入二氧化硫等都可激活肥大细胞而释放颗粒。现认为哮喘是一种涉及多种炎症细胞相互作用,许多介质和细胞因子参与的一种慢性炎症疾病,LAR 是由于气道炎症反应的结果,肥大细胞则为原发效应细胞,而嗜酸性粒细胞、中性粒细胞、单核细胞、淋巴细胞和血小板等为继发效应系统,这些细胞又可释放大量炎性介质,激活气道靶器官,引起支气管平滑肌痉挛、微血管渗漏、黏膜水肿、黏液分泌亢进的神经反应兴奋,患者的气道反应性明显增高。临床上单用一般支气管扩张剂不易缓解,而应用皮质类固醇和色甘酸钠吸入治疗可预防 LAR 的发生。

关于支气管哮喘与Ⅲ型变态反应的关系现又提出争议。传统观点认为,外源性哮喘属Ⅰ型变态反应,表现为 IAR;而内源性哮喘属Ⅲ型变态反应(Arthus 现象),表现为 LAR。但是有研究结果表明,LAR 绝大多数继发于 IAR,LAR 对 IAR 有明显的依赖性。因此,并非所有 LAR 都是Ⅲ型变态反应。

(2)气道炎症　气道炎症是近年来哮喘发病机制研究领域的重要进展。支气管哮喘患者的气道炎症是由多种细胞特别是肥大细胞、嗜酸性粒细胞和 T 淋巴细胞参与,并有 50 多种炎症介质和 25 种以上的细胞因子相互作用的一种气道慢性非特异性炎症。气道炎症是哮喘患者气道可逆性阻塞和非特异性支气管高反应性的重要决定因素。哮喘的气道炎症反应过程有三个阶段,即 IgE 激活和 FcεR 启动,炎症介质和细胞因子释放,以及黏附分子表达促使白细胞跨膜移动。当变应原进入机体后,B 细胞识别抗原并活化,其活化途径有:T、B 细胞识别抗原不同表位分别表达激活;B 细胞内吞、处理抗原并结合主要组织相容性复合体(MHC Ⅱ),此复合体被 Th 识别后释放 IL – 4、IL – 5 进一步促进 B 细胞活化。被活化的 B 细胞产生相应的特异性 IgE 抗体,后者再与肥大细胞、嗜酸性粒细胞等交联,再在变应原的作用下产生、释放炎症介质。已知肥大细胞、嗜酸性粒细胞、中性粒细胞、上皮细胞、巨噬细胞和内皮细胞都有产生炎症介质的能力,根据介质产生的先后可分为快速释放性介质(如组胺)、继发产生性介质(PG、LT、PAF 等)和颗粒衍生介质(如肝素)三类。肥大细胞是气道炎症的主要原发效应细胞,肥大细胞激活后,可释放组胺、嗜酸性粒细胞趋化因子(ECF – A)、中性粒细胞趋化因子(NCF – A)、LT 等介质。肺泡巨噬细胞在始动哮喘炎症中也可能起重要作用,其激活后可释放 TX、PG 和血小板活化因子

(PAF)等介质。ECF－A 使嗜酸性粒细胞趋化,并诱发释放主要碱基蛋白(MBP)、嗜酸性粒细胞阳离子蛋白(ECP)、嗜酸性粒细胞过氧化酶(EPO)、嗜酸性粒细胞神经毒素(EDN)、PAF、LTC4 等,MBP、EPO 可使气道上皮细胞脱落,暴露感觉神经末梢,造成气道高反应性。MBP、EPO 又可激活肥大细胞释放介质。NCF－A 可使中性粒细胞趋化并释放 LT、PAF、PGS、氧自由基和溶酶体酶等,加重炎症反应。LTC4 和 LTD4 是极强的支气管收缩剂,并促使黏液分泌增多和血管通透性增加。LTB4 能使中性粒细胞、嗜酸性粒细胞的单核细胞趋化、聚集并分泌介质等。PGD2、PGF2、PGF2α、PGI2 和 TX 均是强力的气道收缩剂。PAF 可收缩支气管和趋化、激活嗜酸性粒细胞等炎症细胞,诱发微血管渗出增多,是重要的哮喘炎症介质之一。近年来发现在气道上皮细胞及血管内皮细胞产生的内皮素(ET5)是引起气道收缩和重建的重要介质,ET1 是迄今所知最强的支气管平滑肌收缩剂,其收缩强度是 LTD4 和神经激肽的 100 倍,是乙酰胆碱的 1 000倍,ET 还有促进黏膜下腺体分泌以及促平滑肌和成纤维细胞增殖的效应。炎症细胞因子 TNF－α 能刺激气道平滑肌细胞分泌 ET1,这不仅加剧了平滑肌的收缩,还提高了气道平滑肌自身收缩反应性,并可导致由气道细胞异常增殖引起气道重建,可能成为慢性顽固性哮喘的重要原因。黏附分子是一类能介导细胞间黏附的糖蛋白,现已有大量研究资料证实,黏附分子在哮喘发病中起重要作用,在气道炎症反应中,黏附分子介导白细胞与内皮细胞的黏附和跨内皮转移至炎症部位。

总之,哮喘的炎症反应是由多种炎症细胞、炎症介质和细胞因子参与,其关系十分复杂,有待深入探讨。

(3)气道高反应性 气道反应性是指气道对各种化学、物理或药物刺激的收缩反应。气道高反应性(AHR)是指气道对正常不引起或仅引起轻度应答反应的非抗原性刺激物出现过度的气道收缩反应。气道高反应性是哮喘的重要特征之一。AHR 常有家族倾向,受遗传因素影响,但外因性的作用更为重要。目前普遍认为气道炎症是导致气道高反应性最重要的机制之一。当气道受到变应原或其他刺激后,由于多种炎症细胞、炎症介质和细胞因子的参与,气道上皮和上皮内神经的损害等而导致 AHR。有认为,气道基质细胞内皮素的自分泌及旁分泌,以及细胞因子特别是 TNF－α 与内皮素相互作用在 AHR 的形成上有重要作用。此外,AHR 与 β－肾上腺素能受体功能低下、胆碱能神经兴奋性增强和非肾上腺素能非胆碱能(NANC)神经的抑制功能缺陷有关。病毒性呼吸道感染、SO_2、冷空气、干燥空气、低渗和高渗溶液等理化因素刺激均可使气道反应性增高。气道高反应性程度与气道炎症密切相关,但两者并非等同。目前已公认 AHR 为支气管哮喘患者的共同病理生理特征,然而出现 AHR 者并非都是支气管哮喘,如长期吸烟、接触臭氧、病毒性上呼吸道感染、慢性阻塞性肺疾病(COPD)、过敏性鼻炎、支气管扩张、热带肺嗜酸性粒细胞增多症和过敏性肺泡炎等患者也可出现 AHR,所以应该全面地理解 AHR 的临床意义。

(4)神经因素　支气管的自主神经支配很复杂,除以前所了解的胆碱能神经、肾上腺素能神经外,还存在非肾上腺素能非胆碱能(NANC)神经系统。支气管哮喘与 β-肾上腺素能受体功能低下和迷走神经张力亢进有关,并可能存在有 α-肾上腺素能神经的反应性增加。NANC 抑制神经系统是产生气道平滑肌松弛的主要神经系统,其神经递质尚未完全阐明,可能是血管活性肠肽(VIP)和(或)肽组胺酸甲硫胺酸,而气道平滑肌的收缩可能与该系统的功能受损有关。NANC 兴奋神经系统是一种无髓鞘感觉神经系统,其神经递质是 P 物质,而该物质存在于气道迷走神经化学敏感性的 C 类传入纤维中。当气道上皮损伤后暴露出 C 纤维传入神经末梢,受炎症介质的刺激,引起局部轴突反射,沿传入神经侧索逆向传导,并释放感觉神经肽,如 P 物质、神经激肽、降钙素基因相关肽,结果引起支气管平滑肌收缩、血管通透性增强、黏液分泌增多等。近年的研究证明,一氧化氮(NO)是人类 NANC 的主要神经递质,而内源性 NO 对气道有双重作用,一方面它可以松弛气道平滑肌和杀伤病原微生物,在气道平滑肌张力调节和肺部免疫防御中发挥重要作用;另一方面局部大量 NO 产生又可加重气道组织损害而诱发 AHR,其作用可因局部组织浓度及靶部位不同而异,调节气道 NO 的生成可能有益于哮喘治疗。

(二)中医病因病机

历代医家均认为哮喘的发作与内因和外因有关,为宿痰内伏于肺,每因外感、饮食、情志、劳倦等诱因而引触,以致痰阻气道,肺失肃降,肺气上逆,痰气搏击而发出痰鸣气喘声。

1.外邪侵袭　外感风寒或风热之邪,失于表散,邪蕴于肺,壅阻肺气,气不布津,聚液生痰。《临证指南医案·哮》说:"宿哮……沉痼之病,……寒入背腧,内合肺系,宿邪阻气阻痰。"其他如吸入风媒花粉、烟尘、异味气体等,影响肺气的宣发,以致津液凝痰,亦为哮病的常见病因。

2.饮食不当　具有特异体质的人,常因饮食不当,误食自己不能食的食物,如海膻鱼蟹虾等发物,而致脾失健运,饮食不归正化,痰浊内生而病哮,故古有"食哮""鱼腥哮""卤哮""糖哮""醋哮"等名。

3.体虚及病后体质不强 有因家族禀赋而病哮者,如《临证指南医案·哮》指出有"幼稚天哮"。部分哮病患者因幼年患麻疹、顿咳,或反复感冒,咳嗽日久等病,以致肺气亏虚,气不化津,痰饮内生;或病后阴虚火旺,热蒸液聚,痰热胶固而病哮。体质不强多以肾虚为主,而病后所致者多以肺脾虚为主。

上述各种病因,既是引起本病的重要原因,亦为每次发作的诱因,如气候变化、饮食不当、情志失调、劳累过度等俱可诱发,其中尤以气候因素为主。诚如《症因脉治·哮病》所说:"哮病之因,痰饮留伏,结成窠臼,潜伏于内,偶有七情之犯,饮食之伤,或外有时令之风寒束其肌表,则哮喘之症作矣。"

哮病的病理因素以痰为主,丹溪云:"哮病专主于痰。"痰的产生,由于上述病因影响肺、脾、肾,肺不能布散津液,脾不能运化精微,肾不能蒸化水液,以致津液凝聚成痰,伏藏于肺,成为发病的潜在"夙根",因各种诱因而引发。

哮病发作的基本病理变化为"伏痰"遇感引触,邪气触动停积之痰,痰随气升,气因痰阻,痰气壅塞于气道,气道狭窄挛急,通畅不利,肺气宣降失常而喘促,痰气相互搏击而致痰鸣有声。《证治汇补·哮病》说:"因内有壅塞之气,外有非时之感,膈有胶固之痰,三者相合,闭拒气道,搏击有声,发为哮病。"《医学实在易·哮证》也认为哮病为邪气与伏痰"狼狈相因,窒塞关隘,不容呼吸,而呼吸正气,转触其痰,鼾齁有声"。由此可知,哮病发作时的病理环节为痰阻气闭,以邪实为主。由于病因不同,体质差异,又有寒哮、热哮之分。哮因寒诱发,素体阳虚,痰从寒化,属寒痰为患则发为冷哮;若因热邪诱发,素体阳盛,痰从热化,属痰热为患则发为热哮;或由痰热内郁,风寒外束,则为寒包火证;寒痰内郁化热,寒哮亦可转化为热哮。

哮喘的急性发作期通常以标实为主,而哮喘缓解期多以本虚为主,久病反复发作可导致肺脾肾的虚证,表现为虚实夹杂,本虚标实的特征。《临证指南医案·喘》在前人基础上进一步总结:"在肺为实,在肾为虚。"若哮病反复发作,寒痰伤及脾肾之阳,痰热伤及肺肾之阴,则可从实转虚。于是,肺虚不能主气,气不布津,则痰浊内蕴,并因肺不主皮毛,卫外不固,而更易受外邪的侵袭诱发;脾虚不能转输水津上归于肺,反而积湿生痰;肾虚精气亏乏,摄纳失常,则阳虚水泛为痰,或阴虚虚火灼津生痰,因肺、脾、肾虚所生之痰上贮于肺,影响肺之宣发肃降功能。可见,哮病为本虚标实之病,标实为痰浊,本虚为肺脾肾虚。因痰浊而导致肺、脾、肾虚衰;肺、脾、肾虚衰又促使痰浊生成,使伏痰益固,且正虚降低了机体抗御诱因的能力。本虚与标实互为因果,相互影响,故本病难以速愈和根治。发作时以标实为主,表现为痰鸣气喘;在间歇期以肺、脾、肾等脏器虚弱之候为主,表现为短气、疲乏,常有轻度哮症。若哮病大发作,或发作呈持续状态,邪实与正虚错综并见,肺肾两虚而痰浊又复壅盛,严重者因不能治理调节心血的运行,命门之火不能上济于心,则心阳亦同时受累,甚至发生"喘脱"危候。

三、病理改变

气道的基本病理改变为肥大细胞、肺巨噬细胞、嗜酸性粒细胞、淋巴细胞与中性粒细胞浸润。气道黏膜下组织水肿,微血管通透性增加,支气管内分泌物潴留,支气管平滑肌痉挛,纤毛上皮剥离,基底膜露出,杯状细胞增殖及支气管分泌物增加等病理改变,称之为慢性剥脱性嗜酸细胞性支气管炎。上述的改变可随气道炎症的程度而发生变化。若哮喘长期反复发作,则可进入气道不可逆性狭窄阶段,主要表现为支气管平滑肌的肌层肥厚,气道上皮细胞下的纤维化等致气道重建,及周围肺组织对气道的支持作用消失。

在发病早期,因病理的可逆性,解剖学上很少发现器质性改变。随着疾病发展,病理学变化逐渐明显。肉眼可见肺膨胀及肺气肿较为突出,肺柔软疏松有弹性,支气管及细支气管内含有黏稠痰液及黏液栓。支气管壁增厚、黏膜充血肿胀形成皱襞,黏液栓塞局部可发现肺不张。

四、临床表现

发作性伴有哮鸣音的呼气性呼吸困难或发作性咳嗽、胸闷。严重者被迫采取坐位或呈端坐呼吸,干咳或咳大量白色泡沫痰,甚至出现发绀等,有时咳嗽可为唯一的症状(咳嗽变异型哮喘)。有的青少年病人则以运动时出现胸闷、咳嗽及呼吸困难为唯一的临床表现(运动性哮喘)。哮喘症状可在数分钟内发作,经数小时至数天,用支气管舒张剂或自行缓解。某些患者在缓解数小时后可再次发作。夜间及凌晨发作和加重常是哮喘的特征之一。

查体:发作期胸部呈过度充气状态,胸廓膨隆,叩诊呈过清音,多数有广泛的呼气相为主的哮鸣音,呼气延长。严重哮喘发作时常有呼吸费力、大汗淋漓、发绀、胸腹反常运动、心率增快、奇脉等体征。缓解期可无异常体征。

中医学认为痰阻气道,肺失肃降,痰气搏击引起的喉中哮鸣有声,呼吸急促困难,甚则喘息不能平卧等,是哮病的基本证候特征。本病呈发作性,发作突然,缓解迅速,一般以傍晚、夜间或清晨为最常见,多在气候变化,由热转寒,及深秋、冬春寒冷季节发病率高。发作前或有鼻痒、咽痒、喷嚏、流涕、咳嗽、胸闷等先兆症状。发作时病人突感胸闷窒息,咳嗽,迅即呼吸气促困难,呼气延长,伴有哮鸣,为减轻气喘,病人被迫坐位,双手前撑,张口抬肩,烦躁汗出,甚则面青肢冷。发作可持续数分钟、几小时或更长。由于感受病邪的不同,发作时病人除具上述证候特征外,还可呈现或寒或热的证候。哮病反复发作,正气必虚,故哮病缓解期多表现为肺、脾、肾虚的症状。

五、辅助检查

实验室和其他检查

1. 血液常规检查　部分患者发作时可有嗜酸性粒细胞增高,但多数不明显,如并发感染可有白细胞数增高,中性粒细胞比例增高。

2. 痰液检查涂片　可见较多嗜酸性粒细胞,如合并呼吸道细菌感染,痰涂片革兰染色、细胞培养及药物敏感试验有助于病原菌的诊断及指导治疗。

3. 肺功能检查　缓解期肺通气功能多数在正常范围。哮喘发作时,由于呼气流速受限,表现为第一秒用力呼气量(FEV_1)、一秒率($FEV_1/FVC\%$)、最大呼气中期流速($MMER$)、呼出50%与75%肺活量时的最大呼气流量($MEF50\%$与$MEF75\%$)以及呼气峰值流量($PEFR$)均减少。可有用力肺活量减少、残气量增加、功能残气量和肺总量增加,残气占肺总量百分比增高。经过治疗后可逐渐恢复。

4. 血气分析　哮喘严重发作时可有缺氧,PaO_2和SaO_2降低,由于过度通气可使$PaCO_2$下降,pH值上升,表现为呼吸性碱中毒。如重症哮喘,病情进一步发展,气道阻塞严重,可有缺氧及CO_2潴留,$PaCO_2$上升,表现为呼吸性酸中毒。如缺氧明显,可合并代谢性酸中毒。

5. 胸部X线检查　早期在哮喘发作时可见两肺透亮度增加,呈过度充气状态,在缓解期多无明显异常。如并发呼吸道感染,可见肺纹理增加及炎症性浸润阴影。同时要注意肺不张、气胸或纵隔气肿等并发症的存在。

6. 特异性过敏原的检测　哮喘患者大多伴有过敏体质,对众多的变应原和刺激物敏感。测定变应性指标结合病史有助于对患者的病因诊断和脱离致敏因素的接触。但应防止发生过敏反应。

六、诊断

（一）诊断标准

1. 反复发作喘息、气急、胸闷、咳嗽等，多与接触过敏原、冷空气、物理、化学性刺激以及上呼吸道感染、运动等有关。

2. 双肺可闻及散在或弥漫性、以呼气相为主的哮鸣音。

3. 上述症状和体征可经治疗缓解或自行缓解。

4. 除外其他疾病所引起的喘息、气急、胸闷和咳嗽。

5. 临床表现不典型者（如无明显喘息或体征），可根据条件做以下检查，如任一结果阳性，可辅助诊断为支气管哮喘：①支气管激发试验或运动试验阳性；②简易峰流速仪测定最大呼气流量（PEF）（日内变异率≥20%）；③支气管舒张试验阳性[一秒钟用力呼气容积（FEV_1）增加≥12%，且FEV_1增加绝对值≥200 mL]。

符合 1 ～ 4 条或 4、5 条者，可以诊断为支气管哮喘。

（二）分期

1. 急性发作期　是指喘息、气促、咳嗽、胸闷等症状突然发生，或原有症状急剧加重，常有呼吸困难，以呼气流量降低为其特征，常因接触变应原、刺激物或呼吸道感染诱发。

2. 慢性持续期　是指患者每周均不同频度和（或）不同程度地出现症状（喘息、气急、胸闷、咳嗽等）。

3. 临床缓解期　指经过治疗或未经治疗，症状、体征消失，肺功能恢复到急性发作前水平，并维持 3 个月以上。

（三）分级

1. 控制水平的分级：见表3.1。

2. 哮喘急性发作病情严重程度的分级：哮喘急性发作时其程度轻重不一，病情加重可在数小时或数天内逐渐出现，偶尔也可在数分钟内即危及生命，故应对病情做出正确的评估，以便给予及时有效的紧急治疗。见表3.2。

表 3.1　控制水平分级

	完全控制 （满足以下所有条件）	部分控制 （在任何 1 周内出现 以下 1~2 项特征）	未控制 （在任何 1 周内出现 以下 3 项或以上特征）
日间症状	无（或≤2 次/周）	>2 次/周	>2 次/周
活动受限	无	有	有
夜间症状/憋醒	无	有	有
需要使用缓解药的次数	无（或≤2 次/周）	>2 次/周	>2 次/周
肺功能（PEF 或 FEV_1）	正常或≥正常预计值/ 本人最佳值的 80%	<正常预计值（或 本人最佳值）的 80%	<正常预计值（或本 人最佳值）的 80%
急性发作	无	≥每年 1 次	在任何 1 周内出现 1 次

表 3.2　哮喘急性发作时病情严重程度的分级

临床特点	轻度	中度	重度	危重
气短	步行、上楼时	稍事活动	休息时	—
体位	可平卧	喜坐位	端坐呼吸	—
讲话方式	连续成句	单词	单字	不能讲话
精神状态	可有焦虑、尚安静	时有焦虑或烦躁	常有焦虑、烦躁	嗜睡或意识模糊
出汗	无	有	大汗淋漓	—
呼吸频率	轻度增加	增加	常 >30 次/min	—
辅助呼吸肌 活动及三凹征	常无	可有	常有	胸腹矛盾运动
哮鸣音	散在，呼吸末期	响亮、弥漫	响亮、弥漫	减弱乃至无

注：只要符合某一严重程度的某些指标，而不需要满足全部指标，即可

七、鉴别诊断

（一）西医学鉴别诊断

支气管哮喘应注意与左心功能不全、慢性阻塞性肺疾病、上气道阻塞性病变等常见疾病相鉴别。其鉴别要点见表 3.3。此外，还应与支气管扩张、变应性肉芽肿性血管炎（CSS）、变应性支气管肺曲菌病（ABPA）等疾病相鉴别。

表 3.3　支气管哮喘与其他疾病鉴别要点

	哮喘	左心功能不全	慢性阻塞性肺疾病	上气道阻塞性病变
呼吸困难特点	发作性、阵发性、呼气性	阵发性、端坐	喘息和劳累性	吸气性
其他症状	干咳、胸闷等	心悸、粉红色泡沫痰	慢性咳嗽、咳痰	根据阻塞原因不同而不同
体征	哮鸣音为主	哮鸣音、广泛湿啰音	干湿啰音并存	吸气性喘鸣
病史	过敏原接触、部分有家族史	高血压或心脏病史	长期吸烟、有害气体接触等	可有异物吸入史
影像学	无特殊	肺淤血、肺水肿、心影扩大	肺纹理增多、粗乱，肺气肿征	上气道异物、肿瘤表现
支气管扩张剂治疗反应	可迅速缓解	可暂时或无明显缓解	有一定缓解	无明显缓解
其他	无	无	无	气管镜下可见异物，肿物

（二）中医学鉴别诊断

1. 喘证　哮病与喘证都有呼吸急促的表现，哮必兼喘，而喘未必兼哮。喘以气息言，以呼吸急促困难为主要特征；哮以声响言，以发作时喉中哮鸣有声为主要临床特征。哮为一种反复发作的独立性疾病，喘证并发于急慢性疾病过程中。

2. 支饮　支饮虽然也有痰鸣气喘的症状，但多系部分慢性咳嗽经久不愈，逐渐加重而成，病势时轻时重，发作与间歇界限不清，咳和喘重于哮鸣，与哮病间歇发作，突然发病，迅速缓解，哮吼声重而咳轻，或不咳，两者有显著的不同。

八、治疗方法

（一）西医治疗

1. 治疗药物　治疗哮喘的药物可以分为控制药物和缓解药物两大类：

（1）控制药物　通过抑制气道炎症，预防哮喘发作，需要长期每天使用。首选吸入性糖皮质激素（ICS），还包括白三烯调节剂、长效 β_2 受体激动剂（须与 ICS 联合应用）、缓释茶碱、色甘酸钠等。

（2）缓解药物　能迅速解除支气管平滑肌痉挛、缓解气喘症状，通常按需使用。首选速效吸入 β_2 受体激动剂，还包括全身用糖皮质激素、吸入性短效抗胆碱药物、茶碱及口服 β_2 受体激动剂等。

常用的治疗哮喘药物的作用机制、用法和注意事项见表3.4。

表3.4 常用治疗哮喘药物一览表

药物类别	药理作用	药物名称	用法和用量	注意事项
糖皮质激素 吸入激素	抑制气道炎症的多个环节,减少微血管渗漏,降低气道高反应性	二丙酸倍氯米松	200～1 000 µg/d	局部抗炎作用强,全身副反应较小,需要长期使用,可能引起咽部不适、声音嘶哑和念珠菌感染;大剂量应用可加重骨质疏松症、高血压、糖尿病,下丘脑—垂体—肾上腺轴的抑制,肥胖症、白内障、青光眼、皮肤瘀斑。对于伴有活动性结核病,骨质疏松、青光眼、糖尿病,严重忧郁或消化性溃疡的患者应慎用。上述全身副反应比吸入激素多而严重
		布地奈德	200～800 µg/d	
		丙酸氟替卡松	125～500 µg/d	
		环索奈德	80～120 µg/d	
全身用激素 口服激素		泼尼松	30～40 mg/d,5～10 d	
		甲泼尼龙	24～32 mg/d	
静脉用激素		琥珀酸氢化可的松	每次100～200 mg,静脉滴注,必要时4～6 h重复1次	
		甲泼尼龙琥珀酸钠	每次40～80 mg,静脉滴注,必要时4～12 h重复1次	
		地塞米松	每次5～10 mg,静脉滴注或推注	对垂体和肾上腺的抑制作用强而持久
β_2 受体激动剂 速效–短效	通过对气道平滑肌和肥大细胞等细胞膜表面的 β_2 受体的作用,舒张气道平滑肌,减少肥大细胞和嗜碱性粒细胞脱颗粒和介质的释放、降低微血管的通透性、增加气道上皮纤毛的摆动等,缓解哮喘症状。	沙丁胺醇气雾剂	每次1～2喷,按需给药	不宜长期规则单独使用
		特布他林气雾剂	每次1～2喷,按需给药	
速效–长效		福莫特罗干粉吸入剂	每次1～2吸,每日不超过8吸	

（续表）

药物类别	药理作用	药物名称	用法和用量	注意事项
慢效－短效		沙丁胺醇片剂	每次 1~2 片,每日 3~4 次	
慢效－长效		沙美特罗干粉吸入剂	每次 1 吸,每日 2 次	
透皮吸收剂型		妥洛特罗贴剂	每日贴 1 次(0.5~2.0 mg)	
茶碱	具有舒张支气管平滑肌和强心、利尿等作用			有效血药浓度与中毒浓度接近,且影响茶碱代谢的因素较多(如同时应用西咪替丁、喹诺酮类或大环内酯类等可影响茶碱代谢而使其排泄减慢,增加其毒性)
口服				
普通茶碱		氨茶碱	每次 0.1~0.2 g,每日 3 次	
		茶碱缓释片	每次 0.2~0.4 g,每日 2 次	
缓(控)释茶碱		多索茶碱	每次 0.1~0.2 g,每日 2 次	
静脉滴注		氨茶碱	首次负荷剂量 4~6 mg/kg,维持剂量每小时 0.5~0.8 g/kg	
		多索茶碱	每次 0.3 克,每日 1 次	
抗胆碱药物	与气道平滑肌上的 M3 受体结合,舒张支气管			可引起口干等症状,早期妊娠妇女和患有青光眼或前列腺肥大的患者应慎用
短效		异丙托溴铵气雾剂	每次 20~60 μg(2~3 喷),每日 3~4 次	
		异丙托溴铵雾化溶液	每次 0.25~0.5 mg(1~2 mL),每日 3~4 次	
长效		噻托溴铵干粉吸入剂	每次 18 μg(1 吸),每日 1 次	
白三烯调节剂	抑制肥大细胞和嗜酸性粒细胞释放半胱氨酰白三烯的致喘和致炎作用	孟鲁司特片	每次 10 mg,每日 1 次口服	

2. 长期维持治疗

(1)治疗目标

哮喘长期治疗的目标是达到并维持症状控制;维持正常的活动水平,包括运动;尽可能维持肺功能接近正常;防止哮喘急性发作;防止哮喘药物治疗的不良反应;避免哮喘死亡。

(2)哮喘控制的标准

最少(最好没有)慢性症状,包括夜间症状;哮喘发作次数减至最少;无须因哮喘而急诊;最少(或最好不需要)按需使用 β_2 受体激动剂;没有活动(包括运动)限制;PEF 昼夜变异率 <20%;PEF 正常或接近正常;最少或没有药物不良反应。

(3)治疗方案的确定和选择

哮喘的治疗应以患者的病情严重程度为基础,根据其控制水平选择适当的治疗方案。哮喘药物的选择既要考虑药物的疗效及其安全性,也要考虑患者的实际状况,如经济收入和当地的医疗资源等。要为每个初诊患者制定哮喘治疗和随访计划,定期随访、监测,改善患者的依从性,并根据患者病情变化及时调整治疗方案。哮喘患者的长期治疗方案分为 5 级,见表3.5。

表3.5 根据哮喘病情控制分级制定治疗方案

← 降 级	治疗级别	升 级 →		
第1级	第2级	第3级	第4级	第5级
哮喘教育、环境控制				
按需使用短效 β_2 受体激动剂	按需使用短效 β_2 受体激动剂			
控制性药物	选用1种	选种1种	加用1种或以上	加用1种或2种
	(1)低剂量的 ICS (2)缓释茶碱	(1)低剂量的 ICS 加 LABA(气雾剂) (2)低剂量的 ICS 加缓释茶碱 (3)中高剂量的 ICS (4)低剂量的 ICS 加白三烯调节剂	(1)中高剂量的 ICS 加缓释茶碱 (2)LABA(气雾剂) (3)白三烯调节剂	(1)口服最小剂量的糖皮质激素 (2)缓释茶碱

注:如联合长效 β_2 受体激动剂 LABA 治疗,首先选择气雾剂;ICS 为吸入性糖皮质激素

3. 特殊类型哮喘的处理

(1)重度和危重度哮喘发作的处理

1)补液 根据失水及心脏情况,静脉给予等渗液体,用量为 2 000 ~ 3 000 mL/d,以纠正失水,使痰液稀释,必要时加用气道内湿化。

2)糖皮质激素 是控制和缓解哮喘严重发作的重要治疗措施。常用甲基强的松龙每次 40 ~ 120 mg 静脉注射,4 ~ 8 h 后可重复注射;也可用地塞米松 5 ~ 10 mg 静脉注射。待病情得到控制和缓解后再逐渐减量,改为口服给药。应用激素即使是注射也要 4 ~ 6 h 才能起效,因此需要及早用药并与其他支气管舒张剂同时应用。

3)β_2 受体激动剂 ①雾化吸入:可用定量吸入器(MDI),每次 2 ~ 4 揿,或 0.25 mg 加入 2.0 mL 生理盐水中雾化吸入。必要时 3 ~ 4 h 重复一次。如病人呼吸浅快,吸入疗法难以奏效,应注射给药。②皮下或肌肉注射沙丁胺醇:500 μg/次(每次 8 μg/kg),4 ~ 6 h 后可重复注射。也可使用特布他林代替,每次 250 ~ 500 μg 皮下注射,效果明显而副作用较少。③静脉注射沙丁胺醇 250 μg/次(4 μg/kg),注射速度宜慢(约 10 分钟),必要时重复用药。也可沙丁胺醇 1 mg 加入 100 mL 液体内静滴,30 ~ 60 min 滴完,间隔 6 ~ 8 h 重复一次。滴注中应注意监测病人心血管情况。

4)溴化异丙托品溶液雾化吸入:可与 β_2 受体激动剂联合吸入治疗,尤其适用于夜间哮喘的患者。250 ~ 500 μg 溴化异丙托品加入 2 mL 生理盐水雾化吸入,一日 4 ~ 6 次;也可用 MDI,每日 3 次,每次 25 ~ 75 μg。

5)氨茶碱静脉滴注或静脉注射:测定或估计患者血浆茶碱浓度,若患者的血浆茶碱浓度 <5 mg/L,则可给予负荷量氨茶碱(5 mg/kg),用 5% 葡萄糖溶液 2 ~ 40 mL 稀释后缓慢静脉注射,需 10 分钟以上注射完;如血浆氨茶碱浓度已达到 10 ~ 15 mg/L,又未用缓释或控释茶碱制剂者则按 0.7 mg/(kg·h)的维持量氨茶碱静脉滴注,并注意血浆氨茶碱浓度的测定,及时调整药物用量。喘定作用与氨茶碱相同,但不良反应较轻,250 ~ 500 mg 用 5% 葡萄糖溶液 20 ~ 40 mL 稀释后缓慢静脉注射。

6)氧疗:一般人吸氧浓度为 25% ~ 40%,并应注意湿化。如果患者低氧血症明显,又 $PaCO_2$ <35 mmHg,则可面罩给氧。当吸入氧浓度 >50% 时,则应严格控制吸入氧浓度和高浓度氧疗的时间,使 PaO_2 >50 mmHg,注意预防氧中毒。

7)酸碱、电解质失衡的纠正:应监测动脉血气变化,酸中毒时可降低肾上腺素能受体对儿茶酚胺的反应性,纠正酸中毒有利于平喘药物药效的发挥。若呼吸性酸中毒时 pH < 7.20,或因缺氧、补液量不足等并发代谢性酸中毒(BE < -3,HCO_3^- <21)即为补碱指征,常用5%碳酸氢钠静脉滴注,其用量为:所需5%碳酸氢钠毫升数 = [正常 BE(mm/L) - 测得 BE(mm/L)] × 体重(kg) × 0.4。公式中正常 BE 一般以 -3 mm/L 计。因患者大量发汗、进食减少和呕吐等常有 K^+、Na^+、Cl^- 的丢失应注意补足。

8)抗生素 如患者有发热、脓痰提示有细菌继发感染时需应用抗生素,可参照社区获得性肺炎抗菌治疗选择药物。

9)祛痰剂 急性发作期,痰色白如泡沫不宜用祛痰剂,补液本身可以减少痰栓形成,平喘药物有利于痰的引流和咳出。但若为黄脓痰不易咳出,则需应用祛痰药物。

10)纠正二氧化碳潴留 当出现二氧化碳潴留,则病情危重,提示已有呼吸肌疲劳,应注意有无肺不张、气胸、纵隔气肿等并发症。必要时做气管插管和机械通气。如果并发气胸则需立即抽气和胸腔插管水封瓶引流。

11)辅助机械通气治疗 经上述措施治疗后病情继续恶化者,应及时给予辅助机械通气治疗。其指征包括神志改变、呼吸肌疲劳、$PaCO_2$ 由低于正常转为正常或 >45 mmHg。可以先试用鼻(面)罩等非创伤性通气方式,若无效则应及早插管机械通气,必要时酌情加用呼气末正压通气(PEEP)。对于维持正常通气容积所需压力(气道风压与平台压)过高的患者,可试用允许性高碳酸血症通气策略。

12)重症哮喘患者可因缺氧、电解质紊乱而出现各种心律失常,甚至出现严重心律失常,如室性心动过速、室扑及室颤,故应行心电监护,以尽早发现、及时处理。

(2)运动性哮喘的处理

运动性哮喘患者大多有气道高反应性,有的本来就是哮喘患者,运动为其诱发因素。其治疗与一般哮喘相同,主要药物是 β_2 受体激动剂和色甘酸钠。其他药物如茶碱类、抗胆碱药物、抗组胺药物等也有效。重点在于预防,运动之前吸入 β_2 受体激动剂,如沙丁胺醇吸入,或运动前两小时口服此类药物可预防发作。β_2 受体激动剂和运动均可降低血钾,出现不能解释的乏力时,应想到低血钾的可能。色甘酸钠、奈多罗米钠运动前吸入也同样有效,其有效率约为75%,吸入后可在4小时内预防运动性哮喘的发生。

（3）夜间哮喘的处理

治疗方法主要是调整平喘药物：①在夜间睡前增服 1 次中效 β_2 受体激动剂。②用酮替芬，每晚一次。③改用茶碱控释片或缓释片。④改用 β_2 受体激动剂的缓释片，如沙丁胺醇缓释片。⑤应用长效 β_2 受体激动剂，如吸入沙美特罗 50 μg，每日 2 次。

在调整药物的同时，应考虑以下可能性及可以采取的措施：①过敏原接触，如室内尘螨、花粉。也可以是白天接触过敏原，引起夜间迟发性哮喘反应，应尽量避免接触并除去室内可能的过敏原。②胃食管反流者，常感胃部灼烧，醒来后口中有苦味，可以抬高头部睡眠或应用制酸剂、胃肠动力药。③保持卧室温暖湿润，避免室内空气干燥寒冷和带有刺激性气味。④如患有鼻窦疾病和鼻后滴漏，应予以治疗。⑤如哮喘伴有阻塞性睡眠呼吸暂停者可试用经鼻持续气道内正压通气治疗。如果以上措施仍不能控制发作，则可考虑加服糖皮质激素，如泼尼松龙，于下午或中午使用效果较好。

（4）妊娠期哮喘的处理

哮喘的发作和平喘药物应用对妊娠、分娩过程或胎儿产生不良后果，但没有控制的哮喘远比药物的副作用要危险的多。因此，应首先控制哮喘发作，尤其是中重度哮喘发作，其次才考虑如何更合理地选择平喘药物。一般认为，常规剂量的气雾剂（ β_2 受体激动剂、色甘酸钠、奈多罗米钠和激素类）吸入是安全的；大多数抗组胺药可常规使用；治疗剂量范围内的氨茶碱对孕妇和胎儿均无严重影响。沙丁胺醇、特布他林等药物在分娩期应用可降低子宫收缩力，抑制分娩，导致产后大出血，应禁用。

（5）糖皮质激素性哮喘的处理

可分为皮质激素抵抗型哮喘和依赖型哮喘。前者为慢性气流受限，尽管长期每日口服皮质激素，FEV_1 没有改善；后者为慢性气流受限，需要长期每日口服皮质激素，来维持临床稳定性。目前主要采取替代治疗，改善哮喘控制并允许减少皮质激素的剂量。药物包括甲氨蝶呤、环孢素、三乙酰夹竹桃霉素、金制剂、白三烯拮抗剂、静脉用免疫球蛋白、羟基氯喹和氨苯砜等。

（6）支气管哮喘伴高血压的处理

支气管哮喘伴高血压的频率，国外文献报告为 6.8% ~ 76.3%。有些患者可能是两种独立病理过程的结合，也有些患者的高血压可能由哮喘引起，如因缺氧、变态反应致血管活性物质的代谢障碍，或因长期服用皮质激素和拟交感胺类药物而致症状性高血压。哮喘伴高血压时,其药物治疗的危险性倍增,因此应尽力采取预防措施和非药物治疗。治疗高血压的一般措施,如治疗焦虑、劳逸结合、低盐饮食、维持适当体重等适用于哮喘患者;哮喘患者应戒烟,避免空气污染和特异过敏原以及预防呼吸道感染等,这些一般劝告也对高血压患者有益。

大多数平喘药物可影响血压。拟交感胺类药物中,肾上腺素、麻黄碱、异丙肾上腺素这些对 β 受体选择性不强的药物对血压和心脏的影响较大,应避免用于哮喘伴高血压患者。$β_2$ 受体高选择性药物对心血管的影响较小,可以雾化吸入,也可谨慎口服,但应观察血压和心脏情况。正常血压者口服茶碱对血压影响不大,但某些高血压患者加用茶碱后,对高血压的控制可发生困难。大剂量激素疗法可引起水盐代谢紊乱,加剧高血压,但如改为泼尼松(强的松)隔日疗法可减少不良反应。吸入型激素一般不会影响血压。抗胆碱能药物气雾吸入也不会影响血压。

既有支气管扩张药物,又有降血压作用的药物是钙离子拮抗剂,如硝苯地平、地尔硫䓬等,是哮喘伴高血压患者的较理想药物。

用于治疗高血压的大多数药物可谨慎用于哮喘患者,如用药后引起轻度支气管痉挛,只要调整支气管扩张剂即有效,较严重的反应需停用降压药。每天应用利尿剂可引起痰液黏稠度增加,导致黏液栓阻塞小气道而使病情恶化,应适当补液、口服祛痰药来预防。β 受体拮抗剂应禁用,因为任何一种受体拮抗剂都可能诱发严重的支气管痉挛。血管紧张素转换酶抑制剂偶可引起顽固性咳嗽、气道高反应性和哮喘加重,发现后应及时停药,可使症状消失。外周的肾上腺素能受体抑制剂如胍乙啶、利血平也不能与拟交感胺类药物同时应用。血管扩张剂如肼屈嗪(肼苯哒嗪)、米诺地尔(长压定)是有效的降压药,用于哮喘无特殊禁忌,但如与支气管扩张剂并用,其心脏的副作用可能增加,冠状动脉功能不全者也许难以耐受联合用药。

(二)中医药治疗

1. 辨证要点

(1)辨虚实　本病属邪实正虚,发作时以邪实为主,未发时以正虚为主,但久病正虚者,发时每多虚实错杂,故当按病程新久及全身症状以辨明虚实主次。虚证当进一步明确虚之阴阳属性和虚之脏腑所在。

(2)分寒热　实证需分清痰之寒热以及是否兼有表证的不同。

2.治疗原则

《丹溪治法心要·喘》："未发以扶正气为要,已发以攻邪为主。"故发作时治标,平时治本是本病的治疗原则。发作时痰阻气道为主,故治以祛邪治标,豁痰利气,但应分清痰之寒热,寒痰则温化宣肺,热痰则清化肃肺,表证明显者兼以解表。未发时正虚为主,故治以扶正固本,但应分清脏腑阴阳,阳气虚者予以温补,阴虚者予以滋养,肺虚者补肺,脾虚者健脾,肾虚者益肾,以冀减轻、减少或控制其发作。至于病深日久,发时虚实兼见者,不可拘泥于祛邪治标,当标本兼顾,攻补兼施;寒热错杂者,当温清并用。《景岳全书·喘促》说:"扶正气者,须辨阴阳,阴虚者补其阴,阳虚者补其阳。攻邪气者,须分微甚,或散其风,或温其寒,或清其火。然发久者,气无不虚……若攻之太过,未有不致日甚而危者。"堪为哮病辨治的要领、临证应用的准则。

3.分证论治

【发作期】

(1)寒哮

症状:呼吸急促,喉中哮鸣有声,胸膈满闷如窒,咳不甚,痰少咳吐不爽,白色黏痰,口不渴,或渴喜热饮,天冷或遇寒而发,形寒怕冷,或有恶寒、喷嚏、流涕等表寒证,舌苔白滑,脉弦紧或浮紧。

治法:温肺散寒,化痰平喘。

方药:射干麻黄汤。

本方用射干、麻黄降肺平喘,豁痰利咽;细辛、半夏、生姜温肺蠲饮降逆;紫菀、款冬花、甘草化痰止咳;五味子收敛肺气;大枣和中。痰涌喘逆不能平卧者,加葶苈子、苏子、杏仁泻肺降逆平喘。若表寒里饮,寒象较甚者,可用小青龙汤解表化痰,温肺平喘。若痰稠胶固难出,哮喘持续难平者,加猪牙皂、白芥子豁痰利窍以平喘。

若哮喘甚剧,恶寒背冷,痰白呈小泡沫,舌苔白而水滑,脉弦紧有力,体无虚象,属典型寒实证者,可服紫金丹。本方由主药砒石配豆豉而成,有劫痰定喘之功,对部分患者奏效较快,每服米粒大5~10粒(<150 mg),临睡前冷茶送下,连服5~7日;有效需续服者,停药数日后再服。由于砒石大热大毒,热哮、有肝肾疾病、出血、孕妇忌用;服药期间忌酒,并须严密观察毒性反应,如见呕吐、腹泻、眩晕等症立即停药;再者本药不可久用,且以寒冬季节使用为宜。

病久阳虚,发作频繁,发时喉中痰鸣如鼾,声低,气短不足以息,咯痰清稀,面色苍白,汗出肢冷,舌淡苔白,脉沉细者,当标本同治,温阳补虚,降气化痰,用苏子降气汤,酌配黄芪、山萸肉、紫石英、沉香、诃子之类;阳虚者,伍以附子、补骨脂、钟乳石等温补肾阳。

(2)热哮

症状:气粗息涌,喉中痰鸣如吼,胸高胁胀,张口抬肩,咳呛阵作,咯痰色黄或白,黏浊稠厚,排吐不利,烦闷不安,汗出,面赤,口苦,口渴喜饮,舌质红,苔黄腻,脉弦数或滑数。

治法:清热宣肺,化痰定喘。

方药:定喘汤。

方用麻黄、杏仁宣降肺气以平喘;黄芩、桑白皮清肺热而止咳平喘;半夏、款冬花、苏子化痰止咳,降逆平喘;白果敛肺气以定喘,且可防麻黄过于耗散之弊;甘草和中,调和诸药。全方合用,宣、清、降兼顾,共奏清热化痰,宣降肺气,平喘定哮之功。若痰稠胶黏,酌加知母、浙贝母、海蛤粉、瓜蒌、胆南星之类以清化热痰。气息喘促,加葶苈子、地龙泻肺清热平喘。内热壅盛,加石膏、银花、鱼腥草以清热,大便秘结,加大黄、芒硝通腑利肺。表寒里热,加桂枝、生姜兼治表寒。

若病久热盛伤阴,痰热不净,虚实夹杂,气急难续,咳呛痰少质黏,口燥咽干,烦热颧红,舌红少苔,脉细数者,又当养阴清热,敛肺化痰,可用麦门冬汤。偏于肺阴不足者,酌加沙参、冬虫夏草、五味子、川贝母;肾虚气逆,酌配地黄、山萸肉、胡桃肉、紫石英、诃子等补肾纳气定喘。

若哮病发作时寒与热俱不显著,但哮鸣喘咳甚剧,胸高气满,但坐不得卧,痰涎壅盛,咯痰黏腻难出,舌苔厚浊,脉滑实者,此为痰阻气壅,痰气壅盛之实证,当涤痰除壅,降气利窍以平喘逆,用三子养亲汤加葶苈子、厚朴、杏仁,另吞皂荚丸以利气涤痰,必要时可加大黄、芒硝以通腑泻实。

若久病正虚,发作时邪少虚多,肺肾两亏,痰浊壅盛,甚至出现张口抬肩,鼻煽气促,面青,汗出,肢冷,脉浮大无根等喘脱危候者,当参照喘病之喘脱救治。

【缓解期】

(1)肺虚

症状:气短声低,动则尤甚,或喉中有轻度哮鸣声,咳痰清稀色白,面色淡白,常自汗畏风,易感冒,每因劳倦、气候变化等诱发哮病,舌淡苔白,脉细弱或虚大。

治法:补肺固卫。

方药:玉屏风散。

方中黄芪益气固表,白术健脾补肺,防风亦名"屏风",《本草纲目·防风》说:"防者,御也,……屏风者,防风隐语也。"可见,防风有屏蔽御邪之功效。李东垣说:"防风能制黄芪,黄芪得防风其功愈大,乃相畏而相使者也。"若怕冷畏风明显,加桂枝、白芍、姜、枣调和营卫。阳虚甚者,加附子助黄芪温阳益气。若气阴两虚,咳呛,痰少质黏,口咽干,舌质红者,可用生脉散加北沙参、玉竹、黄芪等益气养阴。

(2)脾虚

症状:平素痰多气短,倦怠无力,面色萎黄,食少便溏,或食油腻易于腹泻,每因饮食不当则易诱发哮病,舌质淡,苔薄腻或白滑,脉细弱。

治法:健脾化痰。

方药:六君子汤。

方中党参、茯苓、白术、甘草补气健脾;陈皮、半夏理气化痰。若形寒肢冷便溏者,可加干姜、桂枝以温脾化饮,甚者加附子以振奋脾阳。脾肺两虚者,可与玉屏风散配合应用。

(3)肾虚

症状:平素短气息促,动则尤甚,吸气不利,或喉中有轻度哮鸣,腰膝酸软,脑转耳鸣,劳累后易诱发哮病。或畏寒肢冷,面色苍白,舌淡苔白,质胖嫩,脉象沉细。或颧红,烦热,汗出黏手,舌红苔少,脉细数。

治法:补肾摄纳。

方药:金匮肾气丸或七味都气丸。

前方偏于温肾助阳,后方偏于益肾纳气。阳虚明显者,肾气丸加补骨脂、仙灵脾、鹿角片;阴虚明显者,七味都气丸加麦冬、当归、龟胶。肾虚不能纳气者,胡桃肉、冬虫夏草、紫石英等补肾纳气之品随证加入,喘甚时给予人参蛤蚧散。有痰者,酌加苏子、半夏、橘红、贝母等以化痰止咳。

若平时无明显症状,可用平补肺肾之剂,如党参、黄芪、五味子、胡桃肉、冬虫夏草、紫河车之类,并可酌配化痰之品。

另外,白芥子敷贴法对减少和控制哮病的发作也有一定疗效。其方法是将白芥子、延胡索各20 g,甘遂、细辛各10 g,共为末,加麝香0.6 g,和匀,在夏季三伏中,分三次用姜汁调敷肺俞、膏肓、百劳等穴,1~2小时去之,每10日敷1次。

（三）郑心教授治疗哮喘经验方

随着对哮病中医研究的不断深入，近现代许多学者根据自己的临床实践和研究，从不同角度阐述各自的观点，郑心教授根据多年临床观察研究，认为哮喘之发病机理最重要的特点共有两点，其一为"哮喘专主于痰"，其二为"本虚标实"，此两方面病机贯穿哮喘病病理过程的始终，以两点为纲，可概括哮喘病发病所涉及的各方面病机。

1. 哮喘专主于痰，易与他邪相合

在哮喘病发病过程中，痰浊贯穿始终，且痰浊又常与他邪相合为患，形成复杂的证候。痰浊与风邪相合，可形成风痰相搏之证，是哮喘急性发作时的主要病理表现，痰为有形之邪，可阻滞气机，又形成气郁痰凝的证候。痰浊与瘀血相搏结又可形成痰瘀互结，且哮喘病程多缠绵，"久病多瘀，久病入络"，血瘀日久，新血不生，肺失所养，其气更虚，更加重血瘀留滞。瘀血内停，阻滞气机，影响津液正常输布，以致津液停积而成痰，痰瘀互结遂成哮病之宿根。此外，痰浊又有寒痰、热痰之分，实痰、虚痰之别，可谓变化多端。

2. 本虚标实为病机

"本虚"主要指肺、脾、肾三脏虚损，"本虚标实"是哮喘病病机的核心内容，哮喘发作期以标实为主，缓解期以本虚为要，然而发作期中也常兼有正气之不足，其临床表现除呼吸困难、喉中痰鸣有声外，还伴有面色淡白、少气懒言等虚象；缓解期中虽正虚较为明显，但宿痰和瘀血又常留恋不去，临床常见气喘、咳嗽、咯痰、胸闷、口唇紫绀等痰瘀症状，特别是哮喘反复发作，迁延日久，更见正虚和邪实错杂之候。因此应对哮喘病"本虚标实"的病机给予充分的重视。

郑心教授根据哮喘病病因病机特点，总结多年临床经验，针对发作期哮喘，创立了哮喘1号方、哮喘2号方，是经现代药理研究及临床实践论证的有效方剂。

哮喘1号方组成及方义剖析：

组成：

炙麻黄6 g	桂枝6 g	干姜3 g	细辛6 g	半夏9 g
五味子3 g	白芍18 g	冬花9 g	紫菀9 g	射干12 g
炒地龙15 g	黄芩12 g	炒杏仁9 g	鱼腥草18 g	连翘15 g
甘草9 g				

方义剖析:方中炙麻黄辛、微苦、温,归肺、膀胱经。解表散寒,宣发肺气而平喘咳,《本经》曰:"主中风,伤寒头痛,温疟,发表出汗,去邪热气,止咳逆上气,除寒热,破癥坚积聚。"桂枝辛、甘、温,入心、肺、膀胱经,具有发汗解表,温通经脉,通阳化气之功效。《别录》谓其能"温经通脉,止烦出汗"。麻黄、桂枝相须为君,发汗散寒以解表邪,且麻黄能宣发肺气而平喘咳,桂枝温阳以利内饮之化。干姜辛、热,入心、肺、胃经,温中回阳,温肺化痰。细辛辛、温,有小毒,归肺、肾、心经,具有解表散寒、祛风止痛、通窍、温肺化饮之效。干姜、细辛为臣,温肺胃、化水饮、兼能辅麻、桂以散寒。杏仁、款冬花降气平喘,疏利开通,配麻黄一宣一降,以利肺气;半夏涤痰浊、健胃化饮;五味子滋肾水以敛肺气;芍药养阴血佐以护肝阴,而为麻、桂、辛三药之监,使祛邪而不伤正;黄芩、鱼腥草、连翘清化热之痰;地龙搜风祛痰,共为佐药。甘草益气和中、调和诸药。全方以温肺散寒,化痰平喘为治疗大法,可使肺之宣肃正常,气道通畅。

哮喘2号方组成及方义剖析:

组成:

炙麻黄6 g	炒杏仁12 g	生石膏18 g	双花18 g	黄芩12 g
连翘15 g	炙桑皮15 g	射干12 g	炒地龙12 g	炒苏子15 g
炙杷叶15 g	前胡12 g	浙贝15 g	鱼腥草18 g	白果12 g
甘草9 g			

方义剖析:方中炙麻黄辛、微苦、温,归肺、膀胱经,解表散寒,宣发肺气而平喘咳;生石膏甘、辛、大寒,归肺、胃经,清热泻火,除烦止渴。《神农本草经》记载:"主中风寒热,心下逆气,惊喘,口干舌焦,不能息……产乳,金疮。"麻黄宣肺解表而平喘;石膏清泄肺胃之热以生津,两药相辅相成,既能宣肺,又能泄热,共为君药,麻黄得石膏,则宣肺平喘而不助热,石膏得麻黄,则清泄肺热而不凉遏,又是互制为用。杏仁苦、温,有毒,入肺、大肠经,祛痰止咳,平喘润肠。《本经》:"主咳逆上气雷鸣,喉痹,下气,产乳金疮,寒心奔豚。"杏仁降利肺气,平喘止咳,与麻黄相配则宣降相因,合石膏相伍则清肃协同,为臣药。苏子、炙杷叶、前胡降利肺气而平喘咳;双花、黄芩、连翘、炙桑皮清热解毒,泻肺平喘;鱼腥草、射干、白果清热化痰而平喘咳;地龙清热定惊,通络平喘,诸药共为臣药。甘草益气和中,调和于寒温宣降之间,为使药。纵观全方,清宣降三法俱备,共奏辛凉宣泄,清肺平喘之功。

【预防措施】

预防方面,注重宿根的形成及诱因的作用,故应注意气候影响,做好防寒保暖,防止外邪诱发。避免接触刺激性气体及易致过敏的灰尘、花粉、食物、药物和其他可疑异物。宜戒烟酒,饮食宜清淡而富营养,忌生冷、肥甘、辛辣、海膻发物等,以免伤脾生痰。防止过度疲劳和情志刺激。鼓励患者根据个人身体情况,选择太极拳、内养功、八段锦、散步或慢跑、呼吸体操等方法长期锻炼,增强体质,预防感冒。哮病发作时,尚应密切观察哮鸣、喘息、咳嗽、咯痰等病情的变化,哮鸣咳嗽痰多、痰声辘辘或痰黏难咯者,用拍背、雾化吸入等法,助痰排出。对喘息哮鸣,心中悸动者,应限制活动,防止喘脱。

【教育管理】

实践表明,哮喘患者的教育和管理是哮喘防治工作中十分重要的组成部分。通过教育可以显著提高哮喘患者对于疾病的认识,更好地配合治疗和预防,提高患者防治依从性,达到减少哮喘发作,维持病情长期稳定,提高生活质量,并减少医疗经费开支的目的。

1. 教育的方式和方法　①各级医院可以通过开办哮喘学校、学习班、俱乐部、联谊会等多种生动活泼的方式集中进行系统的哮喘教育。②组织患者阅读连环画,观看电视节目、录像或听录音带。③组织患者阅读有关哮喘防治的科普丛书及报纸杂志上所刊登的科普文章。④应用上网或互动多媒体技术传播哮喘防治的信息。⑤召集哮喘患者介绍和交流防治哮喘的经验体会。

每位患者在初诊时,应尽可能为其提供一些基本的宣传资料,包括哮喘防治的相关知识和技能。之后,通过各种途径对哮喘患者进行宣传教育。

2. 教育的初级内容　①相信通过长期规范的治疗,可以有效地控制哮喘。②了解诱发哮喘的各种因素,结合每位患者的具体情况,找出具体的促发(诱发)因素,以及避免诱因的方法,如减少过敏原吸入,避免剧烈运动,忌用可以诱发哮喘的药物等。③初步了解哮喘的本质和发病机制。④熟悉哮喘发作先兆及相应处理方法。⑤了解峰流速仪的测定和记录方法,并鼓励记录哮喘日记。⑥学会在哮喘发作时进行简单的紧急自我处理方法。⑦初步了解常用治疗药物的作用特点、正确用法,并了解各种药物的不良反应及如何减少这些不良反应。⑧正确掌握使用各种定量雾化装置的技术。⑨根据病情严重程度医患双方联合制定出初步治疗方案。⑩认识哮喘加重恶化的征象以及知道此时应采取的相应行动;知道什么情况下应去医院或看急诊;了解心理因素在哮喘发病和治疗中的作用,掌握必要的心理调适技术。

初步教育后应进一步采取一切必要措施对患者进行长期系统管理,定期强化有关哮喘规范治疗的内容,提高患者对哮喘的认识水平和防治哮喘的技能,重点是 MDI 吸入技术以及落实环境控制措施,定期评估病情和治疗效果。提高患者对医护人员的信任度,改善哮喘患者防治疾病的依从性。

(郑　心　刘玉霞)

第四章　支气管扩张

一、疾病概述

支气管扩张在中医没有相应的命名，但根据其发病特点，可将其归为中医学"咳嗽""肺痈""咳血"等范畴，早在秦汉时期诸多医书中就有关于"咳嗽""肺痈""咳血"的描述，为后世奠定了理论基础，如《素问·咳论》就论述了咳嗽的病因，云"五脏六腑皆令人咳，非独肺也"。巢元方《诸病源候论》提出正虚是肺痈外邪乘虚致病的重要因素："肺主气，候皮毛，劳伤血气，腠理则开，而受风寒，其气虚者，寒乘虚伤肺，寒搏于血，蕴结成痈，热又加之，积热不散，血败为脓。"还云"肺感于寒，微者则成咳嗽，嗽伤于阳脉则有血"，指明咯血是阳络损伤的结果。

支气管扩张症大多继发于急、慢性呼吸道感染和支气管阻塞后，反复发生支气管炎症，致使支气管壁结构破坏，引起支气管异常和持久性扩张。临床表现主要为慢性咳嗽、咳大量浓痰或反复咳血。起病多在儿童或青年，过去发病率较高，近年来随着急、慢性呼吸道感染的恰当治疗，其发病率有减少趋势。

二、病因和发病机制

根据中医文献，支气管扩张症的病机可概括为，肺阴虚为本，痰、热、瘀为标，标本结合，虚实夹杂，病位在肺，与肝、脾、肾有关。肺阴素虚，易受风热之邪，邪热壅肺，耗伤阴津，阴津亏耗，脉络失濡，久致血瘀；肝气郁结，气滞血瘀；肝郁化火，木火刑金，络伤血溢，败血聚积，可致肺络瘀阻，而致咳嗽、咳血。

西医认为支气管扩张是管壁弹力层和肌层的破坏性改变引起的支气管持续性扩张，病变可以是广泛的，也可以是局部的。病因过去常为麻疹或百日咳引起，现在常以革兰阴性杆菌感染居多。免疫缺陷，也可引起持久性气道损伤。支气管扩张症可分为先天性与继发性两种，继发性较常见，主要病因是支气管-肺组织感染和支气管阻塞。也有少部分为先天发育障碍及遗传因素。支气管-肺组织感染,使支气管各层组织遭到破坏,削弱了管壁的支撑作用,在吸气与咳嗽时由于管腔内压力增高及胸腔负压的牵引而扩张,呼气时不能回缩,大量分泌物长期积存在支气管腔内,使支气管壁的炎症和破坏加重,逐渐发展为支气管扩张。

现在研究认为支气管扩张的炎症反应以中性粒细胞在支气管腔的募集和中性粒细胞、单核细胞、CD4$^+$细胞的组织浸润为特征,中性粒细胞的募集由促炎因子 IL-1b、IL-8、TNF-α 介导,内皮素-1 上调黏附分子 CD18 和 CD11b 在中性粒细胞表面的表达,促进中性粒细胞作用于血管内皮,活化的中性粒细胞释放弹性蛋白酶,破坏气道纤毛的摆动功能,刺激黏液腺分泌,损伤呼吸道黏膜。

三、病理

支气管扩张形状可分为囊状、柱状及不规则状;先天性多为囊状,继发性多为柱状。①柱状扩张:支气管呈均一管型扩张,突然在一处变细,远处的小气道往往被分泌物阻塞。②囊状扩张:扩张的支气管腔呈囊状改变,支气管末端的盲端也呈无法辨认的囊状结构。③不规则扩张:病变支气管腔呈不规则改变或呈串珠样改变。

典型的病理改变为支气管壁上皮呈急性及慢性的炎症与溃疡,柱状上皮常被鳞状上皮所替代,支气管周围亦呈现炎症变化,纤维化或机化及肺气肿。肺血管与支气管血管相互吻合增多。显微镜下可见支气管炎症及纤维化、支气管壁溃疡、鳞状上皮化生和黏液腺增生。病变支气管相邻的肺实质也可存在纤维化、肺气肿、支气管肺炎和肺萎陷。炎症可致支气管壁血管增多,并伴有相应支气管动脉扩张及支气管动脉和肺动脉吻合。

四、中医证候分型

1.急性期的分型

(1)外寒内饮型 恶寒发热,周身酸痛,口干不欲饮,咳嗽,咯白色稀痰,舌体胖大,苔白滑,脉浮滑。

(2)痰热壅肺型 咳嗽,气息粗促,咳吐大量黄稠痰或带有脓血,甚则喘逆痰鸣,咳则引痛,面赤烦渴引饮,舌质红,苔薄黄腻,脉滑数。

（3）肺胃热盛型 咯黄色黏痰,咯血,或牙宣出血,口干口臭,牙龈肿痛,身热烦渴,小便黄,大便干,舌红苔黄,脉数。

（4）肝火犯肺型 咳逆阵作,咳时面赤,胸胁胀痛,咯痰量少色黄,质黏不易咯出,咯血色鲜红,伴有心烦易怒,胸胁胀痛,口苦咽干等症,病情多因情绪波动而增减,舌红或舌边红,苔黄少津,脉弦数。

2. 缓解期分型

（1）肺阴亏虚型 干咳少痰或痰中带血丝,或咳声嘶哑,口干咽燥,面色少华,畏风寒,颧红,潮热、盗汗,形瘦,舌质红少苔,脉细数。

（2）痰湿阻肺型 咳嗽反复发作,咳声重浊,痰多,痰色白质黏,以晨起或进食后为重,痰出嗽平,身体沉重纳呆,脘腹胀满,呕恶食少,便溏,舌体胖大,苔白腻,脉濡滑。

（3）肺肾气虚型 咳嗽,咯痰无力,痰白清稀如沫,伴有气短,倚息不能平卧,张口抬肩,面色晦暗,形寒肢冷,时有肢体及面目浮肿,甚者一身悉肿,小便清长或少尿,舌淡,苔白润,脉沉细无力。

五、临床表现

（一）症状

1. 慢性咳嗽、大量浓痰 与体位改变有关,这是由于支气管扩张部位分泌物积聚,改变体位时分泌物刺激支气管黏膜引起咳嗽和排痰。病情因反复感染而逐渐加重,咳脓样痰日益增多,有时可达 100 ~ 400 mL,其严重度可用痰量估计:轻度,<10 mL/d;中度,$(10 ~ 150)$ mL/d;重度,>150 mL/d。典型的痰液为 24 h 痰液放置数小时后出现分层:上层为泡沫,下悬脓性成分,中层为混浊痰液,下层为坏死组织沉淀物。如有厌氧菌感染,痰与呼吸有臭味。常见的病原体为铜绿假单胞菌、金黄色葡萄球菌、流感嗜血杆菌、肺炎链球菌和卡他莫拉菌。

2. 反复咳血 $50\% ~ 70\%$ 的患者有程度不等的咯血,从痰中带血至大量咳血,咳血量与病情严重程度、病变范围有时不一致。部分患者以反复咳血为唯一的症状,平时无咳嗽、咳浓痰等呼吸道症状,临床上称为"干性支气管扩张"常见于结核性支气管扩张,其病变多在上叶支气管。反复肺部感染,可出现慢性感染中毒症状,如间歇性发热、乏力、食欲减退、消瘦、贫血等,儿童可影响发育。

3. 反复肺部感染 其特点是同一肺段反复发生肺炎并迁延不愈。这是由于扩张的支气管清除分泌物的功能丧失,引流差,易于反复发生感染。

（二）体征

早期与轻度支气管扩张可无异常肺部体征,病变反复感染后胸廓扩张度减少,叩诊呈浊音,可闻及下胸部、背部固定而持久的局限性粗糙啰音,病变严重广泛时可闻及哮鸣音,部分慢性患者伴有杵状指（趾）。出现肺气肿、肺心病等并发症时有相应体征。

六、实验室检查及其他

（一）胸部 X 线平片

支气管扩张由于支气管壁慢性炎症引起管壁增厚及周围结缔组织增生所致,表现为病变区纹理增多、增粗、排列紊乱,由于受累肺实质通气不足、萎陷,扩张的气道往往聚拢,纵切面可显示为"双轨征",横切面显示"环形阴影"。这是由于扩张的气道内充满了分泌物,管腔显像较透亮区致密,产生不透明的管道或分支的管状结构。囊状支气管扩张的气道表现为显著的囊腔,腔内可存在气液平面,在胸片上显示大小和分布不等的蜂窝状,圆形和卵圆形透明区。病变轻时影像学检查可正常,必要时需要做支气管造影。

（二）支气管造影

可明确支气管扩张的存在、病变的类型和分布范围。是经导管或支气管镜在气道表面滴注不透光的碘脂质造影剂,直接显像扩张的支气管。为了使造影满意及防止并发症,造影必须在肺部急性炎症控制之后。

（三）胸部 CT

由于其无创、易重复、易被患者接受,现已成为支气管扩张的主要诊断方法。随着高分辨 CT（HRCT）的出现,进一步提高了 CT 诊断支气管扩张的敏感性。如柱状扩张管壁增厚,并延伸至肺的周围;囊状扩张成串或成簇囊状,囊腔内可有液体。

（四）其他检查

有助于支气管扩张的直观或病因诊断。当支气管扩张呈局灶性且位于段支气管以上时,纤维支气管镜检查可发现弹坑样改变。痰涂片染色以及痰细菌培养结果可指导抗生素治疗。肺功能测定可以证实由弥漫性支气管扩张或相关的阻塞性肺病导致的气流受限。

七、诊断和鉴别诊断

（一）诊断

对持久性反复咳嗽、咯脓痰、咯血，肺部有固定性持续不变的湿性啰音、杵状指（趾），胸部平片有肺纹理粗乱、蜂窝状改变，胸部 CT 有支气管扩张的异常影像学改变，临床上可明确诊断为支气管扩张。纤支镜检查或局部支气管造影，可明确出血、扩张或阻塞的部位。还可经纤支镜进行局部灌洗，采取灌洗液标本进行涂片、细菌学和细胞学检查，进一步协助诊断和指导治疗。

（二）鉴别诊断

需与支气管扩张鉴别的疾病主要为慢性支气管炎、肺脓肿、肺结核、先天性肺囊肿、支气管肺癌和弥漫性泛细支气管炎等，仔细研究病史和临床表现，以及参考胸片、HRCT、纤维支气管镜和支气管造影的特征常可做出明确的鉴别诊断。下述要点对鉴别性诊断有一定参考意义：①慢性支气管炎：多发生在中年以上的患者，在气候多变的冬、春季节咳嗽、咳痰明显，多为白色黏液痰，感染急性发作时可出现脓性痰，但无反复咯血史。听诊双肺可闻及散在干湿啰音。②肺脓肿：起病急，有高热、咳嗽、大量脓臭痰；X 线检查可见局部浓密炎症阴影，内有空腔液平。急性肺脓肿经有效抗生素治疗后，炎症可完全吸收消退。若为慢性肺脓肿则以往多有急性肺脓肿的病史。③肺结核：常有低热、盗汗、乏力、消瘦等结核毒性症状，干湿啰音多位于上肺局部，X 线胸片和痰结核菌检查可做出诊断。④先天性肺囊肿：X 线检查可见多个边界纤细的圆形或椭圆形阴影，壁较薄，周围组织无炎症浸润。胸部 CT 检查和支气管造影可助诊断。⑤弥漫性泛细支气管炎：有慢性咳嗽、咳痰、活动时呼吸困难，常伴有慢性鼻窦炎，胸片和胸部 CT 显示弥漫分布的小结节影，大环内酯类抗生素治疗有效。

八、治疗

（一）中医辨证论治

1.急性期的治疗

（1）外寒内饮型

治则：宣肺散寒，化痰止咳。

方药：小青龙汤加减。

方药组成：麻黄、桂枝、干姜、细辛、半夏、五味子、白芍、甘草等。

（2）痰热壅肺型

治则：清热宣肺，化痰止咳。

方药：清金化痰汤加减。

方药组成：黄芩、山栀、知母、桑白皮、瓜蒌、桔梗、杏仁、半夏、射干等。

（3）肺胃热盛型

治则：清泻肺胃。

方药：清胃散加减。

方药组成：生地黄、当归、桑白皮、牡丹皮、黄连、黄芩、石膏等。

（4）肝火犯肺型

治则：清肝泻肺，化痰止咳。

方药：黛蛤散或加减薤白散加减。

方药组成：桑白皮、地骨皮、黄芩、旋覆花、牡丹皮、青黛、海蛤壳、半夏、苏子、竹茹、枇杷叶等。

2.缓解期治疗

（1）肺阴亏虚型

治则：益气滋阴。

方药：百合固金汤加减。

方药组成：百合、麦冬、生地黄、熟地黄、贝母、百部、白芍等。

（2）痰湿阻肺型

治则：燥湿化痰，理气止咳。

方药：二陈平胃散合三子养亲汤加减。

方药组成：陈皮、法半夏、茯苓、苍术、白芥子、莱菔子、紫苏子、党参、白术、茯苓、干姜、细辛、甘草等。

（3）肺肾气虚型

治则：补肾纳气，降气平喘。

方药：金匮肾气丸合参蛤散加减。

方药组成：桂枝、附子、山药、蛤蚧、人参、山茱萸、泽泻、茯苓等。

（二）西医治疗

祛除病原，促进痰液排出，控制感染，必要时手术切除。

1.病原治疗　对合并有慢性副鼻窦炎、慢性齿龈炎、慢性扁桃体炎等应积极根治。

2. 保持支气管通畅,积极排出痰液

(1)物理理疗 包括体位引流、胸腔叩击、胸腔震荡、辅助性咳嗽和用力呼吸锻炼能改善呼吸道引流。体位引流原则上应使患肺位置抬高,引流支气管开口朝下,以利于痰液流入大支气管和气管而排出,每日引流 2 ~ 3 次,每次 15 ~ 30 min。

(2)纤维支气管镜吸引痰液 若物理疗法不能引流出痰液,可使用纤维支气管镜吸痰,必要时在支气管黏膜滴 1:1 000 肾上腺素,消除水肿,以减轻阻塞,利于痰液排出,也可局部滴入抗生素。

(3)支气管扩张剂的使用 部分病例由于气道敏感性增高或支气管炎的刺激,可出现支气管痉挛,影响痰液的排出。在不咳血的情况下,可应用支气管扩张药,如氨茶碱或喘定。

(三)积极控制感染

控制感染时急性感染加重期的主要治疗措施,抗菌药物主要选择以覆盖流感嗜血杆菌、铜绿假单胞菌和厌氧菌为主,常用的口服抗菌药物为阿莫西林、克拉维酸,如为铜绿假单胞菌一般用环丙沙星或左氧氟沙星;严重感染或合并肺实质炎症时可以静脉用药,可以选用具有抗铜绿假单胞菌活性的哌拉西林、头孢哌酮、舒巴坦、环丙沙星、妥布霉素、亚胺培南或美罗培南,如有阳性的痰培养,应根据药敏结果用药。抗菌药物的疗程一般推荐为 7 ~ 14 天。

(四)外科治疗

如果支气管扩张为局限性,且经充分的内科治疗仍顽固反复发作者,可考虑外科手术切除病变肺组织。如果大出血来自于增生的支气管动脉、经休息和抗生素等保守治疗不能缓解反复大咯血时,病变局限者可考虑外科手术,否则采用支气管动脉栓塞术治疗。对于那些尽管采取了所有治疗仍致残的病例,合适者可考虑肺移植。

九、预后

继发性支气管扩张可以预防,如增强机体的抗病能力;积极防治婴幼儿呼吸道感染;治疗慢性副鼻窦炎和扁桃体炎等。对支气管结核和淋巴结核,做到早期诊断,及时治疗。注意防止异物进入气管,一旦发现立即经纤维支气管镜取出。

（郑 心 张 晓）

第五章 肺 炎

一、疾病概述

肺炎(pneumonia)是指终末气道、肺泡和肺间质的炎症,可由病原微生物、理化因素、免疫损伤、过敏及药物所致。肺炎可以发生在任何年龄层的人身上,但以儿童、老年人以及免疫力低下的人较容易发病。细菌性肺炎是最常见的肺炎,也是最常见的感染性疾病之一。

据世界卫生组织统计,全球每年大约有四亿五千万的肺炎患者,其中因肺炎失治而死亡的至少达四百万人,约占死亡总人口的7%,已经成为第三大死亡原因。我国每年大约有250万社区获得性肺炎(CAP)患者,超过12万人死于社区获得性肺炎,医院获得性肺炎是我国最常见的医院感染类型,总体发病率为2.33%,不同人群的医院获得性肺炎发病率差异也很大,老年、ICU和机械通气病人的发病率分别为普通住院病人的5倍、13倍和43倍。因社会人口老龄化、免疫受损宿主增加、病原体变迁、病原学诊断困难、不合理使用抗生素导致细菌耐药性增加等因素,近年来肺炎的发病率有增加趋势。尽管应用强有力的抗生素和有效的疫苗,但肺炎总的病死率不再降低,甚至有所上升。

祖国医学认为肺主气,司呼吸,肺为娇脏不耐寒热,肺为人体之华盖,外界环境的变化通过呼吸道往往能直接影响到肺的生理功能,导致其功能失常,从而引发肺部疾病。肺炎应当归属于祖国医学中的"风温""风温肺热病""咳嗽""喘证"等病证的范畴,其中在中医历代文献中对"风温"的描述与现代对肺炎的认识及描述最为相近。

二、病因和发病机制

(一)西医病因、发病机制及病理变化

引起肺炎的病因包括:①免疫力下降:肺炎球菌一般寄居在正常人的鼻咽

部,一般不会发病,当人体免疫力下降时,如感冒、劳累、慢性支气管炎、慢性心脏病、长期吸烟等,肺炎球菌即可乘机侵入人体,引起肺炎;②细菌:肺炎球菌、甲型溶血性链球菌、金黄色葡萄球菌、肺炎克雷白杆菌、流感嗜血杆菌、铜绿假单胞菌、埃希大肠杆菌、绿脓杆菌等细菌都会引发肺炎;③病毒:呼吸道合胞病毒、腺病毒、流感病毒、巨细胞病毒、单纯疱疹病毒等都会引发肺炎;④真菌:白念珠菌、曲霉、放射菌等真菌都会引发肺炎;⑤非典型病原体:如军团菌、支原体、衣原体、立克次体、弓形虫、原虫等非典型病原体都会引发肺炎;⑥理化因素:放射性、胃酸吸入、药物等理化因素都会引发肺炎。

正常的呼吸道免疫防御机制(支气管内黏液-纤毛运载系统、肺泡巨噬细胞等细胞防御的完整性等)使气管隆凸以下的呼吸道保持无菌。是否发生肺炎决定于两个因素:病原体和宿主因素。如果病原体数量多,毒力强和(或)宿主呼吸道局部和全身免疫防御系统损害,即可发生肺炎。病原体可通过下列途径引起肺炎:①空气吸入;②血行播散;③邻近感染部位蔓延;④上呼吸道定植菌的误吸。肺炎还可以通过误吸胃肠道的定植菌(胃食管反流)和通过人工气道吸入环境中的致病菌引起。病原体直接抵达下呼吸道后,滋生繁殖,引起肺泡毛细血管充血、水肿,肺泡内纤维蛋白渗出及细胞浸润。呼吸膜增厚,气管、支气管、细支气管炎症渗出,堵塞造成气管狭窄,则换气、通气功能障碍致低氧血症,称外呼吸功能障碍,细胞缺氧时,胞质内酶系统受到损害致组织对氧的摄取和利用不全,称内呼吸功能障碍。除了金黄色葡萄球菌、铜绿假单胞菌和肺炎克雷白杆菌等引起肺组织坏死性病变易形成空洞外,肺炎治愈后多不遗留瘢痕,肺的结构与功能均可恢复。

(二)中医病因病机

中医认为,肺炎的病因是外邪侵袭与正气不足,其中感受外邪是直接因素,外邪的性质以温热性质的一类病邪居多,主要为风热病邪。在劳倦过度、醉后当风等人体正气不足之时,感受风热之邪或风寒之邪入里化热,从肌体表面侵袭人体,循经而上,肺脏首当其冲,邪热阻肺,气机不畅,则肺失宣降,此时病位在手太阴肺经,可以出现发热、头痛、咳嗽、口渴、喘息、苔薄、脉浮数等症,若此时未经及时治疗,则可传变他脏,由卫分至气分,再至营分、血分。正气不足、脏腑功能衰退是发病的一个重要内在因素。人体正气虚弱,又感受温热病邪,病变以肺经为主,初起表现为肺卫表热证,肺卫之邪热未解可内传于气分,致气分热盛,耗液伤津,亦可内陷心营,甚而致动血、耗血。

三、分类

肺炎可按病因、患病环境、解剖加以分类。

(一)病因分类

1. 感染性肺炎 包括细菌性肺炎,如需氧革兰阳性球菌(肺炎球菌、金黄色葡萄球菌等)、需氧革兰阴性杆菌(克雷白杆菌、绿脓杆菌等)、厌氧菌(棒状、梭形杆菌等)、其他(卡他莫拉菌、分歧杆菌等);病毒性肺炎(冠状病毒、腺病毒、呼吸道合胞病毒);非典型病原体所致肺炎(支原体、衣原体等);真菌性肺炎(白念珠菌、曲霉菌、肺孢子菌等);其他病原体(立克次体、弓形虫、寄生虫等)。

2. 非感染性肺炎 包括理化因素(放射性肺炎、化学性肺炎),免疫和变态反应(SLE、类风湿等引起),过敏因素(嗜酸粒细胞性肺炎),药物(马里兰、博来霉素、胺碘酮等)。

(二)患病环境分类

1. 社区获得性肺炎,是指在医院外罹患的感染性肺实质炎症,包括具有明确潜伏期的病原体感染而在入院后平均潜伏期内发病的肺炎。

2. 医院获得性肺炎(hospital acquired pneumonia,HAP),亦称医院内肺炎,是指患者入院时不存在、也不处于感染潜伏期,而于入院 48 h 后在医院(包括老年护理院、康复院)内发生的肺炎。

(三)解剖分类

1. 支气管性(小叶性)肺炎 病原体经支气管入侵,引起支气管终末细支气管及肺泡的炎症,常继发于其他疾病,如支气管炎、支气管扩张、上呼吸道病毒感染以及长期卧床的危重患者,部分病人可发展成阻塞性肺气肿、慢性肺源性心脏病。支气管腔内有分泌物,故常可闻及湿性啰音,无实变的体征,X 线显示沿肺纹理分布的不规则斑片状阴影,边缘密度浅而模糊,肺下叶常受累。

2. 大叶性(肺泡性)肺炎 大叶性肺炎主要是由肺炎链球菌引起,病变累及一个肺段以上肺组织,以肺泡内弥漫性纤维素渗出为主的急性炎症。病变起始于局部肺泡,并迅速蔓延至一个肺段或整个大叶。临床上起病急骤,常以高热、恶寒开始,继而出现胸痛、咳嗽、咳铁锈色痰、呼吸困难,并有肺叶或肺段的实变体征及外周血白细胞计数增高等。病程大约一周,体温骤降,症状消失。

3. 间质性肺炎 间质性肺病是以肺间质为主的炎症,累及气管壁及支气管周围,有肺泡增生及间质水肿,X线通常表现为一侧或双侧肺下部的不规则条索状阴影,从肺门向外伸展,可呈网状,期间可有小片状肺不张影。

四、临床表现

（一）西医认识

多数起病急骤,常有受凉淋雨、劳累、病毒感染等诱因,约 1/3 患病前有上呼吸道感染。病程 7～10 天。

1.寒战与高热　典型病例以突然寒战起病,继之高热,体温可高达 39～40℃,呈稽留热型,常伴有头痛、全身肌肉酸痛,食量减少。抗生素使用后热型可不典型,年老体弱者可仅有低热或不发热。

2.咳嗽与咳痰　初期为刺激性干咳,继而咳出白色黏液痰或带血丝痰,经1～2 天后,可咳出黏液血性痰或铁锈色痰,也可呈脓性痰,进入消散期痰量增多,痰黄而稀薄。

3.胸痛　多有剧烈侧胸痛,常呈针刺样,随咳嗽或深呼吸而加剧,可放射至肩或腹部。如为下叶肺炎可刺激膈、胸膜引起剧烈腹痛,易被误诊为急腹症。

4.呼吸困难　由于肺实变通气不足、胸痛以及毒血症而引起呼吸困难、呼吸快而浅。病情严重时影响气体交换,使动脉血氧饱和度下降而出现紫绀。

5.其他症状　少数有恶心、呕吐、腹胀或腹泻等胃肠道症状。严重感染者可出现神志模糊、烦躁、嗜睡、昏迷等。

6.体征　肺炎球菌肺炎患者多呈急性面容,双颊绯红,皮肤干燥,口角和鼻周可出现单纯性疱疹;有败血症者,皮肤黏膜可有出血点,巩膜黄染,心率增快或心律不齐;革兰阴性杆菌肺炎病变范围大者,可有肺实变体征,双肺下野及背部可闻及湿性啰音;肺炎支原体肺炎患者体征多不明显,可有咽部中度充血,肺部干、湿啰音,耳镜可见鼓膜充血、甚至出血,呈炎症性改变;病毒性肺炎胸部体征亦不突出,有时偶尔可在下肺闻及湿啰音。

（二）中医认识

本病具有起病急,传变快,病程较短,四季发病,以冬春为多的特征。症状以发热、咳嗽、咯痰(痰白或黄或黏稠或带血)、舌红苔白或黄、脉数。兼症见恶寒或寒战、胸痛、气喘等肺部体征。风热初袭,邪伤肺卫,风邪束表,卫气郁闭,故见恶寒发热;肺气失宣,故咳嗽、气喘;肺不布津、聚而为痰,伤于寒邪则为白稀痰,伤于热邪或寒邪化热则见白黏痰或黄痰;邪气阻滞肺络,则致胸痛;邪伤肺络,可见咯血;若邪气过盛,正不胜邪,邪气入里,内传营血,则面唇青紫或衄血发斑;甚则邪热内陷、逆传心包、蒙闭心窍,出现神昏谵语或昏愦不语;若邪热郁闭不宣,热深厥深,四末厥冷。若治疗得当,邪退正复,可见热病恢复期阴虚津伤之低热,手足心热或口干舌燥之证候。

五、辅助检查

（一）血常规检查

这是最常用的检查手段,其中包括血白细胞总数,各种白细胞在白细胞总体中所占的百分比。如果白细胞总数超过 10×10^9 个/ L,中性粒细胞百分比超过 70%,我们就说这个病人的血象高,这是细菌性肺炎常见的血象改变。但老年人或幼儿可能增高不明显。

（二）动脉血气分析

可出现动脉血氧分压下降、二氧化碳分压下降,但合并慢性阻塞性肺疾病时,因肺泡换气不良可出现二氧化碳分压升高。

（三）确定病原体

肺炎是由什么病原体引起的,是由细菌,还是由病毒、支原体、真菌等引起的,细菌的种类是什么,需要合理的取患者的痰、血做培养才有可能真正找出致病菌,有针对性地采用对病原体敏感的药物进行治疗。常用的方法包括痰培养、经纤维支气管镜或人工气道吸引、支气管肺泡灌洗、经皮细针穿刺、防污染样本毛刷、血和胸腔积液培养及尿抗原试验等。多种因素都会影响到痰液中致病菌的分离,人类上呼吸道黏膜表面本身存在着正常菌群,在慢性气道疾病、老年人和危重病患者中或是在应用抗菌药物后,呼吸道定植菌明显增加,因此,在采集呼吸道标本进行细菌培养时要尽可能地在抗菌药物应用之前采集,避免污染,及时送检。

（四）X 线胸片检查

通过给病人进行 X 线胸片检查,可以直接了解肺部的变化,这是诊断肺炎的重要手段。

（五）胸部 CT、MRI 检查

如果病人在同一部位反复发生肺炎或 X 线胸片上有其他可疑的病变,或一般检查难以明确诊断时,就需要进行胸部 CT 或 MRI 等其他更进一步的检查。

六、诊断

肺炎的诊断应依靠某一地区流行病原体的流行病学情况(尤其是病毒感染),临床症状、体征、X线检查及实验室辅助检查全面综合分析。诊断标准包括:①新近出现的咳嗽、咳痰或原有呼吸道疾病症状加重,并出现脓性痰,伴或不伴胸痛;②发热;③肺实变体征和(或)湿性啰音;④WBC > 10×10^9/L 或 < 4×10^9/L,伴或不伴细胞核左移;⑤胸部X线检查显示片状、斑片状浸润性阴影或间质性改变,伴或不伴胸腔积液。以上1~4项中任何1项加第5项,并除外肺结核、肺部肿瘤、非感染性肺间质性疾病、肺水肿、肺不张、肺栓塞、肺嗜酸性粒细胞浸润症及肺血管炎等后,可建立临床诊断。若为院内感染或是因免疫不全所造成的肺炎,其诊断会比较困难,甚至可能需要进行肺部的断层扫描以区分可能造成肺炎的原因(例如肺栓塞)。中华人民共和国中医药行业标准《中医内科病证诊断疗效标准》制定的中医风温肺热病的诊断标准包括:①以身热、咳嗽、烦渴,或伴气急、胸痛为主症;②病重者可见壮热,颜面潮红,烦躁不安,神昏谵语或四肢厥冷等症;③冬春两季较多。具有起病急、传变快、病程短的特点;④血白细胞总数及中性粒细胞升高者,属细菌性感染;正常或偏低者以病毒性感染为主;⑤肺部有实变体征,或可闻及干湿性啰音;⑥痰直接涂片或培养可以找到病原体;⑦胸部X线透视或摄片,可见一侧或两侧肺叶或肺段炎性阴影。

七、鉴别诊断

肺炎需与以下疾病进行鉴别:肺结核、肺癌、急性肺脓肿、肺栓塞。还需排除非感染性肺部疾病,如肺间质纤维化、肺水肿、肺不张、肺嗜酸性粒细胞浸润症和肺血管炎等。伴剧烈的胸痛时,应与渗出性胸膜炎、肺梗死鉴别。相关的体征及X线影像有助鉴别。肺梗死常有静脉血栓形成的基础,咯血较多见,很少出现口角疱疹。下叶肺炎可能出现腹部症状,应通过X线、B超等与急性胆囊炎、膈下脓肿、阑尾炎等进行鉴别。

(一)肺结核

多有全身中毒症状,午后低热、盗汗、疲乏、无力、体重减轻、失眠、心悸等症状。X线胸片可见病变多在肺尖或锁骨上下,密度不均,消散缓慢,且可形成空洞或肺内播散。痰中可找到结核杆菌。常规抗菌药物治疗无效。

(二)肺癌

常有吸烟史。有咳嗽、咳痰、痰中带血症状。血白细胞计数不高,痰中若发现癌细胞可以确诊。可伴发阻塞性肺炎,经抗生素治疗后炎症不易消散,或可见肺门淋巴结肿大,有时出现肺不张。必要时做 CT、MRI、纤维支气管镜和痰脱落细胞等检查。

（三）急性肺脓肿

早期临床表现相似。随着病程进展,咳出大量脓臭痰为肺脓肿的特征。X线片显示脓腔及液平面。

（四）肺血栓栓塞

肺血栓栓塞症多有静脉血栓的危险因素,可发生咯血、晕厥、呼吸困难较明显,颈静脉充盈。X线胸片示局部肺纹理减少,可见尖端指向肺门的楔形阴影,常见低氧血症及低碳酸血症。D－二聚体、CT 肺动脉造影、放射性核素肺通气/灌注扫描和 MRI 等检查可帮助进行鉴别。

（五）非感染性肺部浸润

需排除非感染性肺部疾病,如肺间质纤维化、肺水肿、肺不张、肺嗜酸性粒细胞浸润症和肺血管炎等。

八、并发症

1. 败血症,特别是细菌性肺炎。

2. 胸腔积液,肺炎累及邻近胸膜会引起胸腔积液。

3. 脓胸,化脓性细菌感染会波及胸膜引起脓胸。

4. 感染性休克,多见于重症肺炎。

5. 心肌炎。

6. 心力衰竭。

7. 呼吸衰竭。

8. 支气管扩张,小儿肺炎可引起支气管扩张。

九、治疗方法

（一）西医治疗

1. 抗病原菌治疗,又称"治本"。肺炎治疗的最主要环节是抗感染,细菌性肺炎的治疗包括根据病原体治疗和经验性治疗,前者根据痰培养和药敏实验结果,选择体外实验敏感的抗菌药物;后者主要根据本地肺炎病原体流行病学资料,选择可能覆盖病原体的抗菌药物,此外,还根据患者的年龄、基础疾病、疾病严重程度、是否有误吸等因素,选择抗菌药物和给药途径。疑为肺炎即给予首剂抗菌药物,病情稳定后可改静脉为口服治疗,肺炎抗菌药物疗程至少为 5 天,多数患者要 7 ~ 10 天或更多疗程,体温正常 48 ~ 72 小时,无肺炎任何一项临床不稳定征象可停用抗菌药物。肺炎临床稳定标准为:①T ≤37.8℃;②心率 ≤100次/分;③呼吸频率≤24 次/分;④血压:收缩压≥90 mmHg;⑤呼吸室内空气条件下动脉血氧饱和度≥90% 或 PaO_2 ≥60 mmHg;⑥能够口服进食;⑦精神状态正常。

初始治疗后48 ~ 72 h 应对病情和诊断进行评价。有效治疗反应首先表现为体温下降,呼吸道症状亦可以有改善,白细胞恢复和 X 线胸片病灶吸收一般出现较迟。凡症状明显改善,不一定考虑痰病原学检查结果如何,仍可维持原有治疗。症状显著改善后,胃肠外给药者可改用同类或抗菌谱相近,或对致病原敏感的制剂口服给药,采用序贯治疗。初始治疗72h 后症状无改善或一度改善又恶化,视为治疗无效,其常见原因和处理如下:①药物未能覆盖致病菌或细菌耐药,结合实验室痰培养结果并评价其意义,审慎调整抗感染药物,并重复病原学检查。②特殊病原体感染,如分枝杆菌、真菌、肺孢子菌、包括 SARS 和人禽流感在内的病毒或地方性感染性疾病。应重新对有关资料进行分析并进行相应检查,包括对通常细菌的进一步检测,必要时采用侵袭性检查技术,明确病原学诊断并调整治疗方案。③出现并发症(脓胸、迁徙性病灶等)或存在影响疗效的宿主因素(如免疫损害),应进一步检查和确认,进行相应处理。④诊断有误时,应重新核实诊断,明确是否为非感染性疾病。

(1)肺炎球菌肺炎 首选青霉素 G,成年轻症患者 80 万 U,肌注,每日三次。较重者,宜240 万 ~ 480 万 U,静脉滴注,每 6 小时一次,重症及并发脑膜炎时,加至每日1 000 万 ~ 3 000 万 U 均分 4 次静脉滴注。或用第一代或第二代头孢菌素,如头孢噻吩、头孢唑啉、头孢孟多等。青霉素及头孢类用药前均应做皮肤过敏试验。对青霉素过敏者,轻症可用红霉素,每日 1.5 g,静脉滴注;或用林可霉素,每日 2 g,静脉滴注。病情好转后可口服复方磺胺甲基异噁唑;每日 2 次,每次 2 片;或头孢氨苄 0.5 g,每 6 小时一次。

(2)克雷白杆菌肺炎 首选氨基糖甙类抗生素,如庆大霉素、卡那霉素、妥布霉素、阿米卡星等。哌拉西林、硫苯咪唑青霉素与氨基甙类联用效果较好。重症宜加用头孢菌素类如头孢孟多、头孢西丁、头孢噻肟等。部分病例使用氯霉素、四环素及复方新诺明亦有效。

（3）其他革兰阴性杆菌肺炎　绿脓杆菌肺炎病死率高,宜联合使用抗生素。羧苄青霉素每日 20～30 g 静滴、硫苄青霉素每日 8～12 g 静滴或替卡西林每日 10～18 g 静滴。与一种氨基甙类抗生素(庆大霉素每日16 万～24 万 U,或阿米卡星每日 0.4～0.8 g 分两次肌注)合用。第三代头孢菌素如头孢哌酮、头孢噻甲羧肟对绿脓杆菌有效。流感嗜血杆菌肺炎,首选氨苄青霉素,每日 4～6 g,分次静滴。红霉素或氨基甙类药物可与其合用。严重者或对上述药物耐药者,可选用第三代头孢如头孢噻肟或羟羧氧酰胺菌素,每日 150 mg/kg 静滴。治疗肠杆菌科细菌肺炎(如大肠杆菌、产气杆菌、阴沟杆菌等)时应参考药敏试验选择药物。一般采用氨苄青霉素、羧苄青霉素,并联合应用一种氨基甙类抗生素,也可联合氯霉素和链霉素。必要时用头孢唑啉、头孢孟多或头孢噻肟。治疗阴性杆菌肺炎时,宜大剂量、长疗程、联合用药,并以静脉滴注为主。可辅用雾化吸入,充分进行痰液引流,还要加强营养支持。

（4）军团菌肺炎　首选红霉素,每日 1～2 g,分次口服。重症者静脉给药,用药 2～3 周。可加用利福平,每日 100 mg/kg,顿服;强力霉素,每日 200 mg,顿服,疗程 3 周以上。氨基甙类和青霉素、头孢菌素类对本病无效。

（5）厌氧微生物所致肺炎　对革兰染色阳性厌氧菌感染者,青霉素有效,每日 600 万～1 000 万 U,分 4 次静滴,但脆性厌氧杆菌则多耐药。克林霉素对各种厌氧菌均有效。甲硝唑对厌氧菌亦有效,400 mg,每日三次,口服,5～7 天为一个疗程,氯霉素亦可选用,院内感染者应与氨基甙类联用。

（6）肺炎支原体肺炎　首选红霉素 0.3 g,每日 4 次。亦可用交沙霉素,0.4 g,每日 4 次。

（7）肺部真菌感染　①肺念珠菌病:轻症患者在中止诱因(如广谱抗生素、激素、免疫抑制剂和体内放置的导管)后,常能自行好转。重症须用两性霉素 B 治疗。开始时每日 1 mg 置 5% 葡萄糖水中缓慢避光静滴,逐步增加到每日 0.25 mg/kg,总量为 1～2 g。滴流中加用肝素有助于防止血栓性静脉炎。应注意药物副反应如肝肾功能损害、心律不齐、头痛、消化道不适及寒战、发热等。亦可用 5－氟胞嘧啶,每日口服 50 mg/kg,1～3 个月。该药有胃肠道不适、药物热、骨髓抑制和肝功损害等副作用。还可用酮康唑每日口服 0.2～0.4 g,偶有肝功能减损,较长期服药者应定期查白细胞和肝功能。②肺曲菌病:可用两性霉素,也可用 5－氟胞嘧啶。变态反应型肺曲菌病可加用糖皮质激素或支气管解痉剂。曲菌球病灶局限且反复大量咯血者可行手术切除,抗真菌药物效果不佳。③肺放线菌病:治疗用较大剂量青霉素,每日200万~600万U分4次静滴,疗程数月至半年。重症每日1 000万~3 000万U分4次静滴。其他抗生素如红霉素、林可霉素、克林霉素和利福平亦有效。有胸壁脓肿或脓胸时,则应切开引流。对并发脑脓肿、皮下脓肿或脓胸者,则应行外科治疗。

(8)病毒性肺炎 病毒性肺炎合并有细菌感染时,可结合药敏试验结果用药。

2.全身支持疗法 包括充足的热量、营养、蛋白的摄入,维持体内水电解质的平衡。

3.治疗原发疾病及提高免疫力,如糖尿病、肿瘤所致的阻塞性肺炎,应积极控制原发病。

4.如果导致肺炎的病原体是从原发灶经血液循环入侵至肺引起的,应及时消除及治疗原发病灶。

5.肺炎有并发症时,如休克、脓胸,应予以积极治疗。

6.对症治疗 充分休息、吸氧、排痰、退热等。

(二)中医治疗

1.辨证分型

(1)邪袭肺卫

证候:发病急骤,发热,恶寒,无汗或少汗,咳嗽,痰白或黄,口渴,舌边尖红,苔薄白或微黄,脉浮数。

证候分析:因肺的卫外功能减弱,风寒或风热之邪侵袭人体,首先犯肺,卫气郁闭,故见发热、恶寒,无汗或少汗;肺气不宣,则见咳嗽;气不布津,凝聚为痰;若感风热之邪,则见痰黄、黏稠、口干渴;若感风寒之邪,则见咳痰清稀,口不渴。舌苔薄白或黄、脉浮或数均为风邪袭表之征。

治法:疏风解表,宣肺化痰。

方药:三拗汤或桑菊饮加减。三拗汤用于外感风寒之邪。方中麻黄、杏仁、甘草可宣肺散寒。如寒邪化热,证见发热汗出、咳嗽、痰黄,则可用麻杏石甘汤,用以解表散热、宣肺止咳。桑菊饮用于外感风热之邪,方中桑叶、菊花、薄荷、连翘辛凉解表,桔梗、杏仁、甘草、芦根宣肺止咳、清热生津。内热盛加黄芩、鱼腥草清肺泄热;口渴咽干者,可加沙参、花粉清热生津。

(2)痰热壅肺

证候:高热不退,咳嗽,咳痰黄稠或咳铁锈色痰,胸痛,呼吸气促,口渴烦躁,小便黄赤,大便干燥,舌红苔黄,脉洪数或滑数。

证候分析:如果表邪不解而入里,则肺失清肃,痰热壅阻肺气,肺卫郁闭而见身热不退,咳嗽,咳吐黄稠黏痰;热伤肺络,故胸痛。热伤津液而见口渴,小便黄赤,大便干燥。舌红苔黄、脉洪数或滑数均为痰热壅肺之征。

治法:清热化痰止咳。

方药:麻杏石甘汤合《千金》苇茎汤加减。方中麻黄、杏仁宣肺化痰,配石膏可清泄肺热,芦根、薏苡仁、杏仁、桃仁、冬瓜仁清热化痰解毒。若痰热盛,可加鱼腥草、瓜蒌、黄芩等加强清热解毒之功。

(3)热毒内陷

证候:高热不退,咳嗽气促,痰声辘辘,烦躁,谵语,甚则四肢厥冷,舌红绛,苔黄而干,脉细数。

证候分析:热邪内入营血,热闭心包,故身热不退;热扰心神,则心烦或谵语;热伤津液,故苔黄而干、脉细数。热邪内郁,阳气不展,四肢失去温煦,故见四肢厥冷。

治法:清热解毒,清心开窍。

方药:清营汤加减。方中犀角、生地、丹参清营凉血,配伍竹叶、黄连、银花、连翘清热解毒,使营分邪热转出气分而解。麦冬、玄参养阴清热。若见烦躁、谵语,可加服紫雪丹,以加强清热息风之功。

(4)正虚邪恋

证候:咳嗽,低热,自汗出,手足心热,舌红,苔薄黄,脉细数。

证候分析:正邪交争,邪气已去大半,正气亦见不足,故见热势不高,咳嗽无力;气虚卫外不固而见自汗出;热邪伤阴,阴虚内热而见手足心热,舌红苔薄黄、脉细数亦为气阴两虚、邪热未解之征。

治法:养阴清热,润肺化痰。

方药:竹叶石膏汤加减。方中半夏、石膏、竹叶清余热化痰止咳,人参、麦冬、甘草、粳米益气养阴。可随症加沙参、生地、地骨皮以增养阴清虚热之功,或加入杏仁、桑白皮、瓜蒌皮以加强化痰止咳之力。

(5)正虚欲脱

证候:体温骤降,额出冷汗,面色苍白,口唇青紫,呼吸短促,脉微细。

证候分析:热毒内陷,正不胜邪,正气欲脱,阳气耗散,阴液耗竭,而见凶险之象。气无所主故见呼吸短促、面色苍白。阴阳离绝,故见体温骤降、额出冷汗。气虚无以行血而见口唇青紫。

治法:回阳救逆,益气养阴。

方药:参附汤合生脉散。方中人参、附子益气回阳救逆,人参、麦冬、五味子益气养阴,共奏回阳固脱之功。

2.非药物疗法及其他治疗方法

(1)针刺(毫针)疗法 可取尺泽、孔最、列缺、合谷、肺俞、足三里,每日一次。高热者可用针刺放血,取大椎、十宣穴。耳针可取肾上腺、肺、皮质下等穴为主穴。咳嗽配支气管、交感,喘促者配内分泌、胸,每日一次。

(2)吸入疗法 通过雾化器将中药药液喷入呼吸道而达到治疗目的。可用鱼腥草注射液、麻杏石甘汤雾化液等。

(3)刮痧疗法 取胸、背部脊椎两侧和肩胛区,用硬币蘸植物油或白酒,刮至皮肤充血,用于发热神昏者。

(4)灌肠疗法 麻黄、知母各 10 g,石膏 50 g,杏仁、甘草各 10 g。上药水煎后,待药温至 30℃,灌肠,每次 40 mL,每日 2~4 次,可用于小儿重症肺炎热盛者。

十、预防措施

1.平时注意防寒保暖,遇有气候变化,随时更换衣着,感冒流行季节少去公共场所。体虚易感者,可常服玉屏风散之类药物,预防发生外感。

2.戒烟,避免吸入粉尘和一切有毒或刺激性气体。

3.加强体育锻炼,增强体质。

4.进食或喂食时,注意力要集中,要求患者细嚼慢咽,避免边吃边说,致食物呛吸入肺。

5.年龄大于 65 岁可注射流感疫苗。

十一、健康指导

进食高热量、高维生素、高蛋白的易消化或半流质食物;忌辛辣油腻食物;对于伴有发热的肺炎患者更应注意多饮水,这样不仅可使机体水分的丢失得到补充,还有利于细菌毒素的排泄及降低体温;适量进食水果,但不宜吃甘温的水果,如桃、杏、李子、橘子等,以免助热生痰。

常用药膳:

（1）贝母粥　先以粳米 100 g 和砂糖适量煮粥,待粥成时,调入川贝母粉末 5～10 g,再煮二、三沸即可,上下午温热分食。用于咳嗽咯吐黏痰不爽者。

（2）竹沥粥　粳米 50 g 煮粥,待粥将成时,兑入竹沥 50～100 mL,稍煮即可,早晚或上下午温热分食。用于咯吐脓痰或间有神志欠清者。

（3）苏子粥　苏子 15～20 g,捣烂如泥,用水煮取浓汁,去渣,入粳米 50～100 g,冰糖适量,同煮成粥,早晚温热服食。用于咳嗽气喘者。

（4）大蒜粥　紫皮大蒜 30 g,去皮,将蒜放沸水中煮 10 分钟后捞出,然后将粳米 100 g,放入煮蒜水中,煮成稀粥,再将蒜放入粥内,同煮片刻即成,早晚温热服食。用于肺炎霉菌感染者。

（5）银杏石苇炖冰糖　白果 20 粒,去壳、衣,捣破,与石韦 30 g 同放瓦锅中,加水 2 碗,煮至 1 碗,去渣,入冰糖 15 g,溶化,饮服。用于咳嗽、咯痰、气喘者。

（6）百合糖水　百合 60～100 g,加糖适量,水煎,饮食。

（7）川贝雪梨煲猪肺　川贝 10 g,雪梨 2 个,猪肺 250 g,雪梨去皮切块,猪肺切块漂去泡沫,与川贝同放入砂锅内,加冰糖少许,清水适量,慢火熬煮 3 小时后服食。用于阴虚痰热者。

（8）山药粥　干山药片 45～60 g(或鲜山药 100～120 g),粳米 100～150 g,同煮粥,早晚温热服食。用于气虚痰浊者。

（9）五汁饮　荸荠汁、鲜芦根汁、鲜藕汁、梨汁、麦冬汁各等量混合。每次饮服 30 毫升,每日 3 次。适用于肺炎恢复期证属肺阴耗伤,表现为低热、口渴和心烦者。

（郑 心 赵 粤）

第六章 肺 癌

一、疾病概述

肺癌，见于中医古代文献中"肺岩""息贲""咳嗽""咯血""肺痈"等疾病。在历代中医古籍虽未明确提出肺癌病名，但对类似肺癌病因病机及临床表现等的描述早在《内经》时期就已经大量出现，后世更有大量的研究。中医认为"癌瘤者，非阴阳正气所结肿，乃五脏瘀血浊气痰滞而成"。《中医大辞典》中解释"癌"为："肿块凹凸不平，边缘不齐，坚硬难移，状如岩石。溃后血水淋漓，臭秽难闻，不易收敛，甚至危及生命。"无论对肺癌病因病机、临床表现，还是对本病治疗、预后的认识，古代医家都进行了大量深入的研究。

现代医学认为，肺癌为起源于支气管黏膜或腺体的恶性肿瘤。肺癌发病率为男性肿瘤的首位，并由于早期诊断不足，致使预后差。目前随着诊断方法进步、新药以及靶向治疗药物出现，规范有序的诊断、分期以及根据肺癌临床行为进行多学科治疗的进步，生存期已经有所延长。然而，要想大幅度地延长生存期，仍有赖于早期诊断和早期规范治疗。现代医学可根据每个患者具体情况选择手术、放化疗、分子靶向治疗等不同治疗方案。而中医药具有多途径、多靶点的协同作用，在肿瘤的减毒增效方面有独特优势。虽然中、西医治疗都取得了一定的疗效，但也有各自的局限性。大量的临床与实验研究证明，中西医结合治疗肺癌是一条重要的途径。

二、流行病学

肺癌是严重危害人类健康的疾病，根据世界卫生组织（WHO）2008 年公布的资料显示：肺癌无论是发病率（160 万/年）还是死亡率（140 万/年），均居全球癌症首位。在我国，肺癌已是癌症死亡的首要病因，且发病率及死亡率均迅速增长。2000 年至 2005 年，我国肺癌的发病人数增加了 11.6 万，死亡人数增加了 10.1 万。英国肿瘤学家 R. Peto 预言:如果我国不及时控制吸烟和空气污染,到 2025 年我国每年肺癌发病人数将超过 100 万,成为世界第一肺癌大国。

三、病因和发病机制

中医学在整体观念和辨证论治的基础上,认为肺部肿瘤不仅是局部的病变,而且是包括生理、心理、社会生活等多方面影响因素的复杂的全身性疾病,古代医家认为"邪积胸中,阻塞气道,气不得通,为痰为血,皆邪正相搏,邪既胜,正不得制之,遂结成形而有块",体现了中医对肺癌病因病机的认识,古代医家对此进行了大量的有价值的研究。总体上来说,中医认为肺癌的基础是以正虚为主,虚实夹杂,《内经》云:"邪之所凑,其气必虚。"正气虚损,脏腑功能失调,阴阳失和,邪气乘虚而入,正虚也是肺癌复发转移的关键,郁闭肺气,阻滞气机,肺失宣肃,津液失于输布,津聚为痰,痰阻血瘀,瘀久化热,痰湿、瘀血、热毒相互搏结于肺,久而形成肺部积块。总体来说,肺癌的病因不外乎内因和外因两方面,正气虚损为根本,外感邪毒、七情内伤、饮食劳逸等为致病关键。

(一)正气虚损

肺癌的发病基础主要就是脏腑功能受损,气血阴阳失调,正气虚损。《素问·刺法论》云:"正气存内, 邪不可干。"《素问·评热病论》云:"邪之所凑,其气必虚。"《医宗必读积聚》云:"积之成也,正气不足,而后邪气踞之。"中医认为,肺为娇脏,其为华盖,正虚则外邪乘虚而入,首先犯肺,邪正相搏,正不胜邪,终致邪聚成块。

(二)外受邪毒

肺主气,司呼吸,喜润恶燥,随着空气污染问题日益凸显,且吸烟人数的不断增加,有害废气、矿石粉尘、烟毒等各种有毒邪气通过呼吸道或其他途径侵袭肺脏,可致肺气郁闭,失于宣肃,毒袭肺络,耗气伤阴,血滞不行,毒瘀互结,日久形成肺部肿块。

(三)七情失调

情志因素在癌症的发病原因中占有重要地位,"七情和合"则气血调和,脏腑功能正常,七情失调,则气血失调,脏腑功能失常,引起各种疾病。而肺癌的发病也与此有很大关联。

(四)偏嗜饮食

"百病皆由脾胃衰而生也",平素若嗜食膏粱厚味,损伤脾胃,脾胃失于运化,则水湿内停,津液不化,积聚成痰,痰聚而发为积块。若嗜食辛香温燥之品,损伤阳气,"阳气者,若天与日,失其所则折寿而不彰",寒痰凝滞,日久积而成块。

(五)痰瘀内停

《丹溪心法》云:"凡人身上、中、下有块者,多是痰。"王清任认为:"气无形不能结块,结块者,必有形之血也。血受寒则凝结成块,血受热则煎熬成块。"古代医家很早就认识到,癌肿的形成与痰、瘀密切相关,痰、瘀不仅是邪气侵袭肺脏的病理产物,又会进一步加重正气内虚,促进癌肿形成。

气阴两虚作为肺癌发病的基本病机,贯穿肺癌发病的始终。当外感六淫,饮食劳倦,七情内伤等因素长期作用于机体,或长期接触烟毒、大气污染等环境,日久伤及五脏,可化火伤阴,而致出现气阴不足的症状。肺气阴两虚,则外在邪毒乘虚而入,正邪交争,阻滞气机,"气不行则血停",导致血行瘀滞,同时津液失于输布,津聚为痰,气血痰瘀毒交阻,阻滞脉络,日久形成肺部癌肿。可见气阴两虚,邪毒侵袭,痰浊气滞血瘀,痰瘀毒搏结胸中是肺癌发病的关键。

西医通常认为肺癌的发病与下列因素有关:

1.吸烟

大量研究表明,吸烟是肺癌死亡率进行性增加的首要原因。烟雾中的苯并芘、尼古丁、亚硝胺和少量放射性元素钋等均有致癌作用,尤其易致鳞状上皮细胞癌和未分化小细胞癌。与不吸烟者比较,吸烟者发生肺癌的危险性平均高4~10倍,重度吸烟者可达10~25倍。吸烟量与肺癌之间存在着明显的量－效关系,开始吸烟的年龄越小,吸烟时间越长,吸烟量越大,肺癌的发病率越高。一支烟的致癌危险性相当于0.01~0.04 mGy的放射线,每天吸30支烟,相当于1.2 mGy的放射线剂量。

被动吸烟或环境吸烟也是肺癌的病因之一。丈夫吸烟的非吸烟妻子中,发生肺癌的危险性为夫妻均不吸烟家庭中妻子的2倍,而且其危险性随丈夫的吸烟量而升高。令人鼓舞的是戒烟后肺癌发病危险性逐年减少,戒烟1~5年后可减半。美国的研究结果表明,戒烟后2~15年期间肺癌发生的危险性进行性减少,此后的发病率相当于终生不吸烟者。

2.职业致癌因子

已被确认的致人类肺癌的职业因素包括石棉、砷、铬、镍、铍、煤焦油、芥子气、三氯甲醚、氯甲甲醚、烟草的加热产物以及铀、镭等放射性物质衰变时产生的氡和氡子气,电离辐射和微波辐射等。这些因素可使肺癌发生危险性增加3～30倍。其中石棉是公认的致癌物质,接触者肺癌、胸膜和腹膜间皮瘤的发病率明显增高,潜伏期可达20年或更久。接触石棉的吸烟者的肺癌死亡率为非接触吸烟者的8倍。此外,铀暴露和肺癌发生之间也有很密切的关系,特别是小细胞肺癌,吸烟可明显加重这一危险。

3. 空气污染

空气污染包括室内小环境和室外大环境污染,室内被动吸烟、燃料燃烧和烹调过程中均可能产生致癌物。有资料表明,室内用煤、接触煤烟或其不完全燃烧物为肺癌的危险因素,特别是对女性腺癌的影响较大。烹调时加热所释放出的油烟雾也是不可忽视的致癌因素。在重工业城市大气中,存在着3,4-苯并芘、氧化亚砷、放射性物质、镍、铬化合物以及不燃的脂肪族碳氢化合物等致癌物质。污染严重的大城市居民每日吸入空气含有的苯并芘量可超过20支烟的含量,并增加烟的致癌作用。大气中苯并芘含量每增加1 $\mu g/m^3$,肺癌的死亡率可增加1%～15%。

4. 电离辐射

大剂量电离辐射可引起肺癌,不同射线产生的效应也不同,如在日本广岛原子弹释放的是中子和a射线,长崎则仅有a射线,前者患肺癌的危险性高于后者。美国1978年报告显示一般人群中电离辐射的来源约49.6%来自自然界,44.6%为医疗照射,来自X线诊断的电离辐射可占36.7%。

5. 饮食与营养

一些研究已表明较少食用含β胡萝卜素的蔬菜和水果,肺癌发生的危险性升高。血清中β胡萝卜素水平低的人,肺癌发生的危险性也高。流行病学调查资料也表明,较多地食用含β胡萝卜素的绿色、黄色和橘黄色的蔬菜和水果及含维生素A的食物,可减少肺癌发生的危险性,这一保护作用对于正在吸烟的人或既往吸烟者特别明显。

6. 其他诱发因素

美国癌症学会将结核列为肺癌的发病因素之一。有结核病者患肺癌的危险性是正常人群的10倍。其主要组织学类型是腺癌。此外,病毒感染、真菌毒素(黄曲霉)等,对肺癌的发生可能也起一定作用。

7. 遗传和基因改变

经过长期探索和研究,现在已经逐步认识到肺癌可能是一种外因通过内因发病的疾病。上述的外因可诱发细胞的恶性转化和不可逆的基因改变,包括原癌基因的活化、抑癌基因的失活、自反馈分泌环的活化和细胞凋亡的抑制,从而导致细胞生长的失控。这些基因改变是长时间内多步骤、随机地产生的。许多基因发生癌变的机制还不清楚,但这些改变最终涉及细胞关键性生理功能的失控,包括增殖、凋亡、分化、信号传递与运动等。与肺癌关系密切的癌基因主要有 ras 和 myc 基因家族、c-erbB-2、Bcl-2、c-fos 以及 c-jun 基因等。相关的抑癌基因包括 p53、Rb、CDKN2、FHIT 基因等。与肺癌发生、发展相关的分子改变还包括错配修复基因如 hMSH2 及 hPMSl 的异常、端粒酶的表达。

四、分类

(一)中医证候分类

1.脾虚痰湿型　咳嗽痰多,胸闷,神疲乏力,少气懒言,纳呆,大便溏薄,舌质淡胖、苔白腻,脉濡缓或濡滑。

2.阴虚内热型　咳嗽无痰或痰少而黏,不易咳出,甚则痰中带血,心烦失眠,口燥咽干,潮热盗汗,舌质红、少苔或无苔,脉细数。

3.气阴两虚型　咳嗽痰少,甚或痰中带血,神疲乏力,少气懒言,面色苍白,恶风自汗,或盗汗,口干不欲多饮,舌质红苔薄,脉细弱。

4.气滞血瘀型　咳嗽痰中带血,气促,胸胁胀痛或刺痛,大便干结,舌质紫暗或有瘀斑、瘀点,舌苔薄白,脉细弦或细涩。

5.热毒炽盛型　高热,咳嗽,痰黄稠或咳血痰,气促,胸痛,口干口苦,渴欲饮水,大便秘结,小便短赤,舌质红,脉洪大而数。

(二)西医分类方法

1.按解剖学部位分类

(1)中央型肺癌　发生在段支气管至主支气管的肺癌称为中央型肺癌,约占3/4,较多见鳞状上皮细胞癌和小细胞肺癌。

(2)周围型肺癌　发生在段支气管以下的肺癌称为周围型肺癌,约占1/4,多见腺癌。

2.按组织病理学分类

肺癌的组织病理学分类现分为两大类:

(1)非小细胞肺癌　鳞状上皮细胞癌(简称鳞癌):包括乳头状型、透明细胞型、小细胞型和基底细胞样型。典型的鳞癌细胞大,呈多形性,胞浆丰富,有角化倾向,核畸形,染色深,细胞间桥多见,常呈鳞状上皮样排列。电镜检查癌细胞间有大量桥粒和张力纤维束相连接。以中央型肺癌多见,并有向管腔内生长的倾向,早期常引起支气管狭窄导致肺不张或阻塞性肺炎。癌组织易变性、坏死,形成空洞或癌性肺脓肿。鳞癌最易发生于主支气管腔,发展成息肉或无蒂肿块,阻塞管腔引起阻塞性肺炎。有时也可发展成周围型,倾向于形成中央性坏死和空洞。

腺癌:包括腺泡状腺癌、乳头状腺癌、细支气管–肺泡细胞癌、实体癌黏液形成。典型的腺癌呈腺管或乳头状结构,细胞大小比较一致,圆形或椭圆形,胞浆丰富,常含有黏液,核大,染色深,常有核仁,核膜比较清楚。腺癌倾向于管外生长,但也可循泡壁蔓延,常在肺边缘部形成直径 2~4 cm 的肿块。腺癌早期即可侵犯血管、淋巴管,常在原发瘤引起症状前已转移。肺泡细胞癌或称细支气管肺泡癌,有人认为它是分化好的腺癌之一,发生在细支气管或肺泡壁。显微镜下通常为单一的、分化好、带基底核的柱状细胞覆盖着细支气管和肺泡,可压迫形成乳头皱褶充满肺泡。这一类型的肺癌可发生于肺外周,保持在原位很长时间。或呈弥漫型,侵犯肺叶的大部分,甚至波及一侧或两侧肺。

大细胞癌:包括大细胞神经内分泌癌、复合性大细胞神经内分泌癌、基底细胞样癌、淋巴上皮瘤样癌、透明细胞癌、伴横纹肌样表型的大细胞癌。可发生在肺门附近或肺边缘的支气管。细胞较大,但大小不一,常呈多角形或不规则形,呈实性巢状排列,常见大片出血性坏死;癌细胞核大,核仁明显,核分裂象常见,胞浆丰富,可分为巨细胞型和透明细胞型,透明细胞型易被误诊为转移性肾腺癌。其诊断准确率与送检标本是否得当和病理学检查是否全面有关,电镜研究常会提供帮助。大细胞癌的转移较小细胞未分化癌晚,手术切除机会较大。

其他:腺鳞癌、类癌、肉瘤样癌、唾液腺型癌(腺样囊性癌、黏液表皮样癌)等。

(2)小细胞肺癌 包括燕麦细胞型、中间细胞型、复合燕麦细胞型。癌细胞多为类圆形或菱形,胞浆少,类似淋巴细胞。燕麦细胞型和中间型可能起源于神经外胚层的 Kulchitsky 细胞或嗜银细胞。细胞浆内含有神经内分泌颗粒,具有内分泌和化学受体功能,能分泌 5–羟色胺、儿茶酚胺、组胺、激肽等肽类物质,可引起类癌综合征。在其发生发展的早期多已转移到肺门和纵隔淋巴结,并由于其易侵犯血管,在诊断时大多已有肺外转移。

五、肺癌临床分期

肺癌的 TNM 分期

原发肿瘤(T)

T_x:原发肿瘤不能评价,痰、支气管灌洗液找到癌细胞,但影像学支气管镜没有可视肿瘤。

T_0:没有原发肿瘤的证据。

T_{is}:原位癌。

T_1:肿瘤最大径 <3 cm,周围为肺或脏层胸膜所包绕,镜下肿瘤没有累及叶支气管以上(即没有累及主支气管)。

T_2:肿瘤大小或范围符合以下任何一点:

①肿瘤最大径 >3 cm;

②累及主支气管,但距隆突 ≥2 cm;

③累及脏层胸膜;

④扩展到肺门的肺不张或阻塞性肺炎,但不累及全肺。

T_3:任何大小的肿瘤已直接侵犯下述结构之一者,胸壁(上沟癌)、膈肌、纵隔、胸膜、心包,肿瘤位于距隆突 2 cm 以内的主支气管但尚未累及隆突;全肺的肺不张或阻塞性炎症。

T_4:任何大小的肿瘤已直接侵犯下述结构之一者,纵隔、心脏、大血管、气管、椎体、隆突;恶性胸腔积液或恶性心包积液;原发肿瘤同一叶内出现单个或多个卫星结节。

区域淋巴结(N)

N_x:区域淋巴结不能评价。

N_0:没有区域淋巴结转移。

N_1:转移至同侧支气管周围淋巴结和(或)同侧肺门淋巴结,和原发肿瘤直接侵及肺内淋巴结。

N_2:转移至同侧纵隔和(或)隆突下淋巴结。

N_3:转移至对侧纵隔、对侧肺门淋巴结、同侧或对侧斜角肌或锁骨上淋巴结远处转移 M。

M_x:远处转移不能评价。

M_0:无远处转移。

M_1：有远处转移。

六、临床表现

中医古代文献里对于肺癌的症状有众多描述。《素问·奇病论》云："病胁下满气上逆,名曰息积。"《难经·论五脏积病》中云："肺之积曰息贲,在右胁下,覆大如杯,久不已,令人洒淅寒热。"《杂病源流犀烛·积聚癥瘕痃癖痞源流》云："邪积胸中,阻塞气道,气不宣通,为痰,为食,为血,皆得与正相搏,邪既胜,正不得而制之。"《素问·咳论》有云："肺咳之状,咳而喘息,甚至唾血。"《素问·玉机真藏论》中记载："大骨枯槁,大肉陷下,胸中气满,喘息不便,其气动形,期六月死。"《金匮要略》中云："咳吐痰血,上气喘满,舌干口燥,形体瘦削,咽喉嘶哑,心烦胸痛,皮毛枯悴。"《济生方》中论述的"息贲之状,在右胁下,覆大如杯,喘息奔溢是为肺积"。

西医认为肺癌的症状与肿瘤大小、类型、发展阶段、所在部位、有无并发症或转移有密切关系。5%～15%的患者无症状,仅在常规体检、胸部影像学检查时发现。其余的患者可表现或多或少与肺癌有关的症状与体征,按部位可分为原发肿瘤、肺外胸内扩展、胸外转移和胸外表现四类。

(一)原发肿瘤引起的症状和体征

1.咳嗽为早期症状,常为无痰或少痰的刺激性干咳,当肿瘤引起支气管狭窄后可加重咳嗽,多为持续性,呈高调金属音性咳嗽或刺激性呛咳。细支气管－肺泡细胞癌可有大量黏液痰。伴有继发感染时,痰量增加,且呈黏液脓性。

2.血痰或咯血　多见于中央型肺癌。肿瘤向管腔内生长者可有间歇或持续性痰中带血,如果表面糜烂严重侵蚀大血管,则可引起大咯血。

3.气短或喘鸣　肿瘤向支气管内生长,或转移到肺门淋巴结致使肿大的淋巴结压迫主支气管或隆突,或引起部分气道阻塞时,可有呼吸困难、气短、喘息,偶尔表现为喘鸣,听诊时可发现局限或单侧哮鸣音。

4.发热　肿瘤组织坏死可引起发热,多数发热的原因是由于肿瘤引起的阻塞性肺炎,抗生素治疗效果不佳。

5.体重下降　消瘦为恶性肿瘤的常见症状之一。肿瘤发展到晚期,由于肿瘤毒素和消耗的原因,并有感染、疼痛所致的食欲减退,可表现为消瘦或恶病质。

(二)肺外胸内扩展引起的症状和体征

1.胸痛　近半数患者可有模糊或难以描述的胸痛或钝痛,可由于肿瘤细胞侵犯所致,也可由于阻塞性炎症波及部分胸膜或胸壁引起。若肿瘤位于胸膜附近,则产生不规则的钝痛或隐痛,疼痛于呼吸、咳嗽时加重。肋骨、脊柱受侵犯时可有压痛点,而与呼吸、咳嗽无关。肿瘤压迫肋间神经,胸痛可累及其分布区。

2. **声音嘶哑** 癌肿直接压迫或转移致纵隔淋巴结压迫喉返神经(多见左侧),可发生声音嘶哑。

3. **咽下困难** 癌肿侵犯或压迫食管,可引起咽下困难,尚可引起气管-食管瘘,导致肺部感染。

4. **胸水** 约10%的患者有不同程度的胸水,通常提示肿瘤转移累及胸膜或肺淋巴回流受阻。

5. **上腔静脉阻塞综合征** 是由于上腔静脉被附近肿大的转移性淋巴结压迫或右上肺的原发性肺癌侵犯,以及腔静脉内癌栓阻塞静脉回流引起。表现为头面部和上半身瘀血水肿,颈部肿胀,颈静脉扩张,患者常主诉领口进行性变紧,可在前胸壁见到扩张的静脉侧支循环。

6. **Horner 综合征** 肺尖部肺癌又称肺上沟瘤(Pancoast 瘤),易压迫颈部交感神经,引起病侧眼睑下垂、瞳孔缩小、眼球内陷,同侧额部与胸壁少汗或无汗。也常有肿瘤压迫臂丛神经造成以腋下为主,向上肢内侧放射的火灼样疼痛,在夜间尤甚。

(三)胸外转移引起的症状和体征

胸腔外转移的症状、体征可见于3%~10%的患者。以小细胞肺癌居多,其次为未分化大细胞肺癌、腺癌、鳞癌。

1. **转移至中枢神经系统** 可引起颅内压增高,如头痛、恶心、呕吐、精神状态异常。少见的症状为癫痫发作,偏瘫,小脑功能障碍,定向力和语言障碍。此外还可有脑病,小脑皮质变性,外周神经病变,肌无力及精神症状。

2. **转移至骨骼** 可引起骨痛和病理性骨折。大多为溶骨性病变,少数为成骨性。肿瘤转移至脊柱后可压迫椎管引起局部压迫和受阻症状。此外,也常见股骨和关节转移,甚至引起关节腔积液。

3. **转移至腹部** 部分小细胞肺癌可转移到胰腺,表现为胰腺炎症状或阻塞性黄疸。其他细胞类型的肺癌也可转移到胃肠道、肾上腺和腹膜后淋巴结,多无临床症状,依靠 CT、MRI 或 PET 做出诊断。

4. **转移至淋巴结** 锁骨上淋巴结是肺癌转移的常见部位,可毫无症状。典型者多位于前斜角肌区,固定且坚硬,逐渐增大、增多,可以融合,多无痛感。

（四）胸外表现

指肺癌非转移性胸外表现或称之为副癌综合征。

1.肥大性肺性骨关节病　常见于肺癌,也见于局限性胸膜间皮瘤和肺转移癌（胸腺、子宫、前列腺转移）。多侵犯上、下肢长骨远端,发生杵状指（趾）和肥大性骨关节病。

2.异位促性腺激素　合并异位促性腺激素的肺癌不多,大部分是大细胞肺癌,主要为男性轻度乳房发育和增生性骨关节病。

3.分泌促肾上腺皮质激素样物　小细胞肺癌或支气管类癌是引起库欣综合征的最常见细胞类型,很多患者在瘤组织中甚至血中可测到促肾上腺皮质激素（ACTH）增高。

4.分泌抗利尿激素　适当的抗利尿激素分泌可引起厌食,恶心,呕吐等水中毒症状,还可伴有逐渐加重的神经并发症。其特征是低钠（血清钠 <135 mmol/L）,低渗（血浆渗透压 <280 mOsm/kg）。

5.神经肌肉综合征　包括小脑皮质变性、脊髓小脑变性、周围神经病变、重症肌无力和肌病等。发生原因不明确。这些症状与肿瘤的部位和有无转移无关。它可以发生于肿瘤出现前数年,也可与肿瘤同时发生;在手术切除后尚可发生,或原有的症状无改变。可发生于各型肺癌,但多见于小细胞未分化癌。

6.高钙血症　可由骨转移或肿瘤分泌过多甲状旁腺素相关蛋白引起,常见于鳞癌。患者表现为嗜睡,厌食,恶心,呕吐和体重减轻及精神变化。切除肿瘤后血钙水平可恢复正常。

7.类癌综合征　类癌综合征的典型特征是皮肤、心血管、胃肠道和呼吸功能异常。主要表现为面部、上肢躯干的潮红或水肿,胃肠蠕动增强,腹泻,心动过速,喘息,瘙痒和感觉异常。这些阵发性症状和体征与肿瘤释放不同的血管活性物质有关,除了 5 – 羟色胺外,还包括缓激肽、血管舒缓素和儿茶酚胺。

此外,还可有黑色棘皮症及皮肌炎、掌跖皮肤过度角化症、硬皮症,以及栓塞性静脉炎、非细菌性栓塞性心内膜炎、血小板减少性紫癜、毛细血管病性渗血性贫血等肺外表现。

七、辅助检查

（一）影像学及其他检查

1.胸部影像学检查是发现肿瘤最重要的方法之一。可通过透视或正侧位

X线胸片和CT发现肺部阴影。

(1)中央型肺癌　向管腔内生长可引起支气管阻塞征象。阻塞不完全时呈现段、叶局限性气肿。完全阻塞时，表现为段、叶不张。肺不张伴有肺门淋巴结肿大时，下缘可表现为倒S状影像，是中央型肺癌，特别是右上叶中央型肺癌的典型征象。引流支气管被阻塞后，可导致远端肺组织继发性感染，发生肺炎或肺脓肿。炎症常呈段、叶分布，近肺门部阴影较浓。抗生素治疗后吸收多不完全，易多次复发。若肿瘤向管腔外生长，可产生单侧性、不规则的肺门肿块。肿块亦可能由支气管肺癌与转移性肺门或纵隔淋巴结融合而成。CT可明显提高分辨率，CT支气管三维重建技术还可发现段支气管以上管腔内的肿瘤或狭窄。

(2)周围型肺癌　早期多呈局限性小斑片状阴影，边缘不清，密度较淡，易误诊为炎症或结核。随着肿瘤增大，阴影渐增大，密度增高，呈圆形或类圆形，边缘常呈分叶状，伴有脐凹或细毛刺。高分辨CT可清晰地显示肿瘤的分叶、边缘的毛刺、胸膜凹陷征、支气管充气征和空泡征，甚至钙质分布类型。如肿瘤向肺门淋巴结蔓延，可见其间引流淋巴管增粗形成条索状阴影伴肺门淋巴结增大。癌组织坏死与支气管相通后，表现为厚壁，偏心，内缘凹凸不平的癌性空洞。继发感染时，洞内可出现液平。腺癌经支气管播散后，可表现为类似支气管肺炎的斑片状浸润阴影。易侵犯胸膜，引起胸腔积液，也易侵犯肋骨，引起骨质破坏。

(3)细支气管–肺泡细胞癌　有结节型与弥漫型两种表现。结节型与周围型肺癌的圆形病灶的影像学表现不易区别。弥漫型为两肺大小不等的结节状播散病灶，边界清楚，密度较高，随病情发展逐渐增多，增大，甚至融合成肺炎样片状阴影。病灶间常有增深的网状阴影，有时可见支气管充气征。

CT的优点在于能够显示一些普通X线检查所不能发现的病变，包括小病灶和位于心脏后、脊柱旁、肺尖、近膈面及肋骨头部位的病灶。CT还可显示早期肺门和纵隔淋巴结肿大。CT更易识别肿瘤有无侵犯邻近器官。

2.磁共振显像(MRI)

与CT相比，在明确肿瘤与大血管之间的关系上有优越性，而在发现小病灶(<5 mm)方面则不如CT敏感。

3.单光子发射计算机断层显像(SPECT)

方法简便、无创，利用肿瘤细胞摄取放射性核素与正常细胞之间的差异，进行肿瘤定位、定性和骨转移诊断。目前应用的方法为放射性核素肿瘤阳性显像和放射免疫肿瘤显像。前者以亲肿瘤的标记化合物作为显像剂,虽性能稳定,但特异性差。后者以放射性核素标记的肿瘤抗原或其相关抗原制备的特异抗体为显像剂进行肿瘤定位诊断,特异性高,但制备过程复杂,影响因素多,稳定性不如前者。

4. 正电子发射计算机体层显像(PET)

与正常细胞相比,肺癌细胞的代谢及增殖加快,对葡萄糖的摄取增加,注入体内的 18 - 氟 - 2 - 脱氧 D - 葡萄糖(FDG)可相应地在肿瘤细胞内大量积聚,其相对摄入量可以反映肿瘤细胞的侵袭性及生长速度,故可用于肺癌及淋巴结转移的定性诊断,诊断肺癌骨转移的价值也优于 SPECT。PET 扫描对肺癌的敏感性可达 95%,特异性可达 90%,对发现转移病灶也很敏感,但对肺泡细胞癌的敏感性较差,评价时应予以考虑。

5. 痰脱落细胞检查

如果痰标本收集方法得当,3 次以上的系列痰标本可使中央型肺癌的诊断率提高到 80%,周围型肺癌的诊断率达 50%。其他影响准确性的因素有:痰中混有脓性分泌物可引起恶性细胞液化;细胞病理学家识别恶性细胞的能力。

6. 纤维支气管镜检查和电子支气管镜检查

对诊断、确定病变范围、明确手术指征与方式有帮助。纤维支气管镜可见的支气管内病变,刷检的诊断率可达 92%,活检诊断率可达 93%。经支气管镜肺活检(TBLB)可提高周围型肺癌的诊断率。对于直径大于 4 cm 的病变,诊断率可达到 50% ~80%。但对于直径小于 2 cm 的病变,诊断率仅 20% 左右。纤维支气管镜检查时的灌洗物、刷检物的细胞学检查也可对诊断提供重要帮助。

纤维支气管镜检查的并发症很少,但检查中可出现喉痉挛,气胸,低氧血症和出血。有肺动脉高压、低氧血症伴二氧化碳潴留和出血体质者,应列为肺活检的禁忌证。

7. 针吸细胞学检查

可经皮或经纤维支气管镜进行针吸细胞学检查。还可在超声波、X 线或 CT 引导下进行,目前常用的主要为浅表淋巴结和经超声波引导针吸细胞学检查。

(1)浅表淋巴结针吸细胞学检查 可在局麻甚至不麻醉时对锁骨上或腋下肿大的浅表淋巴结做针吸细胞学检查。对于质地较硬,活动度差的淋巴结可得到很高的诊断率。

(2)经纤维支气管镜针吸细胞学检查 对于周围型病变和气管、支气管旁肿大的淋巴结或肿块,可经纤维支气管镜针吸细胞学检查。与 TBLB 合用时,可将中央型肺癌的诊断率提高到 95%,弥补活检钳夹不到黏膜下病变时所造成的漏诊。

(3)经皮针吸细胞学检查　病变靠近胸壁者可在超声引导下针吸活检,病变不紧贴胸壁时,可在透视或 CT 引导下穿刺针吸或活检。由于针刺吸取的细胞数量有限,可出现假阴性结果。为提高诊断率,可重复检查。约 29% 的病变最初细胞学检查为阴性,重复检查几次后发现恶性细胞。经皮针吸细胞学检查的常见并发症是气胸,发生率 25%~30%。

8.纵隔镜检查

纵隔镜检查是一种对纵隔转移淋巴结进行评价和取活检的创伤性检查手段。它有利于肿瘤的诊断及 TNM 分期。

9.胸腔镜检查

主要用于确定胸腔积液或胸膜肿块的性质。

10.其他细胞或病理检查

如胸腔积液细胞学检查,胸膜、淋巴结、肝或骨髓活检。

11.开胸肺活检

若经痰细胞学检查、支气管镜检查和针刺活检等项检查均未能确立细胞学诊断,则考虑开胸肺活检,但必须根据患者的年龄、肺功能等仔细权衡利弊后决定。

12.肿瘤标志物检查

肺癌的标志物很多,其中包括蛋白质、内分泌物质、肽类和各种抗原物质如癌胚抗原(CEA)及可溶性膜抗原如 CA-50、CA-125、CA-199,某些酶如神经特异性烯醇酶(NSE)、cyfra21-l 等虽然对肺癌的诊断有一定帮助,但缺乏特异性。对某些肺癌的病情监测有一定参考价值。

八、诊断

肺癌的治疗效果与肺癌的早期诊断密切相关。因此,应该大力提倡早期诊断,及早治疗以提高生存率甚至治愈率。这需要临床医师具有高度警惕性,详细采集病史,对肺癌的症状、体征、影像学检查有一定经验,及时进行细胞学及纤维支气管镜等检查,可使 80%~90% 的肺癌患者得到确诊。

肺癌的早期诊断有赖于多方面的努力。①普及肺癌的防治知识,患者有任何可疑肺癌症状时能及时就诊,对40岁以上长期重度吸烟者或有危险因素接触史者应该每年体检,进行防癌或排除肺癌的有关检查。②医务人员应对肺癌的早期征象提高警惕,避免漏诊、误诊。应重点排查有高危险因素的人群或有下列可疑征象者:无明显诱因的刺激性咳嗽持续2~3周,治疗无效;原有慢性呼吸道疾病,咳嗽性质改变;短期内持续或反复痰中带血或咯血,且无其他原因可解释;反复发作的同一部位肺炎,特别是肺段性肺炎;原因不明的肺脓肿,无中毒症状,无大量脓痰,无异物吸入史,抗炎治疗效果不显著;原因不明的四肢关节疼痛及杵状指(趾);影像学提示局限性肺气肿或段、叶性肺不张;孤立性圆形病灶和单侧性肺门阴影增大;原有肺结核病灶已稳定,而形态或性质发生改变;无中毒症状的胸腔积液,尤其是呈血性、进行性加重者。有上述表现之一,即值得怀疑,需进行必要的辅助检查,包括影像学检查,尤其是低剂量CT扫描是目前普查性发现肺癌有价值的方法。③发展新的早期诊断方法,如早期诊断的标志物等,但是细胞学和病理学检查仍是确诊肺癌的必要手段。

九、鉴别诊断

肺癌常与某些肺部疾病共存,或其影像学形态表现与某些疾病相类似,故常易误诊或漏诊,必须及时进行鉴别,以利早期诊断。痰脱落细胞检查、纤支镜或其他组织病理学检查有助于鉴别诊断,但应与下列疾病鉴别:

（一）中医鉴别诊断

1.肺痨　肺痨与肺癌均有咳嗽、咯血、胸痛、发热、消瘦等症状,两者很容易混淆,应注意鉴别。肺痨多发生于青壮年,而肺癌好发于40岁以上的中老年男性。部分肺痨患者已愈合的结核病灶所引起的肺部瘢痕可恶变为肺癌。肺痨经抗结核治疗有效,肺癌经抗结核治疗则病情无好转。此外,借助现代诊断方法,如肺部X线检查、痰结核菌检查、痰脱落细胞学检查、纤维支气管镜检查等,有助于两者的鉴别。

2.肺痈　肺痈患者也可有发热、咳嗽、咯痰的临床表现,应注意鉴别。典型的肺痈是急性发病,高热、寒战、咳嗽、咳吐大量脓臭痰,痰中可带血,可伴有胸痛;肺癌发病较缓,热势一般不高,呛咳,咯痰不爽或痰中带血,伴见神疲乏力、消瘦等全身症状。肺癌患者在外感寒邪时,也可出现高热、咳嗽加剧等症,此时更应详细询问病史,四诊合参,并借助肺部X线检查、痰和血的病原体检查、痰脱落细胞学检查等实验室检查加以鉴别。

3.肺胀 肺胀是多种慢性肺系疾患反复发作、迁延不愈所致的慢性肺部疾病。病程长达数年,反复发作,多发生于 40 岁以上人群,以咳嗽、咯痰、喘息、胸部膨满为主症;肺癌则起病较为隐匿,以咳嗽、咯血、胸痛、发热、气急为主要临床表现,伴见消瘦乏力等全身症状,借助肺部 X 线检查、痰脱落细胞学检查等不难鉴别。

(二)西医鉴别诊断

1.肺结核

(1)肺结核球 多见于年轻患者,病灶多见于结核好发部位,如肺上叶尖后段和下叶背段。一般无症状,病灶边界清楚,密度高,可有包膜。有时含钙化点,周围有纤维结节状病灶,多年不变。

(2)肺门淋巴结结核 易与中央型肺癌相混淆,多见于儿童、青年,多有发热,盗汗等结核中毒症状。结核菌素试验常阳性,抗结核治疗有效。肺癌多见于中年以上成人,病灶发展快,呼吸道症状比较明显,抗结核药物治疗有效。

(3)急性粟粒性肺结核 应与弥漫型细支气管肺泡癌相鉴别。通常粟粒型肺结核患者年龄较轻,有发热,盗汗等全身中毒症状,呼吸道症状不明显。X 线表现为细小、分布均匀、密度较淡的粟粒样结节病灶。而细支气管 – 肺泡细胞癌两肺多有大小不等的结节状播散病灶,边界清楚、密度较高,进行性发展和增大,且有进行性呼吸困难。

2.肺炎

若无毒性症状,抗生素治疗后肺部阴影吸收缓慢,或同一部位反复发生肺炎时,应考虑到肺癌可能。肺部慢性炎症机化,形成团块状的炎性假瘤,也易与肺癌相混淆。但炎性假瘤往往形态不整,边缘不齐,核心密度较高,易伴有胸膜增厚,病灶长期无明显变化。

3.肺脓肿

起病急,中毒症状严重,多有寒战、高热、咳嗽、咳大量脓臭痰等症状。肺部 X 线表现为均匀的大片状炎性阴影,空洞内常见较深液平。血常规检查可发现白细胞和中性粒细胞增多。癌性空洞继发感染,常为刺激性咳嗽、反复血痰,随后出现感染、咳嗽加剧。胸片可见癌肿块影有偏心空洞,壁厚,内壁凹凸不平。结合纤支镜检查和痰脱落细胞检查可以鉴别。

4.纵隔淋巴瘤

颇似中央型肺癌,常为双侧性,可有发热等全身症状,但支气管刺激症状不明显,痰脱落细胞检查阴性。

5.肺部良性肿瘤

许多良性肿瘤在影像学上与恶性肿瘤相似。其中尤以支气管腺瘤、错构瘤等更难鉴别,良性肿瘤预后好,可通过手术切除。

6.结核性渗出性胸膜炎

应与癌性胸水相鉴别。

可见,中医和西医鉴别诊断在经验和理论上有很多相似的地方,临床应用时应多方参考。

十、治疗

(一)中医治则治法

肺癌的发病以正虚为主,痰瘀毒邪交结胸中为主要病机特点,因此,治疗应以扶正祛邪为原则。扶助正气,正气才能御邪外出,邪气得祛,正气才能更好地发挥作用。扶正,即用培植本元的方法调节人体的脏腑、阴阳、气血、经络,增强人体的免疫功能,以抑制邪毒之气;同时,中医理论也认为"坚者削之""留者攻之",癌毒积块等邪气作为肺癌发病的直接原因,治疗应以峻猛之品以攻毒散结。肺癌的治疗上,宋代陈无择创治疗肺之积的"咳嗽方",金元时期李东垣创立了治疗肺积的"息贲丸"。历代医家多认为本病以正虚为本,邪实为标。因此扶正祛邪、攻补兼施、标本兼治是肺癌的基本治则。肺癌早期,以邪实为主;肺癌晚期,以正虚为要。临床治疗时应根据患者的具体情况,明辨虚实,选择适合的处理手段。针对肺癌的病机特点,常见的治法有以下几种:

1.益气养阴法

气阴两虚作为肺癌发病的基本病机,自肺癌发病即在病机中占有重要地位,据此,益气养阴法应作为肺癌治疗的根本大法。癌肿积之日久,耗气伤津散血,五脏之气,尤其是肺脾之气日益虚损,形成气阴两虚病机。有研究认为,益气养阴法既可以增强机体抵抗能力,提高患者生活质量,延长患者生存期,又可以降低放化疗的毒副反应,预防肿瘤复发和转移。

2.化痰祛瘀法

肺癌的形成与痰、瘀等病理因素密切相关,《杂病源流犀烛·积聚癥瘕痃癖痞源流》云:"邪积胸中,阻塞气道,气不宣通,为痰,为食,为血,皆得与正相搏,邪既胜,正不得而制之。"痰瘀互结,内伏于肺,则发为癌肿及出现咳嗽、咳痰,甚或咳血等临床表现。因此,化痰祛瘀是肺癌治疗的重要方法之一,治疗早期以化痰为主,佐以活血化瘀之品,中期化痰、祛瘀方法并重,晚期在化痰祛瘀基础上配合扶正疗法。

3.温阳益气法

阳气不足,寒凝血瘀是肺癌发病的重要机制之一,《灵枢·百病始生》云:"积之始生,得寒乃生,厥乃成积矣。"有观点认为,"岩之坚硬如石,阴也",其形成是由于阴极而阳衰,从而导致阴虚积聚,血无阳不能敛聚而成岩。寒主收引,主凝滞,因此,温阳益气法在肺癌的治疗中占有重要地位。

4.活血化瘀法

血瘀与肺癌的发病密切相关。《圣济总录》云:"瘤之为义,留滞而不去也。"患者常表现为舌质紫暗,或有瘀斑、瘀点,舌下脉络迂曲扩张,故活血化瘀法是治疗肺癌的主要法则之一。

5.清热解毒法

高热不退,口干欲饮,大便秘结,舌红苔黄腻,脉弦数或滑数等症状是肺癌热毒壅盛患者常见表现,因此,清热解毒法是肺癌治疗的重要方法之一,但由于患者本有正气虚损,临证治疗时应当辨清患者邪正盛衰及标本缓急,以防攻伐太过进一步耗伤正气。

郑心教授在多年临床工作中,积累了丰富的中西医治疗肺癌临床经验。发现肺癌病人多以气阴两虚为本,痰、瘀、毒邪为标,其中气阴两虚是肺癌最基本的病机特征。治疗应以益气养阴为本,同时配以化痰软坚、活血祛瘀和解毒散结的方法,使攻补融为一体,临床疗效显著。在此原则基础上,经过十余年的理论及临床探索,制定出肺康方。

组成:

党参24 g	黄芪18 g	炒白术12 g	云苓15 g	麦冬20 g
白花蛇舌草24 g	半枝莲24 g	薏苡仁30 g	浙贝15 g	贯众15 g
夏枯草18 g	女贞子21 g	山慈姑21 g	莪术18 g	蜂房15 g
甘草6 g				

君:党参、黄芪

臣:白术、麦冬、云苓、女贞子

佐:浙贝、薏苡仁、白花蛇舌草、半枝莲、夏枯草、山慈姑、莪术、贯众、蜂房

使:甘草

配伍分析：

党参、黄芪为君药。党参味甘、平，归脾、肺经，能补脾肺气、补血、生津。《本草从新》："补中益气，和脾胃，除烦渴。中气微虚，用以调补，甚为平安。"《本草正义》："补脾养胃，润肺生津，健运中气，本与人参不甚相远。"黄芪味甘，微温，归脾、肺二经，具健脾补中，升阳举陷，生津，益卫固表，利尿，托毒生肌之功效。其重在补气，并具生发之性，凡气虚不达所致诸症，皆为要药。《本草汇言》："补肺健脾，实卫敛汗，祛风运毒之要药。"张仲景《金匮要略》中用黄芪治"虚劳里急，诸不足"。方中党参、黄芪皆入脾、肺经，其中党参既可补气，又能补血、生津，黄芪补气、升阳，二者相伍为用，补脾益肺之效大增，共为君药。

白术、云苓、麦冬、女贞子为臣药。白术甘、苦、温，归脾、胃二经，有健脾益气、燥湿利尿、止汗、安胎之效。前人誉之为"脾脏补气健脾第一要药"，既长于补气以复运脾，又能燥湿利尿以除湿邪。《本草通玄》有云："补脾胃之药，更无出其右者。土旺则能健运……土旺则能胜湿……土旺则清气善升，而精微上奉，浊气善除，而糟粕下输。"茯苓味甘、淡、平，甘则能补，淡则能渗，药性平和，可利水消肿、渗湿、健脾、宁心。《世补斋医书》中云："茯苓一味，为治痰主药，痰之本，水也，茯苓可以行水；痰之动，湿也，茯苓又可行湿。"白术和茯苓相伍，可增强黄芪、党参补脾之力，使脾气旺，运化常，从而使痰湿自除。麦冬甘、微苦、微寒，具养阴生津、润肺清心之效。《本草汇言》中云："清心润肺之药。主……肺热肺燥，咳声连连，肺痿叶焦，短气虚喘，火伏肺中，咯血咳血。"其味甘柔润、性偏苦寒，长于养肺阴、清肺热、润肺燥，同时可滋养胃阴，清胃热，生津止渴。女贞子味甘、苦、凉，归肝、肾经，有滋补肝肾，乌须明目之效，尤善补益肝肾之阴。《本草备要》有云："益肝肾，安五脏，强腰膝，明耳目，乌须发，补风虚，除百病。"麦冬补益肺胃之阴，女贞子补益肝肾之阴，两者相伍，使五脏阴虚得补，与白术、茯苓共为臣药，助党参、黄芪补脾益肺之力，补气养阴，健脾除湿。

浙贝苦、寒，归肺、心二经，有清热化痰、散结消痈之功。《本草纲目拾遗》中曰："解毒利痰，开宣肺气，凡肺家夹风火有痰者宜此。"薏苡仁味甘、淡、凉，淡渗甘补，归脾、胃、肺经，有利水消肿、渗湿、健脾、除痹、清热排脓之效。《本草纲目》曰："薏苡仁，阳明药也，能健脾益胃。虚则补其母，故肺痿、肺痈用之。"贯众味苦、微寒，归肝、脾经，有清热解毒、凉血止血功效，既能清气分之实热，又能解血分之热毒。《神农本草经》云其"主腹中邪热气，诸毒，杀三虫"。莪术辛、苦、温,归肝、脾经,能破血行气,消积止痛,既入血分,又入气分。《药品化义》:"莪术味辛性烈,专攻气中之血,主破积消坚,去积聚癖块。"蜂房味甘、平,有攻毒杀虫、祛风止痛、攻坚破积功效。白花蛇舌草微苦、甘、寒,归胃、大肠、小肠经。善清热解毒、利湿通淋。山慈姑味甘、微辛、凉,归肝、脾经,有清热解毒、消痈散结之效。《本草新编》:"山慈姑正消痰之药,治痰而怪病自除也。或疑山慈姑非消痰之药,乃散毒之药也。"半枝莲味辛、平,入心、小肠、肺经,具清热解毒、利水消肿之效。《生草药性备要》认为其"敷疮消肿毒"。夏枯草味辛、苦、寒,归肝、胆经,有清热泻火、明目、散结消肿作用。《重庆堂笔记》:"夏枯草,味辛而甘,故散结之中,兼有合阳养阴之功。"诸药合用,共佐助君药清热解毒,化痰软坚,散结消肿,抑癌抗瘤作用。

甘草味甘、性平,有清热解毒、补脾益气、祛痰止咳、缓急止痛、调和诸药的功效。生用甘草取其清热解毒,调和诸药之效,为使药。

全方组方严谨,药精力专,配伍合理,符合中医理论,诸药合用,共奏养阴益气,化痰散瘀,软坚散结,清热解毒,抑癌抗瘤之效。

部分药物现代药理研究:

现代药理研究证实,党参中含有皂甙,微量生物碱,糖类,维生素 B_1、B_2 等多种人体必需无机元素和氨基酸,具有抗肿瘤、提高机体免疫力,促进巨噬细胞的增殖,激活巨噬细胞的活性等作用[1]。韩氏等[2]研究发现,轮叶党参多糖具有较强的抗癌活性。

黄芪所含黄芪多糖可直接抑制癌细胞的增殖[3],还可通过调节机体免疫系统来发挥抗癌作用[4]。储氏等[5]实验证明,黄芪免疫调节有效成分 F3 能够增强低剂量白介素Ⅱ诱导 LAK 细胞的细胞毒效应。

白术含有的挥发油和多糖能增强癌细胞的抗原性及抗体的特异性主动免疫,从而增强机体免疫和抗癌作用。孙氏等[6~7]研究证实 100% 白术注射液能降低瘤细胞增殖率、瘤组织的侵袭性,同时能提高机体抗肿瘤反应能力及对肿瘤细胞的细胞毒作用。

茯苓中茯苓多糖和三萜类是抗肿瘤的主要成分,具有抗肿瘤、抗氧化、保肝、抗炎、增强机体免疫等作用[8]。潘氏用羧甲基茯苓多糖配合化疗,治疗胃癌及肝癌 30 例,能使患者食欲增强,症状改善,体质增强,减少副作用,同时对患者骨髓有一定的保护作用[9]。

麦冬多糖可以促进体液免疫和细胞免疫功能,并诱生多种细胞因子[10]。

有研究表明,剂量 10～40 mg/ kg 的短葶山麦冬皂苷 C 腹腔注射对艾氏腹水癌有抑瘤活性,剂量为 20 mg/ kg 时,腹腔或皮下注射均对 S180 肉瘤有抑瘤活性[11]。

浙贝皂苷甲能够诱导肿瘤细胞周期阻滞、凋亡。浙贝母碱及去氢浙贝母碱有明显镇咳作用,浙贝母碱在低浓度下对支气管平滑肌有明显扩张作用[12]。

李凤云[13]等采用水醇法提取薏苡仁,发现其对 S－180 及肝癌有明显的抑瘤效应并呈量效关系,抑瘤率稳定在 40%～45% 之间,且对癌症具有很好的预防作用。薏苡仁注射剂(康莱特)[14],目前在临床应用较多,能控制肿瘤生长,抗癌细胞转移,提高机体免疫功能,控制癌性积液,抑制血管生成,无明显毒副作用。

女贞子具有抗肿瘤作用的成分主要有齐墩果酸、红景天苷、黄酮类化合物、多糖、挥发油和多种微量元素等[15]。女贞子水浸剂对实验性动物移植肿瘤小白鼠宫颈癌－14(U－14)有抑制作用,其抑制率为 30.6%～49.2%[16]。

黄精多糖不但能增强小鼠体液免疫功能,还可增强小鼠细胞免疫的功能[17]。张氏等[18]研究发现,中、高剂量的黄精多糖可显著延长 S180 腹水型荷瘤小鼠的存活时间。黄精多糖灌胃的荷瘤小鼠脾脏指数和胸腺指数显著增加,低、中、高剂量的黄精多糖对 H22 实体瘤的抑瘤率分别是 34.93%、43.44%、56.25%。

丁氏等[19]研究表明白花蛇舌草提取物对人肝癌多药耐药细胞 Be-l 7402 细胞的生长具有明显的抑制作用,且与浓度正相关。陈达理[20]用散结抗瘤方(含白花蛇舌草)中药灌胃荷瘤小鼠,结果显示散结抗瘤方抑瘤率为 28.45%,能够显著抑制荷瘤小鼠肿瘤生长。

半枝莲水提物和醇提物均有明显的抗肺癌、消化系统癌、肝癌、乳腺癌及绒膜上皮癌的活性。Yin X 等以 A549 肺癌细胞探讨半枝莲对肿瘤细胞的生长抑制作用和抗癌机理,结果显示半枝莲乙醇提取物可显著抑制 A549 的生长,与 DNA 损伤、细胞周期控制、核酸合成、蛋白磷酸化有关的 16 个基因发生了变化[21]。

夏枯草具有明显抗肿瘤作用。Horikawa K 等[22]研究发现,夏枯草属植物对苯并芘、1,6 二硝基苯并芘和 3,9 二硝基荧蒽的致癌、致突变作用有明显的拮抗作用。周氏等[23]研究发现,经夏枯草注射液胸腔内注射治疗的肺癌伴胸水患者的结果优于顺铂和 VP16 化疗,且副作用很小。

莪术具有抗肿瘤、抗血小板聚集、抗病毒、抗化疗、抗白血病等作用。倪氏[24]等初步证实莪术对小鼠肺癌具有明显抑制作用,并能明显降低瘤组织微血管密度,从而抑制肿瘤生长及抗肿瘤转移。

甘草有效成分包括甘草酸、甘草次酸、甘草苷元、甘草多糖等。甘草酸可以诱生干扰素,增加自然杀伤细胞活性。甘草酸、甘草甙使大鼠腹水肝癌及小鼠艾氏腹水癌细胞能产生形态学上的变化,甘草酸尚能抑制皮下注射移植的吉田肉瘤[25]。

西医治疗方案主要根据肿瘤的组织学决定。通常 SCLC 发现时已转移,难以通过外科手术根治,主要依赖化疗或放化疗综合治疗。相反,NSCLC 可为局限性,外科手术或放疗可根治,但对化疗的反应较 SCLC 差。

(二)非小细胞肺癌(NSCLC)

1.局限性病变

(1)手术 对于可耐受手术的Ⅰa、Ⅰb、Ⅱa和Ⅱb期 NSCLC,首选手术。Ⅲa 期病变若患者的年龄、心肺功能和解剖位置合适,也可考虑手术。术前化疗(新辅助化疗)可使许多原先不能手术者降级而能够手术,胸腔镜电视辅助胸部手术(VATS)可用于肺功能欠佳的周围型病变的患者。

(2)根治性放疗 Ⅲ期患者以及拒绝或不能耐受手术的Ⅰ、Ⅱ期患者均可考虑根治性放疗。已有远处转移、恶性胸腔积液或累及心脏者一般不考虑根治性放疗。放疗射线可损伤肺实质和胸内其他器官,如脊髓、心脏和食管,对有严重肺部基础疾病的患者也应注意。

(3)根治性综合治疗 对产生 Horner 综合征的肺上沟瘤可采用放疗和手术联合治疗。对于Ⅲa 期患者,N_2 期病变可选择手术加术后放化疗,新辅助化疗加手术或新辅助放化疗加手术。对Ⅲb 期和肿瘤体积大的Ⅲa 病变,与单纯放疗相比,新辅助化疗加放疗(60 Gy)中位生存期可从 10 个月提高至 14 个月,5 年生存率可从 7% 提高至 17%。

2.播散性病变 不能手术的 NSCLC 患者中 70% 预后差。可根据行动状态评分为 0 (无症状)、1 (有症状,完全能走动)、2 (<50% 的时间卧床)、3 (>50% 时间卧床)和 4 (卧床不起)选择适当应用化疗和放疗,或支持治疗。

(1)化学药物治疗(简称化疗) 联合化疗可增加生存率、缓解症状以及提高生活质量,可使 30% ~40% 的患者部分缓解,近 5% 的患者完全缓解,中位生存期为 9~10 个月,1 年生存率为 40%。因此,若患者行为状态评分 <2 分,且主要器官功能可耐受,可给予化疗。化疗应使用标准方案,如紫杉醇 + 卡铂、多西紫杉醇 + 顺铂或长春瑞滨 + 顺铂,吉西他滨 + 顺铂以及丝裂霉素 C + 长春地辛 + 顺铂等以铂类为基础的化疗方案。适当的支持治疗(止吐药、用顺铂时补充体液和盐水、监测血细胞计数和血生化、监测出血或感染的征象以及在需要时给予红细胞生成素和粒细胞集落刺激因子以刺激血细胞增生)并且根据最低粒细胞计数调整化疗剂量都是必要的。

(2)放射治疗(简称放疗)　如果患者的原发瘤阻塞支气管引起阻塞性肺炎、上呼吸道或上腔静脉阻塞等症状,应考虑放疗。也可对无症状的患者给予预防性治疗,防止胸内病变进展。通常一个疗程为 2~4 周,剂量 30~40 Gy。心脏压塞可予以心包穿刺术和放疗,颅脑、脊髓压迫和臂丛神经受累亦可通过放疗缓解。对于颅脑转移和脊髓压迫者,可给予地塞米松(25~75 mg/d,分 4次)并迅速减至缓解症状所需的最低剂量。

(3)靶向治疗　肿瘤分子靶向治疗是以肿瘤组织或细胞中所具有的特异性(或相对特异)分子为靶点,利用分子靶向药物特异性阻断该靶点的生物学功能,选择性从分子水平来逆转肿瘤细胞的恶性生物学行为,从而达到抑制肿瘤生长甚至肿瘤消退的目的。部分药物已经在晚期 NSCLC 治疗中显示出较好的临床疗效,已经被一些指南纳为二线治疗。其中包括以表皮生长因子受体为靶点的靶向治疗,代表药物为吉非替尼,厄洛替尼和单克隆抗体,可考虑用于化疗失败者或者无法接受化疗的患者。此外是以肿瘤血管生成为靶点的靶向治疗,其中 bevacizumab(rhuMAbVEGF)联合化疗能明显提高化疗治疗晚期 NSCLC 的有效率、并延长肿瘤中位进展时间。

(4)转移灶治疗　伴颅脑转移时可考虑放疗。术后或放疗后出现的气管内肿瘤复发,经纤维支气管镜给予激光治疗,可使 80%~90% 的患者缓解。

(三)小细胞肺癌(SCLC)

推荐以化疗为主的综合治疗以延长患者生存期。

1. 化疗　常使用的联合方案是足叶乙甙加顺铂或卡铂,3 周一次,共 4~6个周期。其他常用的方案为足叶乙甙、顺铂和异环磷酰胺。初次联合化疗可能会导致中至重度的粒细胞减少[例如粒细胞数(0.5~1.5)×10^9/L]和血小板减少症[血小板计数 <(50~100)×10^9/L]。初始治疗 4~6 个周期后,应重新分期以确定是否进入完全临床缓解(所有临床明显的病变和癌旁综合征完全消

失)、部分缓解、无反应或进展(见于 10% ~20% 的患者)。治疗后进展或无反应的患者应该调换新的化疗药物。

2.放疗　对明确有颅脑转移者应给予全脑高剂量放疗(40 Gy)。也有报道对完全缓解的患者可给予预防性颅脑放射(PCI),能显著地减少脑转移(存活≥2 年,未做 PCI 的患者60% ~80% 发生脑转移),但生存受益小。也有研究表明 PCI 后可发生认知力缺陷。治疗前需将放疗的利弊告知患者。对有症状、胸部或其他部位病灶进展的患者,可给予全剂量(如胸部肿瘤团块给予40 Gy)放疗。

3.综合治疗　大多数局限期的 SCLC 可考虑给予足叶乙甙加铂类药物化疗以及同步放疗的综合治疗。尽管会出现放化疗的急慢性毒性,但能降低局部治疗的失败率并延长生存期。可选择合适的患者(局限期、行动状态评分0 ~1 且基础肺功能良好),给予全部剂量的放疗并尽可能减少对肺功能的损伤。

对于广泛期病变,通常不提倡初始胸部放疗。然而,对情况良好的患者(如行动状态评分0 ~1、肺功能好以及仅一个部位扩散者)可在化疗基础上增加放疗。对所有患者,如果化疗不足以缓解局部肿瘤症状,可增加一个疗程的放疗。

尽管常规不推荐SCLC 手术治疗,偶尔也有患者符合切除术的要求(纵隔淋巴结阴性,且无转移者)。

(四)生物反应调节剂

生物反应调节剂为小细胞肺癌提供了一种新的治疗手段,如小剂量干扰素(2×10^6 U)每周 3 次间歇疗法。转移因子、左旋咪唑、集落刺激因子(CSF)在肺癌的治疗中都能增加机体对化疗、放疗的耐受性,提高疗效。

(五)DC - CIK 细胞免疫治疗

目前,肿瘤患者的有效治疗主要依赖于包括手术、放疗、化疗、中医药及生物免疫治疗在内的综合治疗。细胞免疫治疗的进步和完善,可以大大提高肿瘤患者的疗效,提高患者生存质量,延长肿瘤患者的无病生存期。

树突状细胞是目前功能最强的抗原呈递细胞,在机体的免疫应答中起着重要的调控作用,是机体免疫应答的主要启动者。能够激活初始型 T 细胞增殖并建立初级免疫应答是 DC 细胞最大的特点,其抗原呈递能力是巨噬细胞和 B 细胞的 100 ~1 000 倍。研究表明,肺癌细胞裂解物致敏的树突状细胞能够诱导肿瘤细胞特异性免疫反应,并在肺癌患者中表现出良好的临床效果。

细胞因子诱导的杀伤细胞(CIK)作为一种高效、新型免疫活性细胞,已成为恶性肿瘤过继免疫治疗的重要手段之一。CIK细胞占外周血淋巴细胞的1%~5%,是非MHC限制性的高效溶肿瘤细胞毒性T细胞。因其主要效应细胞表面既有CD3(T细胞表面标志),也有CD56(NK细胞表面标志),CIK细胞兼有T淋巴细胞抗瘤活性和NK细胞非MHC限制性杀瘤的特点。Thorne等的最新研究显示,CIK细胞与有溶瘤作用的病毒相结合能产生强大的协同抗肿瘤作用,可一定程度上解决靶向生物治疗中存在的递呈及定向等难题。

自体免疫细胞回输疗法,简称DC-CIK细胞治疗,是将DC-CIK细胞联合培养,可显著增强CIK细胞溶瘤活性,使其对靶细胞的杀伤更具有特异性。Maden等将CIK细胞和同源DC细胞共同培养后发现DC细胞分泌IL-2明显增加,并明显增强CIK细胞对肿瘤细胞的细胞毒活性。有研究发现DC-CIK联合培养与CIK相比抑瘤率显著增高(62.9% vs 41.5%,$P<0.05$)。周永春等采集70例非小细胞肺癌患者外周血单个核细胞,加入细胞因子定向诱导成DC及CIK细胞,培养的第5天用自体肿瘤抗原(Ag)负载DC细胞,第8天将DC与CIK细胞共培养,14天后将联合培养的细胞(Ag-DC-CIK)分次回输给患者。Ag-DC-CIK治疗组中Ⅲ、Ⅳ期患者的有效率分别为52.38%和42.85%,与对照组的相应期别(Ⅲ期44.44%,Ⅳ期35.29%)相比有显著性差异($P<0.05$)。可见,将具有强大肿瘤抗原提呈能力的DC细胞与具有高效杀伤活性的CIK细胞联合培养,发挥协同抗肿瘤作用,有助于解决部分肿瘤患者T细胞的免疫无能问题。

十一、预防措施

避免接触与肺癌发病有关的因素,如吸烟和大气污染,加强职业接触中的劳动保护,应有助于减少肺癌发病危险。由于目前尚无有效的肺癌化学预防措施,不吸烟和及早戒烟可能是预防肺癌最有效的方法。

十二、预后

关于肺癌的预后,明代张景岳就曾指出晚期肺癌的预后不良:"劳嗽,声哑,声不能出或喘息气促者,此肺脏败也,必死。"现代医学认为肺癌的预后取决于早发现、早诊断、早治疗。由于早期诊断不足致使肺癌预后差,86%的患者在确诊后5年内死亡。只有15%的患者在确诊时病变局限,5年生存率可达50%。规范有序的诊断、分期以及根据肺癌临床行为制定多学科治疗(综合治疗)方案,可为患者提供可能治愈或有效缓解的最好的治疗方法。随着以手术、化疗和放疗为基础的综合治疗进展,近30年肺癌总体5年生存率几乎翻了一倍。

十三、健康指导

现代人越来越重视养生,养生之道,古已有之。《内经·上古天真论》云:"法于阴阳,和于术数,饮食有节,起居有常,不妄作劳,故能形与神俱,而尽终其天年,度百岁乃去"。肿瘤患者亦然。此外,在日常生活中还应注意选择富含各种蔬菜和水果、豆类的植物性膳食,并选用粗粮为主;坚持适当的体力活动,避免体重过低或过重,整个成人期的体重增加或减少限制在5 kg以内;限制脂肪含量高,特别是动物性脂肪含量高的食物,选择植物油;限制腌制食物和食盐摄入量;避免食用被霉菌毒素污染而在室温长期储藏的食物;建议不饮酒、不吸烟。

【参考文献】

[1] 严仲凯,李万林.中国长白山药用植物彩色图志,人民卫生出版社,1997:404.

[2] 韩春姬,李铉万,李莲姬,等.轮叶党参多糖对小鼠S180肉瘤的抑制作用.延边大学医学学报,2000,23(4):250-252.

[3] 李进,鲍依稀,祝绚,等.云芝黄芪有效组分对荷瘤小鼠免疫功能的影响[J].中国中药杂志,2008,33(8):924.

[4] 张小梅.黄芪多糖的免疫调节作用及抗肿瘤作用研究进展[J].大连大学学报,2003:24(6):101-104.

[5] 储大同,等.黄芪成分F3增强低剂量白介素Ⅱ诱导LAK细胞的细胞毒效应[J].中西医结合杂志,1990;10(1):34.

[6] 孙喜才,张玉五,连文太,等.健脾益气方841-A对小鼠S180实体瘤增殖的影响[J].陕西中医,1987,8(2):90-91.

[7] 孙喜才,张健,邱根全,等.白术抑瘤机理的探讨[J].陕西中医,1988,9(6):282.

[8] 张晓娟,唐洁,梁引库,等.茯苓多糖的提取纯化及应用研究进展.时

珍国医国药, 2008, l9(12):2946 – 2949.

[9] 潘明继, 李永辉, 陈连舫, 等. 羧甲基茯苓多糖的临床试用及抗癌实验研究[J]. 福建医药杂志, 1983（5）: 230 – 231.

[10] 周世文, 徐传福. 多糖的免疫药理作用[J]. 中国生化药物杂志, 1994, 15(2): 143.

[11] 余伯阳, 殷霞, 荣祖元, 等. 短葶山麦冬皂甙 C 的药理活性研究[J]. 中国药科大学学报, 1994, 25(5): 286 – 288.

[12] 雷载权主编. 中药学. 上海:上海科学技术出版社,1996,第 1 版.

[13] 李凤云等. 中药薏苡仁抗肿瘤作用的研究[J]. 实用肿瘤学杂志, 1994,（3）: 59, 65.

[14] 黄明朝等. 薏苡仁注射液治疗 95 例原发性气管癌免疫指标分析[J]. 肿瘤, 2001, 21(4): 284 – 285.

[15] 杨曦, 蒋桂华. 女贞子的研究开发现状与展望[J]. 时珍国药,2008,19 (12):2987 – 2990.

[16] 艾宪鹏, 等. 抗癌中草药. 哈尔滨: 黑龙江科学技术出版社, 1982: 140.

[17] 张庭廷,夏晓凯,陈传平,等. 黄精多糖的生物活性研究[J]. 中国实验方剂学杂志,2006,12(7):42 – 45.

[18] 张峰,高群,孔令雷,等. 黄精多糖抗肿瘤作用的实验研究[J]. 中国实用医药,2007,21(2):95 – 96.

[19] 丁春艳, 李薇, 刘玉和, 等. 白花蛇舌草体外对人肝癌多药耐药细胞 Bel – 7402 抗肿瘤活性的研究[J] 1 北华大学学报(自然科学版), 2004, 5(3): 221 – 231.

[20] 陈达理. 中医祛邪、补益两法抗肿瘤作用的比较[J]. 世界今日医学杂志, 2006, 7(6): 277 – 2781.

[21] Yin X, Zhou J;Jie C. Anticancer activity and mechanism of Scutellaria barbata extract on human lung cancer cell line A549[J]. Life Sci, 2004,75(18): 2233 – 2244.

[22] Horikawa K,Mohri T,Tanaka Y,et al. Moderate inhibition of mutagenicity and carcinogenicity of benzo[a]pyrene, 1,6-dinitropyrene and 3,9-dinitrofluorath-Ene by Chinese medicinal herbs[J]. Mutagenesis,1994,9(6):523 – 526.

[23] 周荣耀,徐中伟,倪爱娣,等.夏枯草注射液治疗肺癌胸水的临床和实验研究[J].浙江中西医结合杂志,2001,11(1):5-8.

[24] 倪娅,邱幸凡.人参瓜蒌莪术汤对小鼠 lew is 肺癌瘤组织微血管密度的影响[J].中国实用医药,2009,4(26):42-43.

[25] 季宇彬.抗癌中药药理与应用,哈尔滨:黑龙江科学技术出版社,1999:287. 372509. 448. 616. 899. 1238.

（郑 心 邢 玮）

第七章　恶性胸膜间皮瘤

一、中西医概述

恶性胸膜间皮瘤（MPM）是指原发于胸膜间皮的恶性肿瘤，是一种罕见病，其预后很差，且发病率逐年上升。恶性胸膜间皮瘤为现代医学病名，在我国传统医学古籍中无此病名记载。胸膜间皮瘤临床表现包括胸痛、咳嗽、憋喘、咳吐涎沫，或干咳，胸部膨满，后期因胸痛、大量胸腔积液等限制呼吸动度表现为呼吸困难，或体重减轻、发热、乏力以及盗汗或吞咽困难、声音嘶哑、臂痛、心慌及咯血等症状。恶性胸膜间皮瘤常常以大量胸腔积液为主要临床表现，可归属于中医"悬饮"的范畴。"悬饮"病名首见于张仲景《金匮要略·痰饮咳嗽病脉证并治》第十三篇，"饮后水流在胁下，咳唾引痛，谓之悬饮"。

胸膜，解剖上说是一层薄的浆膜，分壁层胸膜和脏层胸膜。壁层胸膜衬于胸壁内层，脏层胸膜覆盖于肺、膈肌和纵隔的表面。胸膜来自胚胎中胚层，故亦称间皮。胸膜肿瘤分为原发性和转移性两大类。原发性胸膜肿瘤以胸膜间皮瘤居多，占整个胸膜肿瘤的5%，占全部癌症的0.02%～0.4%。转移性肿瘤较常见，以肺和乳腺来源者居多，其可直接侵犯或经淋巴、血液转移而发生。根据肿瘤生长方式，临床上将胸膜间皮瘤分为局限型和弥漫型，局限型极少见，多为胸膜纤维瘤，起源于胸膜间皮层附近腔隙里的不定型间质细胞，为良性或低度恶性，可被完整手术切除。弥漫型即为恶性胸膜间皮瘤较局限型常见，起源于胸膜间皮细胞，恶性程度极高，治疗上仍有较大的争议。

二、流行病学

在世界不同国家中，恶性胸膜间皮瘤发病率有较大差异，这主要与这些国家过去几十年中石棉的消费量有关。目前该病的发生率呈逐年上升趋势，2011年出版的《现代肿瘤学（第三版）》中介绍，美国每年发病2 000～3 000例，西欧约为 5 000 例。澳大利亚是发病率最高的国家,男性发病率为 59.8/100 万人/年,女性为 10.9/100 万人/年。预计 2020 – 2030 年,全球将达到 MPM 的发病高峰。国内 1958 年首次报道该病,我国云南省大姚县是恶性胸膜间皮瘤的高发区,流行病学调查资料显示恶性胸膜间皮瘤发病率达到 8.5/10 万人/年,(1977 – 1983 年)和 17.75/10 万人/年(1987 – 1995 年)。我国近 20 年才开始重视石棉相关工业的控制和从业者的保护,故预计我国将在 2030 年左右面临 MPM 的发病高峰。

流行病学家预期,恶性间皮瘤的发病高峰会在未来十年内出现,有些国家可能已达到发病高峰(美国和瑞典)。因为恶性胸膜间皮瘤有较长潜伏期,且不同国家减少或禁止石棉应用的时间不同,故发病高峰时间很难精确估计。

三、恶性胸膜间皮瘤的筛查

迄今为止,根据现有恶性胸膜间皮瘤的有效数据(患病率、预后及治疗)以及潜在可实施筛查方法的效力(敏感性、特异性),还不能明确大规模临床筛查的有效性。

低剂量 CT 扫描对于诊断早期恶性胸膜间皮瘤来说,并不是一个有效的筛查方法。一些生物标志物,如可溶性间皮素相关肽(SMRP)和骨桥蛋白,目前还处于研究之中,还不能作为筛查工具。

虽然,对于恶性胸膜间皮瘤,目前尚无相应的筛查方法可以应用。但对于高危接触人群,还是应该采用胸部影像学和(或)生物标志物做进一步评估。

四、病因和发病机制

(一)病因和发病机制

尚未完全明确,一致认的恶性胸膜间皮瘤的发病与下列因素有关:

1. 石棉 石棉是被公认的恶性胸膜间皮瘤的首要致病因素,所有接触石棉的个体均为高危人群。80% 的 MPM 患者发病与石棉纤维的接触有关,其中包括温石棉、青石棉、透闪石棉及铁石棉,潜伏期为 35 ~ 40 年,潜伏期大于 15 年者占所有病例的 99%。石棉暴露与恶性胸膜间皮瘤之间有明确的剂量关系,但在小剂量石棉暴露者中,也可发生此种疾病。但在女性患者中,则很少有石棉暴露史。恶性胸膜间皮瘤主要通过职业暴露石棉而发生,但也可通过间接职业暴露或是环境暴露石棉而发生。大多数闪石纤维,特别是青石棉、铁石棉和透闪石,比纤蛇纹石纤维具有更高的致癌力。在有些地区,人们用石棉粉刷房屋墙壁或居住在接近石棉矿或石棉工厂的地方而接触到石棉。石棉工人的家属通常由于接触工人工作服上带有的石棉而致病。

2. 其他因素

除石棉外,恶性胸膜间皮瘤的其他潜在致病因素或协同因素包括:接触其他自然纤维(如毛沸石、氟浅闪石)或是人造纤维(耐火陶瓷),此外,电离辐射和猿猴空泡病毒40(SV40)也是需要考虑的因素,而烟草在间皮瘤的发生中无明显作用。目前,并没有发现人造纤维,如矿棉纤维(岩棉、玻璃棉、渣棉)对人类有致胸膜瘤的证据。遗传因素可增加易感性,从而促成胸膜间皮瘤的形成。

3. 发病机制

胸膜间皮瘤是由环境、生物和遗传因素引起的肿瘤。石棉已被国际癌症研究中心确定为致癌物,可直接穿透肺引起多次损伤、组织修复和组织炎症或诱发间皮细胞的 DNA 损伤和染色体异常。有研究证明了 TNF－a 和 NF－kB 信号在介导人类间皮瘤细胞对石棉的反应中起关键作用。VEGF 是一种对内皮细胞具有选择性影响的血管生成蛋白,参与体内许多正常的和病理的生命过程,包括肿瘤生长、转移、炎性反应和创伤愈合过程。

出现大量恶性胸腔积液多为胸膜间皮瘤中晚期表现,也可见于中晚期肺癌、乳腺癌、淋巴瘤等疾病,毛细血管内皮细胞炎症引起的毛细血管通透性增加以及纵隔转移瘤或放射治疗所致纤维化引起的纵隔淋巴管回流不畅造成的淋巴液流体静脉压增加均可引起恶性胸腔积液的形成。

(二)中医病因病机

1. 病因

(1)外感邪毒　外在接触石棉及其他纤维物质及电离辐射等均归于外感邪毒,自口鼻或皮毛侵犯于肺,困遏卫阳,或致使肺不能输布水津,脾无以运化水湿,水津停滞,积而成饮。

(2)劳欲所伤　劳倦,纵欲太过,或久病体虚,伤及脾肾之阳,水液失于输布,也可停而成饮。若体虚气弱,或劳倦太过之人,正气已虚,邪毒更易侵袭胶着人体肺络,致肺脏损伤,肺不主气,失于宣发肃降,不主治节,出现胸胁饱满,咳唾引痛,喘促不能平卧,津液停聚于胸胁为饮,邪毒致病,正虚邪盛,发病迅速,病情严重。

2.病机

(1)正常生理情况下,水液的输布排泄,主要依靠三焦的气化作用和肺、脾、肾的功能活动。本病发病机制为正气内虚,脏腑失调,导致邪毒乘虚侵入,邪滞于肺,肺失宣降,通调失司,津液失于布散,津聚则为痰,痰气互结,闭阻络脉,日久发为积块,积块癖于胸胁,三焦不利,水道闭塞,津聚为饮,发为胸水,其病位、病症均与悬饮符合。加之癌症日久失治,正气大耗,肺脾肾三脏受损,上焦肺失通调水液,中焦脾失运化水谷,下焦肾失分清泌浊,因虚致实,故成悬饮。恶性肿瘤所致的悬饮是因癌瘤而起,因此与普通的外邪入侵并阻于三焦所致的悬饮有所不同,预后较差。

(2)病程早期主要是出现反应性的胸水,胸水的压迫症状并不明显,会出现轻微咳嗽、咳痰这样的症状,从中医角度,是脾的运化功能受损出现以气虚痰湿为主的症状。病程中期,胸水压迫肺的症状严重,肺的呼吸功能受损,静止时就可以出现呼吸困难。病程晚期,患者心肺功能严重受损,水、电解质平衡紊乱导致肾功能不全,表现血性胸水、呼吸困难、消瘦等恶病质的表现,恶病质的形成是由于肿瘤通过各种途径使机体代谢发生改变,机体不能从外界吸收营养物质,肿瘤细胞则从人体固有的脂肪、蛋白质夺取营养构建自身,故机体失去了大量营养物质,特别是必需氨基酸和维生素(由脂肪、蛋白质分解而形成)。体内氧化过程减弱,氧化不全产物堆积,营养物质不能被充分利用,造成以浪费型代谢为主的状态。从中医角度,中期以气血瘀滞证型为主,晚期以气阴两虚证型为主。

五、病理和分类

恶性间皮瘤好发生于胸膜和腹膜,少数病例可发生于心包、睾丸鞘膜和女性生殖系统,偶可发生于肺实质内。熟悉恶性间皮瘤的细胞学和组织学形态、免疫表型及其分子病理学特征对恶性间皮瘤的诊断和鉴别诊断至关重要[3]。细胞学在恶性间皮瘤中的特异性高达100%,但敏感性较差。恶性间皮瘤的瘤细胞虽有异型性,但并不十分显著。与恶性间皮瘤不同的是,腺癌的癌细胞常显示为明显的异型性。

(一)恶性间皮瘤的细胞学诊断

组织病理学传统上将恶性胸膜间皮瘤(MPM)分3型:上皮型、肉瘤型和双相型。上皮型占所有MPM的50%,预后相对较好。肉瘤型占16%,病理特征是在纤维肉瘤中出现的纺锤形细胞,临床上较上皮型或双相型预后更差。双相型亦称混合型,兼有上皮型和肉瘤型的特点,镜下每种成分至少超过总体肿瘤组分的10%以上。其中上皮样间皮瘤又包括多种形态学变型,肉瘤样间皮瘤包括促结缔组织增生性间皮瘤和伴有异源性分化的间皮瘤(表7.1)。

表7.1 恶性间皮瘤的组织学亚型和形态学变型

上皮样间皮瘤	肉瘤样间皮瘤
管状乳头状	梭形细胞型
微乳头状	促结缔组织增生型
梁状	伴有异源性分化
小腺泡状/腺样	双相性间皮瘤
腺瘤样/微腺样	弥漫性肺内间皮瘤
腺样囊性	
实性	
小细胞	
透明细胞	
蜕膜样	
印戒细胞样	
横纹肌样	
多形性	
淋巴组织细胞样 *	
黏液样	

* 曾被认为是肉瘤样间皮瘤,尚存争议。

1. 上皮样间皮瘤

管状乳头状型最常见,微乳头型侵袭性较高,可发生淋巴道转移和肺内播散。小腺泡状/腺样型结构不规则,常需借助免疫组化标记与浸润性腺癌区分。小细胞型:很少见,所占比例不足1%,主要发生于胸膜。多形性:瘤细胞体积大,显示明显的异型性,预后较差。黏液样型预后较好。

2. 肉瘤样间皮瘤

梭形细胞型异型性明显,可出现局灶上皮样分化。

3. 双相性间皮瘤

兼具上皮样和肉瘤样两种成分,应与双相型滑膜肉瘤鉴别。

4. 弥漫性肺内恶性间皮瘤

非常少见,主要发生在肺实质内,临床和影像学特征类似间质性肺病,CT常显示为双肺不规则毛玻璃样阴影,胸膜下可有灶性结节样密度影,但胸膜无增厚,也无明显的肿块。总体上类似间质性肺病,常有多种生长方式,预后较差。

（二）恶性间皮瘤的免疫学表型

免疫学标记在恶性间皮瘤的细胞学诊断和组织学诊断中起着至关重要的作用。常联合采用一组抗体,其中一线的间皮标志物包括钙视网膜蛋白、D2-40、CK5/6 和 WT1,二线间皮标志物包括 HBME-1、间皮素和血栓调节蛋白。肉瘤样间皮瘤表达广谱细胞角蛋白[如 CK(AE1/AE3)]为主,Calretinin 等间皮性标记常为灶性阳性,另 D2-40 多为胞质染色,与上皮样间皮瘤的胞膜染色有所不同。

（三）恶性胸膜间皮瘤的分子病理学

在恶性间皮瘤分子病理学研究中发现有染色体 9p21 的纯合性缺失[4],80% 的胸膜间皮瘤显示有 p16/CDKN2A 缺失,其中肉瘤样间皮瘤为 90% ~ 100%,上皮样间皮瘤和双相性间皮瘤为 70%。检测是否有 p16/CDKN2A 缺失可用于鉴别恶性间皮瘤和良性反应性间皮细胞,不仅具有诊断价值,还有预后意义。

六、临床表现

胸膜间皮瘤大量胸腔积液阶段症状类似于中医"悬饮"的饮停胸胁证,典型表现为胸胁引痛,咳唾引痛,呼吸困难加重,咳逆气喘,喘促不能平卧,或仅能偏卧于停饮的一侧,病侧肋间胀满,甚则可见病侧胸廓隆起,舌苔白,脉沉弦或弦滑。气虚痰湿证者神疲乏力明显,或纳呆便溏,舌质淡胖,或有齿印,舌苔白腻,脉濡缓或濡滑。气血瘀滞证者胸胁疼痛,痛有定处,如锥如刺,舌紫暗或有瘀斑,舌苔薄,脉弦或涩。阴虚毒热证者无痰或咳吐少量黏痰,或痰中带血,口干咽燥,或午后潮热,颧红,心烦寐差,手足心热,盗汗,或热势壮盛,久稽不退,形体消瘦,舌质红,苔黄,脉细数或数大。

恶性胸膜间皮瘤多见于 >60 岁男性,发病高峰年龄在 50~70 岁,男性多于女性,男女之比 3∶1,病变往往局限于一侧胸腔（95%）,并以右侧为多（60%）。大多数患者的初始症状往往表现为大量胸腔积液所致的进行性呼吸困难以及持续的非胸膜炎性胸痛。85%~90% 的患者可发现大量的胸腔积液,随着病变的进展,胸腔积液反而逐步减少。部位固定的胸痛常为肿瘤侵犯胸壁所致,是病情恶化的表现之一。此外患者还可有干咳、体重减轻、发热、乏力以及盗汗等症状。病变晚期的患者可因肿瘤的局部侵犯而出现上腔静脉压迫、脊髓压迫、Horner综合征、吞咽困难、声音嘶哑、臂丛神经痛、恶性心包疾病以及咯血等症状。晚期患者尚可出现肺门、纵隔淋巴结转移以及肝、肾上腺、肾及头颅等部位的远处转移。

体检时常可发现胸腔积液和胸膜增厚的体征,表现为一侧呼吸运动下降、肋间饱满或膨出,大量胸腔积液或巨大肿块时可出现纵隔移位。病变晚期可见受累胸腔活动受限,呈"冰冻胸",肋间隙变窄,肋骨呈瓦片状重叠,叩诊为浊音,听诊时可发现呼吸音下降或消失以及胸膜摩擦音。局部侵犯时亦会表现出相应的体征。

七、辅助检查

(一)影像学及其他检查

1.胸部普通X线检查　是恶性胸膜间皮瘤患者首诊时最常用的检查方法。

(1)局限型恶性胸膜间皮瘤表现为周围型、边缘清晰、与胸壁成钝角的肿块。

(2)弥漫型恶性胸膜间皮瘤往往表现为单侧胸腔积液以及胸膜的明显增厚。20%的患者可在胸部平片上发现有石棉沉积症的表现。此外,部分患者可发现有石棉相关的胸膜钙化。

2.电子计算机X线体层显像(CT)

增强CT比胸部平片能更早发现胸膜异常、少量胸腔积液和以胸膜为基底的小结节。此外,胸部增强CT能够帮助了解是否侵犯胸壁、肋骨和纵隔,有利于临床制订治疗方案及评估疗效。胸膜不规则的增厚,胸膜多发的强化结节(以胸腔下部为多),大量胸腔积液是MPM的特征性表现。当纵隔内正常脂肪间隙消失,纵隔内脂肪组织大范围受侵以及肿瘤脂肪包绕纵隔大血管超过周长的50%时往往提示纵隔受侵犯。但CT在评判纵隔淋巴结是否转移方面作用有限,准确率仅约50%。胸部CT扫描不适合用来确诊,但是弥漫性或结节性的胸膜增厚可能具有提示意义。

3.磁共振显像(MRI)和正电子发射断层扫描(PET)

MRI、PET也适用于间皮瘤的诊断。MRI的诊断准确率与CT相仿,但MRI

在评估 MPM 患者病变范围以及有无侵犯胸内筋膜、心包、胸壁和膈肌方面具有较高的应用价值。在评判 MPM 的术后复发以及放化疗疗效时,MRI 也比 CT 具有更高的准确度。PET 为 MPM 患者提供了一种新的影像学检查手段,其在鉴别胸膜良性和恶性病变以及发现远处转移方面比 CT 具有更高的敏感度,但在肿瘤分期方面仍存在局限性。

4. 胸腔穿刺

恶性胸膜间皮瘤和胸膜转移性肿瘤往往以胸腔积液为首发症状,故胸腔穿刺亦是恶性胸膜间皮瘤最常用的诊断方法。恶性胸膜间皮瘤患者的胸腔积液大多为血性,少数可表现为黄色渗出液。由于间皮细胞可分泌透明质酸,故胸腔积液非常黏稠。若胸腔积液中透明质酸含量 >8 μg/mL,可排除腺癌并高度提示为恶性胸膜间皮瘤。胸腔积液细胞学检查较难鉴别 MPM 与反应性间皮细胞,故确诊率仅为 20% ~33%。

5. 胸腔镜诊断

当临床和放射学检查怀疑存在间皮瘤时,胸腔镜检查是最好的确诊方法,因其可获得足够的肿瘤组织标本以进行免疫组化染色检查和电镜检查,敏感度 >95%。除了有手术禁忌证或是胸膜粘连的患者,均推荐进行胸腔镜检查,以便于明确诊断。

6. 纵隔镜

纵隔镜下纵隔淋巴结活检术越来越多地应用于 MPM 的诊断及淋巴结分期。

(二)病理学诊断

作为一种从浆膜腔的间皮细胞进展而来的恶性肿瘤,间皮瘤的准确诊断是建立在组织病理检查基础上的。然而,诊断依旧是困难的,因为间皮瘤是有多种细胞异型性的癌症,从而产生很多误导组织病理学确诊的陷阱。并且,胸膜也是转移性肿瘤的好发部位。

间皮瘤在其自然进展过程中是多变的。其他恶性肿瘤可能有假间皮瘤样表现(如胸腺瘤、癌、淋巴瘤和血管瘤等),最常发生胸膜转移的肿瘤是肺癌和乳腺癌(分别为 7% ~15% 和 7% ~11%),在标准切片固定进行 HE 染色的条件下,其细胞形态容易和间皮瘤相混淆。

通常,胸腔积液是恶性胸膜间皮瘤的首发临床征象,临床上也常常先进行胸腔积液细胞学检查。但目前不推荐仅凭细胞学检查结果来诊断恶性胸膜间皮瘤,对于细胞学检查提示的间皮瘤疑似病例,应行进一步组织学检查。

只有通过取材于典型肿瘤,并有充足的组织量允许进行免疫组化检查,并具有相应的临床、影像学和(或)术中发现,才能获得明确的恶性胸膜间皮瘤诊断。

在诊断过程中,应该首选胸腔镜进行胸膜外观检查,同时进行多点、较深和组织量较大的活检,必要时可包括脂肪和(或)肌肉组织,以评估肿瘤的侵袭程度。胸腔镜检查可为90%的病例提供确切诊断。

不推荐细针穿刺活组织检查作为间皮瘤诊断的首选,因为其敏感性较低(30%)。也不推荐通过冰冻组织切片来对恶性胸膜间皮瘤进行诊断。

推荐使用世界卫生组织(WHO)呼吸系统肿瘤分类(2004年),该分类系统为间皮瘤患者的诊断、预后和诊治提供了一定基础。

(三)免疫组化检查

恶性胸膜间皮瘤的诊断应基于免疫组化检查。免疫组化方法取决于间皮瘤的肿瘤亚型,是上皮样的还是肉瘤样的。

为了从腺癌中分辨出上皮样间皮瘤,推荐采用两种具有间皮瘤阳性诊断价值的标志物,包括核标志物,如抗钙网膜蛋白和抗 Wilms 瘤抗原 1 抗体,或者膜标志物抗上皮膜抗体(EMA),对于上皮样间皮瘤,可采用抗细胞角蛋白抗体(CK)5/6,抗 D2-40 或抗间皮素抗体等,以及两种具有阴性诊断价值的标志物(抗 Ber-EP4 抗体,一种膜标志物;抗甲状腺转录因子 1 抗体,一种核标志物,或抗癌胚抗原单克隆抗体、抗 B72-3 抗体、抗 MOC-31 抗体、抗雌激素/孕酮抗体、抗 EMA 抗体、胞浆染色)以确认诊断。

为了鉴别肉瘤样间皮瘤与鳞癌和移行细胞癌,推荐使用两种广谱的抗角蛋白抗体和两种具有阴性预测价值的标志物(如抗 CD34 抗体和抗 B 细胞淋巴瘤 2 抗体标志物、抗结蛋白抗体、抗 S100 抗体)以明确诊断。单一抗体的免疫染色阴性并不能排除间皮瘤诊断。对于不典型的间皮细胞增生,目前还没有可用的免疫组化标志物来鉴别其良恶性。

八、诊断

恶性胸膜间皮瘤的临床表现通常不特异且隐匿,因此,对于有石棉接触史且临床上除了单侧胸腔积液和胸痛外无其他表现时,首先应怀疑为恶性胸膜间皮瘤。除了症状和体征外,影像学检查对诊断有重要意义。胸部普通 X 线检查是首诊时最常用的检查方法,增强 CT 比胸部平片能更早发现胸膜异常、少量胸腔积液和以胸膜为基底的小结节,帮助了解有无侵犯胸壁、肋骨和纵隔,有利于临床制订治疗方案及评估疗效,胸部 CT 扫描不适合用来确诊。PET 在鉴别胸膜良性和恶性病变以及发现远处转移方面比 CT 具有更高的敏感度,但在肿瘤分期方面仍存在局限性。胸腔穿刺亦是恶性胸膜间皮瘤最常用的诊断方法,胸腔积液细胞学检查较难鉴别 MPM 与反应性间皮细胞,故确诊率仅为 20% ~ 33%。胸腔镜检查是最好的确诊方法,可获得足够的肿瘤组织标本以进行免疫组化染色检查和电镜检查,敏感度 >95%。目前不推荐仅凭细胞学检查结果来诊断恶性胸膜间皮瘤,对于细胞学检查提示的间皮瘤疑似病例,应行进一步组织学检查。只有通过取材于典型肿瘤,并有充足的组织量允许进行免疫组化检查,并具有相应的临床、影像学和(或)术中发现,才能获得明确的恶性胸膜间皮瘤诊断。

不推荐细针穿刺活组织检查作为间皮瘤诊断的首选,因为其敏感性较低(30%)。也不推荐通过冰冻组织切片来对恶性胸膜间皮瘤进行诊断。恶性胸膜间皮瘤的诊断应基于免疫组化检查。免疫组化方法取决于间皮瘤的肿瘤亚型,是上皮样的还是肉瘤样的。

九、鉴别诊断

(一)肺腺癌

免疫组化染色后癌胚抗原、甲状腺转录因子 – 1、MOC – 31、Ber – EP4、BG – 8 以及 B72.3 等作为肺腺癌特异性及敏感性阳性较高的标记,而在 MPM 为阴性标记。

(二)反应性间皮增生

炎症等慢性刺激可引起间皮细胞增生,增生的间皮细胞可有一定程度的异型性,但通常不会显示显著的异型性,所形成的乳头结构简单且为单层间皮细胞衬附,无复杂的小管和乳头形成,无复层间皮细胞衬附,增生的间皮细胞周围无间质性反应。

(三)间质性肺病

弥漫性肺内恶性间皮瘤常被误诊为间质性肺病,但如见到肺实质结构被破坏,即便为局灶性,也有助于诊断为肿瘤性。血管和淋巴管侵犯或淋巴结转移可帮助判断是否为恶性肿瘤,但不是每例肿瘤均伴有该现象。免疫组化标记能明确为间质性,并有助于与腺癌和鳞状细胞癌等肿瘤的鉴别。

十、治疗方法

（一）中医证治

悬饮多因素体不强,或原有其他慢性疾病,肺虚卫弱,时邪外袭,肺失宣通,饮停胸胁,而致络气不和。如饮阻气郁,久则可以化火伤阴或耗损肺气,参照《中医内科学》把悬饮的证型分为邪犯胸肺证、饮停胸胁证、络气不和证、阴虚内热证、气阴两虚证五型。

1.气虚痰湿证

咳嗽,痰多,气憋,胸闷胸痛,神疲乏力,纳呆便溏,舌质淡胖,或有齿印,舌苔白腻,脉濡缓或濡滑。

证机概要:脾虚湿盛,肺失宣降。

治法:健脾燥湿,行气祛痰。

代表方:二陈汤合瓜蒌薤白半夏汤。二陈汤燥湿化痰;瓜蒌薤白半夏汤宽胸散结,适用于痰浊中阻,咳嗽痰多,胸闷胸痛之证。

常用药:陈皮、法半夏、茯苓理气燥湿化痰;瓜蒌、薤白行气祛痰,宽胸散结;紫菀、款冬花止咳化痰。青皮、赤芍理气和络止痛;桔梗、杏仁宣肺止咳。

痰饮内结,肺气失肃,见咳逆气急,加白芥子、桑白皮;胁痛甚者,加郁金、桃仁、延胡索以通络止痛;痰瘀化热,痰黄稠黏难出者,加海蛤壳、鱼腥草、金荞麦根、黄芩、栀子清化痰热;神疲乏力,纳呆便溏者加党参、白术、鸡内金健运脾气。

2. 饮停胸胁证

胸胁引痛,咳唾引痛,痛势较前减轻,而呼吸困难加重,咳逆气喘,喘促不能平卧,或仅能偏卧于停饮的一侧,病侧肋间胀满,甚则可见病侧胸廓隆起,舌苔白,脉沉弦或弦滑。

证机概要:饮停胸胁,脉络受阻,肺气郁滞。

治法:泻肺祛饮。

代表方:椒目瓜蒌汤合十枣汤或控涎丹加减。三方均为攻逐水饮之剂。椒目瓜蒌汤主在泻肺降气化痰;十枣汤和控涎丹攻逐水饮,用于形体壮实,积饮量多者。气虚明显者加用四君子汤或合独参汤。

常用药:葶苈子、桑白皮泻肺逐饮;苏子、瓜蒌皮、杏仁、枳壳降气化痰;川椒目、茯苓、猪苓、泽泻、冬瓜皮、车前子利水导饮;甘遂、大戟、芫花攻逐水饮。

如用十枣汤或控涎丹峻下逐水,剂量均从小量递增,一般连服 3~5 日,必要时停二三日再服。必须注意顾护胃气,中病即止,如药后呕吐、腹痛、腹泻过剧,应减量或停服。

痰浊偏盛,胸部满闷,舌苔浊腻者,加薤白、杏仁;如水饮久停难去,胸胁支满,体弱,食少者,加桂枝、白术、甘草等通阳健脾化饮,不宜再予以峻攻;若见络气不和之候,可同时配合理气和络之剂,以气行水行。

3.气血瘀滞证

胸胁疼痛,痛有定处,如锥如刺,胸闷气憋,呼吸不畅,或有闷咳,甚则迁延,经久不已,阴雨更甚,可见病侧胸廓变形,大便干结,痰血暗红,口唇紫暗,舌紫暗或有瘀斑,舌苔薄,脉弦或涩。

证机概要:饮邪久郁气机不利,络脉痹阻。

治法:行气活血,通络止痛。

代表方:香附旋覆花汤或血府逐瘀汤加减。

常用药:旋覆花、苏子降气化痰;柴胡、香附、枳壳疏肝理气解郁;郁金、延胡索理气通络;当归须、赤芍、沉香行瘀通络。血瘀较重者用血府逐瘀汤。

痰气郁阻,胸闷苔腻者,加瓜蒌、枳壳豁痰开痹;久痛入络,痛势如刺者,加桃仁、红花、乳香、没药行气活血和络;饮留不净者,胁痛迁延,经久不已,可加通草、路路通、冬瓜皮等祛饮通络。

4.阴虚毒热证

咳呛时作,无痰或咳吐少量黏痰,或痰中带血,口干咽燥,或午后潮热,颧红,心烦寐差,手足心热,盗汗,或热势壮盛,久稽不退,口渴,大便干结,或伴胸胁闷痛,病久不复,形体消瘦,舌质红,苔黄,脉细数或数大。

证机概要:饮阻气郁,化热伤阴,阴虚肺燥。

治法:滋阴清热,解毒散结。

代表方:沙参麦冬汤或合五味消毒饮加减。前方清肺润燥,养阴生津,用于干咳,痰少,口干,舌质红;后方以清热解毒为主,适用于热毒炽盛者。

常用药:沙参、麦冬、玉竹、甘草、桑叶、天花粉养阴生津;金银花、野菊花、蒲公英、紫花地丁、紫背天葵清热解毒散结。

阴虚内热,潮热显著,可加鳖甲、功劳叶清虚热;虚热灼津为痰,肺失宣肃而见咳嗽,可加百部、川贝母;痰阻气滞,络脉失畅,见胸胁闷痛,酌加瓜蒌皮、枳壳、广郁金、丝瓜络;日久积液未尽,加牡蛎、泽泻利水化饮;兼有神疲,气短,易汗,面色㿠白者,酌加太子参、黄芪、五味子益气敛液;见咯血不止者,选加白芨、仙鹤草、茜草根、三七凉血止血、收敛止血;大便干结,加全瓜蒌、火麻仁润燥通便。

5.气阴两虚证

咳嗽痰少,或痰稀,咳声低弱,气短喘促,或胸痛,神疲乏力,面色㿠白,形瘦恶风,自汗或盗汗,口干少饮,舌质红或淡,脉细弱。

证机概要:气虚阴伤。

治法:益气养阴。

代表方:生脉散合百合固金汤加减。前方益气生津,适用于气阴两伤者;后方养阴清热,润肺化痰,适用于肺虚阴伤而有热者。

常用药:人参大补元气;麦冬养阴生津;五味子敛补肺津;生地、熟地、玄参滋阴补肾;当归、芍药养血平肝;百合、麦冬、甘草润肺止咳;桔梗止咳祛痰。

气虚症状明显者,加生黄芪、太子参、白术等益气补肺健脾;咳痰不利,痰少而黏者,加贝母、百部、杏仁利肺化痰。若肺肾同病,阴损及阳,出现以阳气虚衰为突出临床表现时,可选用右归丸温补肾阳。

上述症候中,如合并有上腔静脉压迫综合征,出现颜面、胸膺上部青紫水肿,声音嘶哑,头痛晕眩,呼吸困难,甚至昏迷的严重症状,危重者可在短期内死亡。中医治疗从瘀血、水肿论治,活血化瘀、利水消肿,可使部分病人缓解。常用方剂如通窍活血汤、五苓散、五皮饮、真武汤等。压迫症状较轻者,可在辨证施治方药中,酌加葶苈子、猪苓、生麻黄、益母草等泻肺除壅,活血利水。

(二)西医治疗

1.手术治疗

(1)MPM最常用的外科治疗包括胸腔镜下滑石粉胸膜固定式(VATS)、胸膜切除/剥脱术和胸膜外全肺切除术(EPP)。手术目的是通过去除脏层肿瘤组织以解除压迫所致肺不张。通过去除壁层肿瘤组织可缓解限制性通气不足和胸壁痛。这一过程可通过开胸手术或闭合式电视辅助胸腔镜手术(VATS)来完成,应优先考虑VATS。胸膜部分切除术/剥离术达不到治愈目的,但能缓解症状,特别是对于化学性胸膜固定术无效且有肺不张综合征的患者。

根治性手术的定义是指从半侧胸廓去除所有肉眼可见的肿瘤。通过胸膜外肺切除术切除整个胸膜、肺、心包膜、膈膜,并进行系统淋巴结清扫,可达到此目的。研究显示,根治术后患者中位生存期为20～24个月,术后死亡率降至

5%,而复发率较高,约为50%。

恶性胸膜间皮瘤国际间皮瘤学会(IMIG)分期TNM描述:

T 原发肿瘤。

T_1a 肿瘤限于一侧壁层胸膜,包括纵隔和膈肌胸膜,未累及脏层胸膜。

T_1b 肿瘤限于一侧壁层胸膜,包括纵隔和膈肌胸膜,但有散在局灶性的脏层胸膜受累。

T_2 肿瘤累及一侧胸膜腔的某一胸膜面(壁层、纵隔、膈肌和脏层胸膜)且至少伴有下述特征之一:①累及膈肌;②融合的脏层胸膜肿瘤(包括叶间隙)或肿瘤从脏层胸膜扩展到肺实质。

T_3 局部晚期但可能切除的肿瘤,肿瘤累及一侧胸膜腔的所有胸膜(壁层、纵隔、膈肌和脏层胸膜)且至少伴有下述特征之一:①侵犯胸内筋膜;②侵犯纵隔、脂肪;③孤立的完全可以切除的病灶,但扩展入胸壁软组织;侵犯心包。

T_4 局部晚期且技术上无法切除的肿瘤,肿瘤累及一侧胸膜腔所有胸膜面(壁层、纵隔、膈肌及脏层胸膜)且至少伴有下述特征之一:①肿瘤直接经膈肌向腹膜蔓延;②肿瘤直接向对侧胸膜蔓延;③肿瘤直接侵犯1个或1个以上纵隔器官;④肿瘤直接侵犯脊柱;⑤肿瘤扩展到心包内表面,伴或不伴心包积液,或肿瘤直接侵犯心肌。

N 区域淋巴结。

N_x 区域淋巴结情况无法估计。

N_0 无区域淋巴结转移。

N_1 同侧支气管、肺或肺门淋巴结转移。

N_2 隆突下或同侧纵隔淋巴结转移(包括同侧乳内淋巴结转移)。

N_3 对侧纵隔、乳内、同侧或锁骨上淋巴结转移。

M 远处转移。

M_x 远处转移无法估计。

M_0 无远处转移。

M_1 有远处转移。

恶性胸膜间皮瘤IMIG TNM分期:

I_a期:$T_{1a}N_0M_0$

I_b期:$T_{1b}N_0M_0$

Ⅱ期:$T_2N_0M_0$

Ⅲ期:任何 T_3　任何 N_1　M_0

任何 N_2

Ⅳ期:任何 T_4　任何 N_3　M_1

(2)术后辅助治疗

①辅助放疗　术后局部放疗可以减少 MPM 的局部复发,已被广泛接受。

②辅助放化疗　结合手术、放疗和化疗的综合模式(又称为三联治疗)是近年的研究热点。

③术前新辅助治疗

2. 放疗姑息放疗　主要目的是缓解疼痛,对于因侵及胸壁而引起疼痛的患者,可考虑应用。但预防性放射治疗仍然存在争议。而有关术后放疗的资料则仅限于回顾性研究。胸膜切除术或剥离术后不推荐进行放射治疗。对于放射治疗在恶性胸膜间皮瘤中的作用,还需要进一步深入研究。

(1)姑息性放疗

胸部疼痛常为 MPM 常见症状,多为胸膜病灶直接导致,或为胸膜复发肿瘤所致,放疗可有效减轻胸痛,但止痛效果不持久。有报道放疗止痛效果与反射总量及每次分割剂量呈正相关,照射剂量达 40 ~ 50 Gy,有效率达 65%,每次分割量≥4 Gy,疼痛缓解率达 50%[5]。预防性照射手术或穿刺部位或可预防肿瘤种植。

(2)非手术患者的根治性放疗

①单纯放疗　由于 MPM 的累及范围广泛,根治性放疗需要照射的范围较大,而肺、心、肝、骨髓等重要脏器所承受的安全范围照射剂量有限,为 40 ~ 50 Gy,达不到所要求的根治性剂量 60 ~ 70 Gy,所以单一放疗的疗效不确定。

②放化疗综合治疗　放化疗综合治疗是许多局部晚期实体瘤的标准治疗。

(3)化疗

化疗既是综合治疗的重要部分,也是治疗晚期患者的常用手段。联合化疗是主要化疗方式,且一般以蒽环类或铂类为基础。ADM、吉西他滨、雷替他塞、培美曲塞 + DDP 联合方案有效率 20% ~ 40%,奥沙利铂与长春瑞滨、吉西他滨、雷替他塞的组合与 DDP 方案相似[6]。

研究显示,联合化疗包括顺铂和抗叶酸制剂、培美曲塞或雷替曲塞能改善患者生存。顺铂联合培美曲塞组(12.1 个月)或顺铂联合雷替曲塞组(11.4 个月)的中位生存期比通常文献报告的(7 ~ 9 个月)有明显延长。

其他化疗方案有:顺铂联合依托泊苷、顺铂联合多柔比星、顺铂联合吉西他滨、顺铂联合干扰素、奥沙利铂联合雷替曲塞(或吉西他滨或长春瑞滨)。

化疗的最佳疗程目前尚不清楚。患者在一线化疗药物治疗后,如果临床症状改善和病情缓解,复发可以再使用相同的化疗方案。

4.生物调节制剂

在恶性间皮瘤的生物治疗中,干扰素和白细胞介素是主要的试验性药物,目前,这两种药物的单药疗法未发现疗效,也不推荐在临床试验之外使用。各个临床试验的剂量、给药方法(胸膜内、皮下、肌肉和静脉)、药物类型和疾病分期各不相同,故对这些研究结果的解释需要谨慎。

5.靶向治疗

一些生物靶向治疗在肺癌、结肠癌和乳腺癌中显现出了疗效,但很少有研究适用于恶性间皮瘤。目前已进行试验的药物包括以下几种:①沙利度胺(抗血管生成药物)。临床试验表明,接受治疗患者疾病稳定时间 >6 个月,中位生存期为 230 天。②贝伐单抗(单克隆抗体,血管内皮生长因子抑制剂)。有研究显示,采用顺铂+吉西他滨进行治疗的情况下,如再联合贝伐单抗,并未提高疗效。③吉非替尼。研究表明,吉非替尼对恶性间皮瘤患者没有疗效。④伊马替尼。现有研究提示,其对恶性间皮瘤无效。⑤厄洛替尼。Ⅱ期临床研究未观察到患者客观缓解。

疗效的评价标准:通过临床标准(症状控制和生活质量)、影像学标准、生存标准(疾病进展时间和总生存)可进行疗效评价。

6.综合疗法

(1)理论依据

单纯的外科手术不能治愈恶性间皮瘤,因为胸膜内层(特别是在心包膜和纵隔)边缘的 1~2 cm 不能被切除。故目前认为,在恶性胸膜间皮瘤治疗中,所有外科操作均为 R1(切缘有残余瘤),这是综合治疗的理论基础。

此外,整个半侧胸壁的放疗是受限的,由于有重要器官,如双侧肺、肝脏,特别是心脏,此外,还有脊髓和食管。因此,对于这样大的体积,实施总剂量超过 54 Gy 的照射是很困难的,因为这要求精益求精的治疗技术,并需要通过外科医生和病理学医师所见来进行定向。

(2)适应证

在接受任何多模式的综合治疗前,患者均需接受以下检查,并满足相应条件。①体格检查:肋骨和腹部无肿瘤生长的征象,而单侧胸廓萎缩是疾病晚期的一个信号。②肺功能检查:肺切除术后的肺功能数值应满足正常生活需要。③要有充足心功能储备,无肺动脉高压和心律不齐。④放射线检查:可排除超出胸廓向膈的扩散、向对侧扩散以及多点受累。⑤组织学检查:预后最好的恶性间皮瘤组织学亚型是上皮型。⑥性别:尚无有力的资料证实,不同性别间的治疗效果有何不同。

(3)症状的控制

①疼痛治疗:间皮瘤引起的疼痛通常是损伤性疼痛、神经性疼痛和炎症因子综合作用的结果。疼痛控制应该遵循癌症疼痛治疗的原则。除使用阿片制剂外,患者还经常需要辅助止痛。对于肿瘤小结节引起的疼痛,推荐应用姑息放射治疗。

②呼吸困难的治疗:如果在疾病早期实施了胸膜固定术,或者在胸腔积液形成包裹和(或)肺固定而不能完全肺扩张之前,应该避免反复抽吸胸腔积液。对于有复发性胸腔积液且非常虚弱的患者,偶尔行反复抽吸或胸内引流是最为实际的处理方法。胸膜固定术对预防复发性胸腔积液有效,可优先选择无菌滑石粉。通常在疾病早期实施胸膜固定术的疗效最好,但是在未获得足够的组织用于诊断之前,不能实施胸膜固定术。

口服小剂量吗啡对减轻呼吸困难的感觉有效,同时能减轻相关的焦虑。吸氧或许有帮助,但是必须在出现血氧饱和度降低时才能使用。

③其他症状的治疗:对于咳嗽,应该使用镇咳药如可待因糖浆或福尔可定。重要的是,要排除或治疗共病,如肺部感染或心力衰竭。

十一、预防措施

(一)未病先防

从事石棉、粉尘等工作者注意防护措施,可限时工作,工作时佩戴防尘面罩。远离类似工作环境居住。

(二)已病防护

"正气存内,邪不可干""正气不足、邪气可干",一旦发病,顾护正气是关键,攻邪同时必须扶正治疗,尤其饮停胸胁证不能一味地攻逐水饮,补益肺肾,健脾利水非常重要。如治疗中出现不适,应积极对症治疗。

1.对于出汗,可通过增减衣服、使用风扇、服用药物如西咪替丁得到改善。

或常服玉屏风散顾护肺卫,防止外感。

2.吞咽困难或许是由于口腔念珠菌感染或肿瘤对食管的外在压迫所致,治疗口腔念珠菌感染,避免脱水和便秘。氟康唑治疗念珠菌有效,或外用冰硼散、西瓜霜等,或辨证口服引热下行中药治疗。

3.便秘可由于不活动,进食差造成,也可因服用阿片制剂不可避免的结果,便秘也是肿瘤通过膈向腹膜腔扩散的征兆,应积极规律地使用通便药尽量保持大便通畅。中医便秘可与肺、肾、大小肠、脾胃等脏器有关,肺与大肠相表里,肺气不畅,大肠传导失利,肺病可出现便秘;肾主二便,肺肾两虚,小便利而大便秘。可辨证给予承气汤、麻子仁丸等治疗。

4.由于化疗副作用,患者可发生呕吐,止吐药治疗有效。呕吐也可能是阿片类镇痛药副作用引起,更换药物可能有效。中医可采用针灸止痛、止吐或辨证应用中药治疗。

十二、健康指导

1.应注意补充高能量,少食多餐。

2.注意锻炼,长期卧床则增加瘀血阻塞脉络的机会。

3.可做呼吸锻炼,增加肺张力。

【参考文献】

[1]杨荣源,刘添文,李际强.102 例恶性胸腔积液患者中医证候的临床分析[J].辽宁中医杂志,2009,36(6):870-872.

[2]Yang H,Bocchetta M,Kroczynska B,et al. TNF-alpha in-hibits asbestos-in-duced cytotoxicity via a NF-kappaB-de-pendent pathway,a possible mechanism for asbestos-in-duced oncogenesis [J]. Proc Natl Acad Sci USA, 2006, 103 (27): 10397.

[3] 刘绮颖,平波,王坚. 恶性间皮瘤的病理诊断.临床与实验病理学杂志[J]Clin Exp Pathol 2014 Oct;30(10).

[4] Larsen B T,Klein J R,Hornychová H,et al. Diffuse intrapulmo-nary malignant mesothelioma masquerading as interstitial lung dis-ease:a distinctive variant of mesothelioma[J]. Am J Surg Pathol,2013,37(10):1555-64.

[5]Wait K. Giligan D. The role of radiotherapy in the treatment of malignant

pleural mesothelioma(MPM) : Feasibility and results. Lung Cancer, 2007, 57 : 89 –
95.

[6] Stcele JP, Klabatsa A. Chemotherapy options and new advances in melignant
pleural mesothelioma. Ann Oncol, 2005, 16 : 345 – 351.

（郑 心 曹玉凤）

第八章　特发性肺间质纤维化

一、疾病概述

特发性肺间质纤维化为现代医学名词,中医典籍中并无关于本病的明确记载。"咳嗽""短气""喘证"均是临床表象的简单概括,我们在临床实践中体会到,本病多呈慢性进行性加重,与中医认识肺痿多咳不愈、渐进加重的慢性衰弱性疾病一致,认为病名当归属于"肺痿"为妥。肺痿病名首见于《金匮要略·肺痿肺痈咳嗽上气病》:"寸口脉数,其人咳,口中反有浊唾涎沫者……为肺痿之病。"清代尤在泾《金匮要略心典·肺痿肺痈咳嗽上气病》中说"痿者萎也,如草木之枯萎而不荣,为津烁而肺焦也。"《外台秘要·咳嗽门》云:"肺气咳经久将成肺痿,其状不限四时冷热,昼夜嗽常不断,唾白如雪,细沫稠黏,喘息气上。"本病对肺功能的影响最终表现为限制型通气功能障碍和气体交换障碍,这与"肺叶干枯,不能振举,水精不能四布,五经不能并行"(《医述》);"肺叶枯燥,不能覆下,则翘举而气亦上逆"(《医学衷中参西录》)等有关肺痿的认识是一致的。

特发性肺间质纤维化(IPF)是一种原因不明的,局限于肺部的,慢性、进行性纤维化性间质性肺炎的一种特殊形式。其病因不明,主要发生于老年人,组织学和/或影像学表现为普通间质性肺炎 UIP(Usual Interstitial Pneumonitis)。

二、病因和发病机制

(一)中医病因病机

《临证指南医案》指出:"夫痿者……为津亡而气竭也。然致痿之因,非止一端。"孙思邈认为"肺痿无论寒热,皆属虚损之证"。既说明肺痿的基本病性属虚,又指出多种致病因素都可致痿。本病以气阴两虚为本,瘀毒阻络为标,随各个阶段不同有所侧重。

1.早期以热毒蕴肺为主要病机特点,兼有气阴两虚肺为娇脏,性喜清润,职司清肃。患者外感六淫邪毒,或是脏腑功能失调,气血阴阳紊乱,加之内伤于饮食、情志、劳倦,机体生理或病理产物不能及时排出,蕴久成毒。《古书医言》曰:"邪气者,毒也。"《金匮要略心典》载:"毒,邪气蕴结不解之谓。"热毒蕴肺,影响肺之宣降,可表现为发热、咳喘等;热毒最易耗气伤阴,蕴肺日久可致肺之气阴两伤,表现为乏力、口干等。尤其在当今社会环境污染加重,病原微生物变异,人们多食肥甘厚味而运动减少,毒邪更易内蕴,胶结他邪,化火成瘀,损伤肺络,正虚络伤,毒瘀更甚,病情危重,缠绵难愈。正所谓"无邪不有毒,热从毒化,变从毒化,变从毒起,瘀从毒结"。

2. 中期以瘀血阻络为主要矛盾

毒邪阻滞,气郁不行,脉络不通,亦可气病及血,借"肺朝百脉"之机直接影响血液的运行,致血流不畅而形成瘀血。气虚脏腑衰惫,津液化生乏源,则阴伤更甚;气虚无力鼓动,血液流行维艰,则易致血瘀。阴液亏虚,润养失职,则肺气愈损;津液不足,血液黏稠,则血行瘀滞。由上可见,无论是肺之气阴两虚,或是毒邪壅滞,均可致瘀,正虚邪实,临床可表现为乏力、口干、杵状指、紫绀等。瘀血既成,耗伤正气,败坏形体,继而加重病情,变生诸病,如此恶性循环,使得病情缠绵难愈,渐成久病痼疾。根据中医"久病入络"的理论,终致肺络痹阻。

3. 后期以肺肾气阴两虚为病机主要方面

《医门法律》指出:"肺痿者,其积渐已非一日。"肺主气,司呼吸,肺脏既伤,则气阴两虚之象日益明显。阴液不足,易致虚热内生,气虚不能宣发卫气于肌表,腠理不密,易致六淫、疫毒等邪气乘虚而入,同气相求,郁而化热,更加耗气伤阴。《素问·上古天真论》曰:"肾者主水,受五脏六腑之精而藏之。"且古人有"五脏之损,穷必及肾"之说,金不生水,久则累及于肾。"肺为气之主,肾为气之根",肾失摄纳,表现为呼吸浅促,动则尤甚,甚则静息时亦感气短。肾阴为一身阴精之根本,故肾阴虚亦不能上滋肺阴,肺肾阴虚常同时并见,而出现两颧嫩红、潮热盗汗、干咳音哑、腰膝酸软等。特发性间质性肺炎尤其是特发性肺间质纤维化多发于 50 岁以上人群,说明肾虚也是本病的一个重要原因。由上可见,本病发展至后期,可表现为肺肾气阴两虚。

综上所述,本病病位在肺,后期累及于肾。以气阴两虚为本,瘀毒阻络为标,气虚、阴伤、血瘀、邪毒四者相互影响,相因致病,形成了相兼共存,虚实并见的复杂病机。或偏于实,或偏于虚,或虚实并见,但气阴两虚、瘀毒阻络贯穿于疾病的始终。

（二）西医发病机制

特发性间质性肺炎发病机制目前尚未完全阐明,仍是众多学者研究的热点。特发性肺间质纤维化是最常见的肺间质疾病,研究最多。目前研究表明,肺纤维化发病过程可概括为肺损伤和肺纤维化两个阶段。

1. 早期的肺损伤

肺损伤发生的始动因素目前还不清楚,有人认为与遗传易感性、病毒感染、免疫功能异常等有关,各种因素损伤肺泡上皮细胞和毛细血管内皮细胞,引起肺泡巨噬细胞（AM）活化,单核细胞、中性粒细胞、淋巴细胞和嗜酸性粒细胞等炎症细胞浸润,炎症细胞及其释放的细胞因子和炎症递质介导了早期的肺损伤。

近年来随着研究的不断深入,大量研究结果证实,多种细胞因子在肺纤维化发生发展中起着关键作用,如白介素（IL-8）、肿瘤坏死因子（TNF-α）、转化生长因子（TGF-β）、血小板源生长因子（PDGF）以及其他趋化因子和黏附分子等。不同细胞因子之间的生物作用有协同的、交叉的,亦可以是拮抗的。它们之间相互制约、相互调控,从而构成复杂的肺内细胞因子网络,共同参与肺纤维化的形成过程,从而在 IIP 的发生发展中发挥了重要作用。其中,肿瘤坏死因子-α（TNF-α）的致纤维化作用越来越为众多学者所关注。TNF-α 是一种多肽,主要由激活的肺泡巨噬细胞（PAM）产生和分泌,是一种具有广泛生物活性的细胞因子,与肺纤维化和间质性炎症有关。作为前炎症细胞因子可增加中性粒细胞和嗜酸性粒细胞的功能,并刺激其产生超氧化物,释放溶酶体酶,对其周围细胞产生毒性作用,它还介导其他细胞因子和炎症因子的表达,并能刺激成纤维细胞的增殖,对胶原合成有一定促进作用,从而促进肺间质纤维化的发生。静脉注射 TNF-α 可引起弥漫性肺泡损伤,以肺泡上皮细胞和内皮细胞坏死为主要表现。应用抗 TNF-α 抗体能使小鼠免于患博莱霉素（BLM）引起的肺间质炎症和纤维化,有学者发现,BLM 气管注射后肺组织总 TNF-α 含量及其 mRNA 量均较对照组明显增加。大量研究表明 TNF-α 能以剂量依赖方式刺激静止的成纤维细胞增殖,还能刺激快速分裂的成纤维细胞增殖。IL-8 是中性粒细胞趋化因子。近年来,中性粒细胞在肺泡炎和肺实质损伤中的作用日渐引起重视,IPF病人和博莱霉素肺纤维化模型支气管肺灌洗液（BALF）的中性粒细胞数目都明显增高。IPF病人血清及 BALF 中 IL-8 较对照组明显增高,肺泡巨噬细胞 IL-8 的 mRNA 表达增加,IL-8 水平与 BALF 中的中性粒细胞数及疾病的严重程度相关。IPF 病人肺纤维化程度与肺组织中中性粒细胞活性密切相关,BALF 中中性粒细胞比值低、淋巴细胞比值高者对治疗反应好,预后好。

2.肺损伤后修复和肺纤维化的发生机制

组织的损伤往往伴有炎症和修复过程,如损伤微小,修复后可恢复正常结构和功能。然而,当损伤较大或反复发生时,频繁的修复,将导致纤维化或疤痕。肺损伤后过度修复和肺纤维化发生的重要原因是肺泡巨噬细胞(AM)来源的生长因子。在修复阶段,纤维化病灶附近的致纤维化生长因子,能刺激成纤维细胞增殖和胶原合成,促进胶原蛋白、纤维连接蛋白、透明质酸、蛋白聚糖等在细胞外基质中沉积,减少细胞外基质的降解。胶原是细胞外基质的主要成分,胶原积聚是肺间质纤维化的一个重要特点。PCⅢ是Ⅲ型胶原前体,它由细胞合成后被分化到细胞外,在内切酶作用下,前胶原释放出羧基和氨基末端多肽(即 PⅢP)后转化为原胶原分子,然后原胶原分子交联成胶原纤维。弥漫性肺间质病变病人肺泡灌洗液中 PCⅢ质量浓度升高,它可能参与了肺间质病变的过程,提示 PCⅢ可用来区分疾病的活动性。但是血清 PCⅢ的升高是否可作为肺纤维化活动性的临床标记物,目前临床研究尚有争议。层粘连蛋白(LN)是细胞外基质非胶原糖蛋白,由三条肽链组成的十字形结构分子,广泛分布于基底膜的透明层中,与胶原一起构成基底膜的骨架,尚参与细胞运动、生长和分化。正常情况下,LN 主要由位于基底膜的内皮细胞及上皮细胞合成,血清含量较少,今年许多研究结果证明,其参与了内皮细胞损伤过程,特别在肺纤维化晚期增多,可致炎性细胞积聚于基底膜,损伤肺组织,直接导致肺纤维化。

三、病理

IPF 病理分类最初由 Liebow 提出,包括普通型间质性肺炎(UIP)、脱屑性间质性肺炎(DIP)、闭塞性细支气管炎伴间质性肺炎(BIP 或 BOOP)、淋巴细胞性间质性肺炎(LIP)和巨细胞性间质性肺炎(GIP)。这一分类中 UIP 为其基础原型,DIP 被认为是 UIP 的早期,BIP 或 BOOP 主要是肺泡病变而非间质性病变,LIP 为一种与免疫缺陷相关的淋巴增殖性疾病,GIP 则通常是硬金属尘肺的表现。1998 年由 Katzenstein 和 Myers 在 UIP 和 DIP 的基础上,结合新近研究提出 IPF 最新的病理分类,即 UIP、DIP/呼吸性细支气管炎伴间质性肺炎(RBILD)、急性间质性肺炎(AIP,Hamman-Rich 病)和非特异性间质性肺炎(NSIP)。

UIP:显微镜低倍视野下可发现片状、不均一、分布多变的间质改变,其中有成纤维细胞灶、胶原沉积的疤痕和蜂窝样组织等不同时相病变共存,为诊断 UIP 的必需条件。

DIP/RBILD:显微镜低倍视野下可发现肺泡腔内大量的肺泡巨噬细胞 (AM),分布均匀,多数为单核,偶见散在的多核细胞;肺泡间隔增厚,内有少量胶原沉积和炎性细胞浸润;AM 主要聚积在细支气管气腔周围。若 AM 聚积仅限于该区域而远端气腔不受累,这一病理过程便称为 RBILD,间质肥厚与 DIP 相似,此类患者有重度吸烟史。所以有的学者认为 RBILD/DIP 可能是同一疾病的不同阶段。

AIP:可分为急性期和机化期,急性期的病理特点为肺泡上皮、上皮基底膜受损,炎性细胞进入到肺泡腔,受损的肺泡壁上 Ⅱ 型肺泡上皮细胞再生并代替 Ⅰ 型肺泡上皮细胞,肺泡腔内可见呈灶状分布的透明膜,另外可见肺泡隔内水肿,肺泡腔内出血。机化期的病理特点是肺泡腔内、肺泡隔内的纤维化以及肺泡隔的显著增厚,其纤维化具有"活动性",但胶原沉积较轻且疏松。AIP 与急性弥漫性肺泡损伤的机化期在组织学上无法区别,所以有人将 AIP 等同于临床上病因不明的一组急性呼吸窘迫综合征(ARDS)。

NSIP:是近年来提出的新概念,其特点为肺泡壁内出现不同程度的炎症及纤维化,其间有正常的肺组织,病变在时相上是均一的,比如炎症伴轻度纤维化,或炎症和纤维化混合,但是缺乏诊断 UIP、DIP、AIP 的特异性表现;肺泡间隔内是由淋巴细胞、浆细胞的慢性炎性细胞浸润,浆细胞很多,病变主要局限在细支气管周围的间质内。

四、中医证候分型

目前关于该病尚无统一的中医证候诊断标准,根据临床观察及总结认为本病 IPF 可分为三期六型:三期即夹感发作期,慢性迁延期,重证多变期。六型为气虚风寒犯肺型,阴虚燥热伤肺型,气阴两虚痰喘型,气阴两虚瘀喘型,阳虚水犯型,阴阳两虚型。

(一)夹感发作期

1.气虚风寒犯肺型

咳嗽,喘息,咳声重浊,痰稀色白,咽痒鼻塞,胸膈满闷,伴恶寒,发热,头痛,流涕,苔薄白,脉浮。

2.阴虚燥热伤肺型

咳嗽,喘息,咳声高亢,痰黏色黄,咽燥声嘶,气燥胸憋,伴发热,口干,头痛,胸痛,舌红,苔黄而干,脉细滑数。

(二)慢性迁延期

1.气阴两虚痰喘型

喘息气短,胸闷咳嗽,咯吐白粘痰,呼多吸少,动则喘憋气短加重,舌红,有裂纹,苔少或薄腻,脉细滑。

2.气阴两虚瘀喘型

喘息进行性加重,呼多吸少,动则气短,喘憋尤甚,神倦纳呆,腰膝酸软,咳吐少量白黏痰,难以咯出,面唇紫绀,舌紫暗有齿痕,苔白,脉细涩或细滑。

(三)重症多变期

1.阳虚水泛型

喘息进行性加重,呼多吸少,动则尤甚,咳吐清稀涎沫,心悸胸闷,下肢浮肿,腰酸肢冷,唇甲紫绀,舌暗淡,边有齿痕,苔白滑,脉沉细弱。

2.阴阳两虚型

喘息进行性加重,呼多吸少,动则尤甚,咳吐涎沫,心悸气短,腰酸肢冷,五心烦热,咽干盗汗,口唇爪甲紫绀,舌暗红,边有齿痕,苔白滑或少苔,脉细弱。

五、临床表现

1.进行性呼吸困难为本病特征。

2.刺激性干咳或伴少量黏痰,少数有黄痰及血痰。

3.乏力、消瘦、关节疼痛、低热等。

4.肺底及腋下区可闻及爆裂性啰音,吸气末听到,表浅、粗糙、调高。50%以上病人有杵状指(趾)。

5.晚期出现发绀,偶可发生肺动脉高压、肺心病和右心功能不全等。

六、实验室检查及其他

(一)X 线胸片

1.常表现为网状或网状结节影伴肺容积减小。随着病情进展,可出现直径多在 3~15 mm 大小的多发性囊状透光影(蜂窝肺)。病变分布:多为双侧弥漫性,相对对称,单侧分布少见。

2.病变多分布于基底部、周边部或胸膜下区。

3.少数患者出现症状时,X线胸片可无异常改变。

（二）HRCT

1.HRCT扫描有助于评估肺周边部、膈肌部、纵隔和支气管－血管束周围的异常改变,对IPF的诊断有重要价值。

2.可见次小叶细微结构改变,如线状、网状、磨玻璃状阴影。

3.病变多见于中下肺野周边部,常表现为网状和蜂窝肺,亦可见新月型影、胸膜下线状影和极少量磨玻璃影。多数患者上述影像混合存在。在纤维化严重区域常有牵引性支气管和细支气管扩张,和(或)胸膜下蜂窝肺样改变。

（三）肺功能检查

1.典型肺功能改变为限制性通气功能障碍,表现为肺总量（TLC）、功能残气量（FRC）和残气量（RV）下降。一秒钟用力呼气容积/用力肺活量（FEV_1/FVC）正常或增加。

2.单次呼吸法一氧化碳弥散（DLCO）降低,即在通气功能和肺容积正常时,DLCO也可降低。

3.通气－血流比例失调,PaO_2、$PaCO_2$下降,肺泡 B 动脉血氧分压差[$P(A-a)O_2$]增大。

（四）BALF 检查

1.BALF 检测的意义在于缩小 ILD 诊断范围即排除其他肺疾病（如肿瘤、感染、嗜酸性粒细胞肺炎、外源性过敏性肺泡炎、结节病和肺泡蛋白沉积症等）。但对诊断 IPF 价值有限。

2.IPF 患者的 BALF 中中性粒细胞（PMN）数增加,占细胞总数5%以上,晚期部分患者同时出现嗜酸性粒细胞增加。

（五）血液检查

IPF 的血液检查结果缺乏特异性。可见红细胞沉降率增快,丙种球蛋白、乳酸脱氢酶（LDH）水平升高。出现某些抗体阳性或滴度增高,如抗核抗体和类风湿因子等可呈弱阳性反应。

（六）组织病理学改变

1.开胸/胸腔镜肺活检的组织病理学呈 UIP 改变。

2.病变分布不均匀,以下肺为重,胸膜下、周边部小叶间隔周围的纤维化常见。

3.低倍显微镜下呈"轻重不一,新老并存"的特点,即病变时相不均一,在广泛纤维化和蜂窝肺组织中常混杂炎性细胞浸润和肺泡间隔增厚等早期病变或正常肺组织。

4. 肺纤维化区主要由致密胶原组织和增殖的成纤维细胞构成。成纤维细胞局灶性增殖构成所谓的"成纤维细胞灶"。蜂窝肺部分由囊性纤维气腔构成，常常内衬以细支气管上皮。另外，在纤维化和蜂窝肺部位可见平滑肌细胞增生。

5. 排除其他已知原因的 ILD 和其他类型的 IIP。

七、诊断和鉴别诊断

（一）诊断

1. 排除其他间质性肺疾病（ILD）（例如，家庭或职业环境暴露相关 ILD 结缔组织疾病相关 ILD 和药物毒性相关 ILD）。

2. 高分辨率 CT（HRCT）表现为 UIP 者，不建议行外科肺活检。

根据 HRCT 表现进行 IPF 诊断分级：

第一级：典型 UIP（符合以下四项）

（1）病灶以胸膜下、基底部为主。

（2）异常网状影。

（3）蜂窝肺伴或不伴牵张性支气管扩张。

（4）缺少第三级中任何一项（不符合 UIP 条件）。

第二级：UIP 可能（符合以下三项）

（1）病灶以胸膜下、基底部为主。

（2）异常网状影。

（3）缺少第三级中任何一项（不符合 UIP 条件）。

第三级：不符合 UIP（具备以下七项中任何一项）

（1）病灶以中上肺为主。

（2）病灶以支气管周围为主。

（3）广泛的毛玻璃影（程度超过网状影）。

（4）多量的小结节（两侧分布，上肺占优势）。

（5）囊状病变（两侧多发，远离蜂窝肺区域）。

（6）弥漫性马赛克征/气体陷闭（两侧分布，3 叶以上或更多肺叶受累）。

（7）支气管肺段/叶实变。

3. 不典型者(可能、疑似诊断者)需接受肺活检

病理诊断标准分级:

分为典型 UIP、可能 UIP、疑似 UIP 和非 UIP 4 个等级。

第一级:"典型 UIP"满足以下 4 条:

(1)明显结构破坏和纤维化,伴或不伴胸膜下蜂窝样改变。

(2)肺实质呈现斑片状纤维化。

(3)出现成纤维细胞灶。

(4)缺乏不支持 UIP 诊断特征(非 UIP)。

第二级:"可能 UIP"满足以下条件中的 3 条:

(1)明显结构破坏和纤维化,伴或不伴胸膜下蜂窝样改变。

(2)缺少斑片受累或成纤维细胞灶,但不能二者均无。

(3)缺乏不支持 UIP 诊断的特征(非 UIP)

(4)或仅有蜂窝肺改变。

第三级:"疑似 UIP"满足以下 3 条:

(1)斑片或弥漫肺实质纤维化,伴或不伴肺间质炎症。

(2)缺乏典型 UIP 的其他标准。

(3)缺乏不支持 UIP 诊断的依据(非 UIP)。

第四级:"非 UIP"满足以下任 1 条:

(1)透明膜形成。

(2)机化性肺炎。

(3)肉芽肿。

(4)远离蜂窝区有明显炎性细胞浸润。

(5)显著的气道中心性病变。

(6)支持其他诊断的特征。

4. IPF 诊断的正确性随着肺科临床专家、影像学专家和有 ILD 诊断经验的病理学专家进行多学科讨论后逐渐增加。

5. 年轻的患者,尤其是女性,结缔组织病相关的临床和血清学阳性表现会随着病情发展逐渐显现,而在起病初可能尚未出现,这些患者(50 岁以下)应高度怀疑结缔组织病。

6. IPF 患者大多数不需要进行 TBLB(纤维支气管镜肺活检)和 BAL(支气管肺泡灌洗术)检查,少数不典型的患者行 TBLB 和 BAL 检查的目的主要是排

除其他疾病,对 UIP 的诊断帮助不大。

7. 即便患者缺乏相关临床表现,也应常规进行结缔组织病血清学检查,并且应该在随访过程中经常复查,一旦发现异常则应更改诊断。

(二)鉴别诊断

IPF 除了与其他原因引起的 ILD 相鉴别外,还需要与其他类型的 IIP 相鉴别。IPF 占所有 IIP 的 60% 以上,NSIP 次之,DIP/RBILD 和 AIP 相对少见。把 UIP 与其他类型 IIP 区别开来至关重要,因其治疗和预后有很大区别。

1. DIP/RBILD

(1)DIP 男性多发,绝大多数为吸烟者。起病隐匿,干咳,进行性呼吸困难。半数患者有杵状指(趾)。实验室无特殊,肺功能呈限制性通气功能障碍,弥散功能降低,但不如 IPF/UIP 显著。影像学上早期出现双肺磨玻璃样改变,后期也出现线状、网状、结节状间质影像。与 UIP 不同的是 DIP 通常不出现蜂窝样改变。

(2)RBILD 临床表现同 DIP,杵状指(趾)相对少见。影像学上 2/3 患者 HRCT 出现网状、结节影,很少出现磨玻璃影。

(3)DIP 显著病理学改变是肺泡腔内肺泡巨噬细胞均匀分布,见散在多核巨细胞。与此相伴的是轻、中度肺泡间隔增厚,伴有少量炎性细胞浸润,无明显的纤维化及成纤维细胞灶。在低倍镜下病变均匀分布,时相一致,与 UIP 分布多样性形成鲜明对比。当 AM 聚集以细支气管周围气腔为主,而远端气腔不受累时这一病理便称为 RBILD。

(4)多数糖皮质激素治疗效果良好。

2. AIP

(1)AIP 原因不明,起病急剧,临床表现为咳嗽,严重呼吸困难,进而很快进入呼吸衰竭。多数病例发病前有感冒样症状,半数以上可有发热,肺部影像学表现为双侧弥漫性网状、细结节及磨玻璃样阴影。急骤进展可融合成斑片乃至实变影。

(2)病理表现为弥漫性肺泡损伤机化期改变。

(3)AIP 预后不良,死亡率极高,生存期短,多在 1～2 个月内死亡。

3. NSIP

(1)可发生在任何年龄,男性多于女性,主要临床表现为咳嗽、气短,少数有发热。

（2）影像学上表现为双侧间质性浸润影,双侧斑片磨玻璃影是本病 CT 特征性所见。

（3）病理改变为肺泡壁明显增厚,呈不同程度的炎症和纤维化,病变时相一致,但缺乏 UIP、DIP 或 AIP 的特异性改变。肺泡结构较轻,肺泡间隔内由淋巴细胞和浆细胞混合构成的慢性炎症细胞浸润是本病特点。

（4）本病对糖皮质激素反应好,预后良好。

八、治疗

（一）中医辨证论治

目前关于该病尚无统一的中医证候诊断标准,根据临床观察及总结认为本病 IPF 可分为三期六型:三期即夹感发作期;慢性迁延期;重证多变期。六型为气虚风寒犯肺型,阴虚燥热伤肺型,气阴两虚痰喘型,气阴两虚瘀喘型,阳虚水犯型,阴阳两虚型。

1. 夹感发作期

（1）气虚风寒犯肺型

病机:肺气不足,卫外不固,风寒束肺,肺失宣降。

治则:益气补肺,止咳平喘。

方药:止嗽散合玉屏风散加减。

方药组成:

桔梗 15 g	荆芥 12 g	炙紫菀 15 g	炙百部 15 g	白前 15 g
黄芪 30 g	白术 20 g	浙贝母 30 g	炒牛蒡子 12 g	炙杏仁 12 g
炙冬花 12 g	蝉蜕 12 g	甘草 6 g		

同时静滴参芪扶正液及川芎嗪注射液,益气活血通络。

（2）阴虚燥热伤肺型

病机:肺燥津伤之体,风热或燥热犯肺,津伤气耗,痰热互结,肺失宣降。

治则:清肺化痰,疏风润燥。

方药:清燥救肺汤或桑杏汤加减。

方药组成:

桑白皮 30 g	黄芩 15 g	炙杏仁 15 g	栀子 12 g	石膏 20 g
川贝母 30 g	鱼腥草 30 g	南北沙参各 30 g	橘红 20 g	桔梗 12 g
知母 12 g	甘草 6 g			

可同时静滴清开灵针及复方丹参针,清热化痰,散瘀通络。

2. 慢性迁延期

(1)气阴两虚痰喘型

病机:肺肾气阴两虚,痰浊阻肺。

治则:补肺益肾,化痰平喘。

方药:间质 2 号(自拟经验方)加减。

方药组成:

双花 24 g	连翘 15 g	黄芩 15 g	蛇舌草 30 g	公英 24 g
水蛭研末 6 g	蜈蚣研末 2 条	丹参 24 g	桃仁 15 g	红花 12 g
川芎 12 g	莪术 9 g	太子参 30 g	女贞子 24 g	炙杷叶 15 g
薏米 30 g				

可同时静滴沐舒坦针或肿节风针及川芎嗪针化痰通络。

(2)气阴两虚瘀喘型

病机:肺脾肾气阴两虚,痰瘀阻络。

治则:益气养阴,化痰活血。

方药:间质 1 号(自拟经验方)加减。

方药组成:

党参 24 g	黄芪 15 g	炒白术 12 g	茯苓 15 g	水蛭研末 6 g
蜈蚣研末 2 条	丹参 24 g	桃仁 15 g	红花 12 g	川芎 12 g
公英 30 g	黄芩 15 g	蛇舌草 30 g	薏米 30 g	甘草 6 g

同时静滴生脉饮及川芎嗪针,益气养阴,活血通络。

3. 重症多变期

(1)阳虚水泛型

病机:肺脾肾阳虚,瘀血水泛。

治则:温补阳气,化瘀利水。

方药:真武汤合补肺汤加减。

方药组成:

茯苓 20 g	白芍 30 g	白术 20 g	制附子 9 g
干姜 15 g	南北沙参各 30 g	川贝母 30 g	阿胶珠 12 g
生熟地黄各 12 g	山药 30 g	麦冬 15 g	炙百部 10 g
白僵蚕 10 g			

水肿甚加泽兰、车前子;瘀血重加丹参、益母草;喘重加山茱萸、补骨脂以治本,麻黄、葶苈子以治标;阳虚加淫羊藿、杜仲。

同时静滴参附针及脉络宁针以温阳活血通络。

(2)阴阳两虚型

病机:肺脾肾阴阳两虚。

治法:大补阴阳,佐以活血化瘀。

方药:参蛤散合右归饮加减。

方药组成:

南北沙参各30 g	海蛤壳12 g	熟地黄12 g	山药60 g
山茱萸20 g	枸杞子15 g	菟丝子20 g	杜仲20 g
当归20 g	桂圆15 g	制附子12 g	凌霄花20 g

阳虚加冬虫夏草、补骨脂;阴虚重加玄参、麦冬、枸杞子;痰多加半夏、陈皮;喘甚加白果、紫苏子。

同时静滴参脉针补肾益气,活血通络。

(二)西医治疗

迄今,对于肺纤维化治疗尚无令人满意的治疗方法。

1.常规治疗手段

糖皮质激素是肺纤维化的传统治疗药物,众多的临床研究显示仅15%~30%的IPF患者对糖皮质激素治疗有反应,且多见于病程在一年以内,肺活检显示肺的病理改变以细胞反应而非纤维化为主的早期的炎症阶段,故其疗效有限。由于糖皮质激素效果不理想且有明显的副作用,许多研究者进行了细胞毒药物(环磷酰胺、硫唑嘌呤、苯丁酸氮芥等)联用小剂量糖皮质激素的临床实验,总体而言联用效果优于单用糖皮质激素。在细胞毒药物的选择中,硫唑嘌呤的耐受性较好,治疗剂量下无明显的毒性作用,为治疗IPF细胞毒药物的首选。环磷酰胺毒性较大,有明显的骨髓抑制作用,患者在治疗期间常可出现粒细胞和/或血小板减少,且环磷酰胺能直接损伤肺组织,故临床应用时应谨慎。环孢霉素在本病中的应用尚缺乏经验,一般认为环孢霉素可在IPF患者等待肺移植期间应用,起到所谓移植桥梁的作用。应用环孢霉素患者有继发感染的危险,且环孢霉素的毒性作用较大,固需监测血药浓度。

2.抗纤维化制剂

IPF病理改变的重要环节为肺成纤维细胞(LF)增殖,合成并分泌胶原,胶原在肺内沉积导致纤维化,因而理论上抗纤维化治疗有重要的意义,但在临床实践中此类药物的疗效尚不尽如人意。

(1)秋水仙碱 用正常人外周血单核细胞(PMNC)和人肺成纤维细胞系(WI-38)进行体外细胞培养实验,研究秋水仙碱对成纤维细胞的增殖和胶原合成的速率,以及对 PM-NC 释放的细胞因子(IL-6、TNF-A)的影响发现,秋水仙碱能够抑制成纤维细胞的增殖和胶原的合成,而对 PMNC 释放 IL-6 和 TNF-A 没有明显的调节作用。同时秋水仙碱对纤维化过程中起重要作用的细胞因子(如 TNF-A、IL-1、PDGF)的抑制作用很小。从临床研究来看,各文献报道的秋水仙碱治疗本病的疗效有较大差异。Peters 等报道 23 例 IPF 患者(其中 18 例曾用糖皮质激素治疗无效)用秋水仙碱治疗,结果显示其中 5 例 FVC 有明显提高,9 例肺功能保持稳定。但 Douglas 等的报道则显示用秋水仙碱治疗本病,与糖皮质激素相比较,在稳定肺功能、降低死亡率等方面无显著性差异,并不能阻止大多数 IPF 患者病程的进展,仅因其副作用小而使患者易于接受。故秋水仙碱对本病的确切疗效尚有待于大规模的随机对照实验予以验证。

(2)C-干扰素 体外研究证实 C-干扰素(ILN-C)以剂量依赖方式抑制 LF 增殖,减少 LF 蛋白的合成。在博莱霉素(BLM)诱导的肺纤维化鼠模型中,外源性的 C-干扰素可下调 TGF-B1 基因的转录活性。体外实验亦发现 C-干扰素可减少 Ñ 型和 Õ 型胶原的合成。Prior 等的研究发现 IPF 患者有 C-干扰素基因的缺陷,使 TGF-B1 基因丧失 C-干扰素的抑制性调控而过度表达。Rolf 等进行了 C-干扰素联用小剂量泼尼松治疗 IPF 的初步研究。治疗组中的 9 例患者均曾用糖皮质激素和其他免疫抑制剂治疗无效,给予 IFN-C-lb 和小剂量泼尼松(IFN-C-lb 剂量为 200 Lg/次,3 次/周;泼尼松剂量为 715 mg/天);对照组的 9 例患者则按常规剂量口服泼尼松,治疗共进行 12 个月。结果显示治疗组的各项指标,如肺总容量、动脉血氧分压等均有不同程度提高,而对照组则明显降低。在治疗期间,IFN-C-lb 仅有发热、寒战、肌肉疼痛等轻微副作用,在治疗 9~12 周后自行消失。

(3)吡啡尼酮 吡啡尼酮(Pirfenidone)是一种羟基吡啶分子,体外实验证实这种化合物能抑制 TGF-B 刺激的胶原合成,阻断 IPF 患者 LF 分泌的细胞因子的丝裂原活性,同时吡啡尼酮能够在翻译水平抑制 BLM 诱导的肺纤维化鼠体内 PDGF 的合成。Ganesh 等进行了吡啡尼酮治疗 IPF 临床实验,治疗组中的 54 例患者中有 32 例曾有泼尼松和细胞毒药物治疗效果不佳。治疗 6 个月后,

70%的患者 FVC 有改善或保持稳定;1 年后 71% 的患者 FVC 仍有进一步改善或保持稳定水平。实验中服用吡啡尼酮时间最长的患者达 2 年,耐受性良好,未发现明显的副作用。吡啡尼酮作为一种新型的抗纤维化制剂,效果明确且副作用轻微,目前正在进行临床实验以进一步验证其有效性。

(4)其他 D - 青霉胺在体外能通过干扰胶原的交联而抑制胶原的合成,同时还能抑制 T 细胞的功能。但 Moises 等的临床研究表明,与其他治疗方案相比,D - 青霉胺无明显优越性,且副作用明显,故应用受到限制。其他新发现的有抗纤维化作用的因子还有:洛伐他汀,能通过诱导成纤维细胞的凋亡来阻断肉芽组织的形成;B1A - 干扰素在体外能减低成纤维细胞的移行和增殖,抑制成纤维细胞合成胶原;Beractant 是一种从牛肺中提取的物质,含有磷脂、中性脂类、脂肪酸等,能够促进正常人成纤维细胞的凋亡。松弛素能抑制 TGF - B 介导的胶原和连接蛋白的过度表达,在体外刺激人肺成纤维细胞胶原酶的表达。但这些新的抗纤维化制剂尚缺乏临床试验来验证其有效性。

3. 细胞因子抑制剂

近代观点认为肺泡巨噬细胞(AM)在肺纤维化的过程中扮演重要角色,巨噬细胞衍生的细胞因子能够促进 LF 过度增殖,而 LF 的过度增殖是肺纤维化的主要特征。由于 AM 分泌的细胞因子众多,故首先应当确定在纤维化的发生发展过程中起关键作用的细胞因子,此为研制特异性细胞因子抑制剂的前提。Coker 等提出这种关键因子应具备如下特征:①能刺激 LF 增殖或胶原合成;②在 IPF 患者肺内相应基因的表达及蛋白合成应增加;③在动物模型中抑制其功能可以减轻纤维化的程度。此类由肺泡巨噬细胞/中性粒细胞/淋巴细胞等分泌的细胞因子通过旁分泌和自分泌而相互作用,在肺内构成复杂的细胞因子网络,调控肺内炎症及纤维化过程的发生。

(1)IL - 1 抑制剂 IL - 1 主要由单核巨噬细胞产生。在肺纤维化的发病过程中, IL - 1 可介导炎症期的损伤过程,促进损伤的肺泡壁过度修复而导致纤维化的发生。在 BLM 诱导的肺纤维化鼠模型中,用 RT - PCR 测定支气管肺泡灌洗液(BLAF)中细胞因子 mRNA 时发现:在给予 BLM 的第一天,IL - 1 - BmRNA 的水平为盐水对照组的 415 倍,而在 2 周时其水平与对照组无显著性差异,可见 IL - 1 - B 主要在炎症反应的早期阶段发挥重要作用。此外 IL - 1 - B 能够上调 PDGF 受体 - A 的表达,导致 LF 对 PDGF 的反应增强而大量增殖。IL - 1 的活性取决于其在局部与抑制物浓度的比例。IL - 1 受体拮抗蛋白(IL -

lra)是一种天然存在的抑制物,也由单核巨噬细胞和上皮细胞分泌,能与 IL-1 受体非活性结合而阻断 IL-1 的活性;一些可溶性的 IL-1 受体和抗体也能阻断 IL-1 和细胞表面受体间的相互作用;某些细胞因子,如 IL-4 能够调节 IL-1 基因的表达,促进 IL-1ra 的产生,从而对 IL-1 的活性起到调节作用。

(2)PDGF 抑制剂　PDGF 为 30kDa 的二聚体,是 LF 的有力丝裂原及趋化因子。PDGF 能与 LF 的 PDGF 受体结合,诱导 LF 进入细胞周期的 G 期,刺激其摄取脱氧胸苷酸,促进细胞内 DNA 的合成。PDGF 主要由 AM 分泌,IPF 患者的 AM 中 PDGF 基因的转录活性及 PDGFmRNA 水平均显著增高,重组人 PDGF-BB 在鼠气管内滴注后 2~3 天即可出现支气管及血管基质细胞增多,增生的气管及血管的间质细胞在光镜下及超微结构上类似成纤维细胞。LF 对 PDGF 反应性依赖于细胞表面 PDGF 受体的数量。PDGF 受体是一种酪氨酸激酶受体,其与 PDGF 结合的前提是自身磷酸化。AG1296 是一种特殊的酪氨酸激酶抑制剂,能够特异性地阻断 PDGF 受体的自磷酸化作用,从而阻断 PDGF 刺激的成纤维细胞对脱氧胸苷酸的摄取;吡啡尼酮则能够在翻译水平抑制 BLM 诱导的肺纤维化鼠模型体内 PDGF 的合成,减轻其肺纤维化的程度。

(3)TNF-A 抑制剂　动物实验显示 TNF-A 基因的过度表达能导致肺纤维化的发生,体外实验亦证实 TNF-A 不仅能导致肺损伤,亦能刺激成纤维细胞的增生及胶原的合成。在 BLM 诱导的肺纤维化鼠模型中,TNF-A 基因的表达明显增强,其 BLAF 中 TNF-A 含量也增高。TNF-A 抗体在肺纤维化鼠模型中能阻断羟辅氨酸的增加,防止肺损伤。但由于 TNF-A 抗体免疫原性较强,不适于 IPF 患者长期治疗的需要。而给予可溶性的 TNF-A 受体没有前述缺点,实验亦证实可减轻鼠的肺纤维化程度。

(4)TGF-B 抑制剂　肺内的 TGF-B 主要由 AM、上皮细胞、II 型肺泡细胞分泌,对细胞外基质有多方面的调节作用。TGF-B 能刺激 LF 增殖,上调 LF 前胶原基因的表达,促进胶原蛋白合成及沉积,尚可抑制胶原酶减少胶原的降解。此外 TGF-B 还有明显的自我诱导作用,可诱导培养细胞分泌 TGF-B,即自分泌作用。运用转基因技术使 TGF-B 基因在 Wistar 大鼠的肺组织中过度表达,可导致成纤维细胞的明显增生和胶原的沉积。TGF-B 抗体能显著减轻肺纤维化鼠肺内胶原的沉积,还能降低肺内 IL-1-B 和 TNF-A 的水平;6-磷酸甘露糖能与 TGF-B 受体结合,抑制 TGF-B 的活性,在临床实验中能抑制皮肤伤口的结瘢;Decorin(一种蛋白多糖)是 TGF-B 的天然抑制剂,有望进入临床。

4. 抗氧化剂

研究表明 IPF 患者的肺泡内存在氧化剂与抗氧化剂活性的失衡。活化的炎症细胞(主要是 AM)能够释放大量的活性氧化物,导致肺的损伤。肺组织中的抗氧化酶系统(主要是巡氧化氢酶和超氧化物歧化酶)可对肺产生一定的保护作用。体外实验中通过诱导相应的基因表达增强而使细胞内抗氧化酶增加,能够防止氧化物介导的培养细胞和肺细胞的损伤。谷胱甘肽是调节细胞内氧化剂/抗氧化剂比例的重要因子,其还原形式 GSH 是强有力的抗氧化剂,而 IPF 患者的肺泡细胞表面缺乏 GSH。N－乙酰巯乙胺酸(NAC)能刺激谷胱甘肽的合成,增加 IPF 患者肺泡内谷胱甘肽水平。

5. 抗蛋白酶

IPF 患者的 ELF 中有多种胶原酶存在,这些蛋白酶的确切来源及活性尚未彻底明确。其中的几种金属蛋白酶可由 AM、中性粒细胞及 LF 在 TNF－A、IL－1 等的刺激下分泌,与细胞外基质成分的降解和改建有关。金属蛋白酶－9(MMP－9)主要由活化的 AM 分泌,在肺损伤后的修复和重建过程中起重要作用。研究发现 IPF 患者的 AM 培养液和 BLAF 中 MMP－9 明显增高,而对糖皮质激素治疗有反应的患者在治疗后 MMP－9 活性趋于正常。抗蛋白酶制剂尚有另一潜在的作用,即某些细胞因子(如 TNF－A 和 IL－1)的前体蛋白需要经过特异的蛋白酶加工后才能成为活性形式。抗蛋白酶制剂通过阻断这些酶的活性。可以抑制相应的细胞因子转化为活性形式,从而阻止纤维化的发生。由于蛋白酶在体内的作用广泛而复杂,抗蛋白酶制剂在抑制这些蛋白酶时可能会产生一定的副作用。研究者发现许多 IPF 患者的肺组织既有纤维化也有肺气肿的改变,而在动物模型中发现抑制这些蛋白酶的表达会使纤维化向气肿样的改变转化。

6. 白细胞移行的调节

巨噬细胞、中性粒细胞、淋巴细胞的活化及趋化受黏附分子的调节。ICMA－1 是由肺内皮细胞分泌的一种重要的中性粒细胞黏附分子,其分泌受某些细胞因子如 TNF、IL－1 的调节。动物模型研究发现 ICMA－1 在 Ñ 型肺泡上皮细胞的连接处表达呈高水平,这种高表达使中性粒细胞向肺移行并进入肺间质,参与其中的炎症反应,抑制 ICMA－1 的表达能够显著地降低中性粒细胞向肺组织的移行。由此可见抑制黏附分子的表达可以改变白细胞的移行及活化状态而减轻其介导的炎症反应,减轻肺的损伤及其后的纤维化过程,是一种治疗 IPF 的新途径。

7. 基因治疗

基因治疗是临床治疗的最前沿领域,其在肺间质纤维化治疗中的价值也有研究者进行了探索。虽然迄今尚未发现与本病相关的特异性基因,但在 DNA 水平或 mRNA 水平抑制某些与肺纤维化密切相关的特异性细胞因子可能是一种潜在的治疗途径。从理论上讲,治疗 IPF 不需要永久地修正这些基因,只需在特定的时期内抑制发病过程中特定细胞因子的表达即可。据认为 TNF - A 和 TGF - B 可能是这些细胞因子中的首选目标。

8. 肺移植

肺移植是肺纤维化终末期的治疗方法之一,对于低氧血症显著或肺总容量低于正常 60% 的患者应考虑肺移植,若不接受肺移植,此类患者一年存活率不到20%,通常接受手术的患者年龄应在 60 ~ 70 岁之间。随着新型免疫抑制剂和预防性抗感染药物的应用,肺移植后的存活时间不断延长。但供体来源的困难,高额的费用以及手术后的并发症限制了肺移植更广泛的应用。

九、预后

IPF 是一种致死性疾病,有些回顾性研究提示 IPF 从诊断到死亡的中位生存期为 2 ~ 3 年。其自然病程变异很大,且无法预测。

1. 近期临床研究资料提示 IPF 自然病程有几种情况:①大多数 IPF 患者肺功能在数年内逐渐恶化;②少数患者维持稳定或快速下降;③部分患者虽以往稳定,但可能经历急性呼吸功能恶化。

2. 病情进展表现为呼吸道症状增加、肺功能结果恶化、HRCT 上纤维化进展、急性呼吸衰竭或死亡。

3. IPF 患者可能合并隐匿的或明显的并发症,包括:肺高压、胃食管反流、阻塞性睡眠呼吸暂停、肥胖和肺气肿。这些情况对 IPF 患者的影响尚不清楚。

4. 关于急性加重(AE - IPF)　近期观察显示每年有5% ~ 10% 的患者发生急性加重。这些加重可能继发于肺炎、肺栓塞、气胸或心脏衰竭。只有当无法确定导致急性呼吸衰竭的原因时,才能考虑 AE - IPF 的诊断。目前尚不清楚 AE - IPF 是否在 IPF 患者病程中固有病理生理过程。用基因表达的方法检测,未能提示 IPF 急性加重患者存在感染的病因。

急性加重的诊断标准:①一个月内发生无法解释的呼吸困难加重;②低氧

血症加重或气体交换功能严重受损;③新出现的肺泡浸润影;④无法用感染、肺栓塞、气胸或心脏衰竭解释。AE - IPF 可以出现在病程的任何时间,偶然也可能是 IPF 的首发表现。有报道胸部手术和 BAL 可导致急性加重。AE - IPF 组织学表现为弥漫性肺泡损伤(DAD),少数表现为机化性肺炎(远离纤维化最重的区域)。

5.关于死亡率 死亡率随年龄增加。有证据显示过去 20 年间死亡率明显增加。在美国,应用严格的 IPF 定义后,死亡率从 1992 年到 2003 年有明显增加。2003 年男性为 61.2/10 万,女性为 54.5/10 万,冬季更高。在日本,死亡率估计男性为 33/10 万,女性为 24/10 万。死亡率高于某些癌症。最常见的死亡原因是肺部疾病的进展(60%),其他原因包括:冠状动脉疾病,肺栓塞和肺癌。

6.关于疾病分期和预后 疾病分期主要根据休息时肺功能和(或)影像学异常的程度进行划分。

方法有多种:①分为"轻、中、重度";②分为"早期、进展期和终末期"。

影响预后的因素包括:呼吸困难的程度、肺功能变化[FVC、DLCO 和 P(A - a)O_2 的下降可以更好地预测生存期]、HRCT 上纤维化和蜂窝肺程度、综合评分系统[肺功能和影像学指标(CPI)]、六分钟行走实验(6MWT,氧饱和度低于 88% 死亡危险增加)、组织病理变化(大量的成纤维细胞灶与肺功能下降有关)、肺高压(平均肺动脉压超过 25 mmHg 死亡风险增加,可能存在 IPF - PH 表型的患者)、合并肺气肿(可能存在此种表型)、血清和 BALF 生物学标记物(KL - 6、SP - A 和 D;CCL18、MMP 和纤维细胞)。

(郑 心 李士涛)

第九章　尘肺病

一、疾病概述

根据尘肺病诊断标准中规定的尘肺病的定义是：尘肺病是由于在职业活动中长期吸入生产性粉尘并在肺内潴留而引起的以肺组织弥漫性纤维化为主的全身性疾病。但从尘肺病发病机制及尘肺病的病理演变进展过程来看，肺组织纤维化只是吸入致病性粉尘，主要是吸入无机矿物性粉尘后肺组织一系列病理反应的结果。这一系列病理反应包括巨噬细胞性肺泡炎、尘细胞性肉芽肿和粉尘致肺组织纤维化。三种病理反应有先后发生的过程，但也会同时存在。ILO对尘肺病的定义是：尘肺是粉尘在肺内的蓄积和组织对粉尘存在的反应。其主要病理改变早期表现为巨噬细胞肺泡炎，晚期则表现为不同程度的纤维化。这个定义似乎概括了吸入粉尘后病理反应的全过程。此外，有些无机粉尘在肺内潴留，但并不引起肺泡组织结构的破坏或胶原纤维化形成，一般也不引起呼吸系统症状和肺功能损害，这类粉尘被称为惰性粉尘，此在肺内的潴留被称为"良性尘肺"。因此，普通职业病范畴所说的尘肺病是指因吸入粉尘所致的肺泡功能结构单位的损伤，其早期表现为巨噬细胞性肺泡炎，晚期导致不同程度的肺纤维化。必须强调的是，尘肺病作为目前我国主要的职业病，和劳动保险等密切相关，因此，尘肺病诊断必须根据我国颁布的职业病危害因素分类目录和职业病目录，按照尘肺病诊断标准进行。国家职业病目录规定13种尘肺，包括矽肺、石墨尘肺、炭黑尘肺、石棉肺、滑石尘肺、水泥尘肺、云母尘肺、铝尘肺、铸工尘肺、陶工尘肺、电焊工尘肺、煤工尘肺及其他尘肺。

在中国，尘肺病发病率约占所有职业病的80%，被称为中国头号职业病。据卫生部不完全统计，截至2007年尘肺病累计发病62万余例；死亡超过14万例，病死率24%；近15年平均每年新发尘肺病近万例，尘肺病占职业病报告例数的76%。最新的来自国家卫生计生委网站的数据显示，2013年共报告职业病2.6万例,其中尘肺病数量约占87%,达到2.3万例。但迄今为止,尘肺病还没有根治的办法,患者进行性或(和)永久性丧失体力,并最终导致残废或呼吸衰竭或死于其他并发症。不仅给患者带来极大的痛苦,也对个人、企业及国家造成了沉重的经济和社会负担。因此,积极开展关于尘肺病的防治已经成为当今医学亟待解决的课题。

祖国医学中无尘肺病的病名,但是在公元10世纪北宋年代就有粉尘致病的记载,中医古籍、医案中记载的"矿工咳嗽病""石匠痨病""挖煤工痨病"等多指此病。《孔氏谈苑》中曰:"贾古山采石人,末石伤肺,肺焦多死。"书中对该病的病因、病理、病位、病性及预后做了言简意赅的记载。而后世医家又针对此病提出"金石燥热""金石之物,其性燥有毒"等致病论说。现在尘肺病的中医病名多是有关学者根据既往文献记载,结合其中医病因病机、临床表现概况得出,归属中医典籍所记载的"肺痹""肺痿""内伤咳嗽""喘证""肺胀"等范畴。

二、病因和发病机制

尘肺的病因明确,系长期吸入生产性矿物性粉尘引起的肺组织纤维化。其发病机制近一个世纪来国内外进行了广泛深入研究,提出了各种假说,在发病过程的某一阶段或某一局部解释了SiO_2致肺纤维化的机理。然而至今仍有不少疑点得不到满意的解释。

矽肺是长期吸入结晶型二氧化硅粉尘引起的肺组织广泛纤维化,是危害面最广和最严重的尘肺病,故而作为尘肺的代表性疾病,研究最多也较深入。早期人们认为矽肺的纤维化是结晶型SiO_2的理化性状所致,提出了如机械刺激学说、化学溶解(中毒)学说等观点。后来,认为在疾病发生过程中不能忽视机体本身的反应,如免疫学说和个体对粉尘的易感性等问题日益受到重视。近10多年来,由于分子生物学技术的发展,对尘肺的发生在细胞过氧化、细胞因子、基因学说等方面的研究也有不少进展。本文以矽肺为代表讨论尘肺病的发病机制,其他尘肺的纤维化具有一定的共性,可作借鉴。

尘肺病是由于长期吸入生产性粉尘所引起的以肺组织纤维化为主的疾病。现在认为粉尘吸入所致的组织反应不光只限于终期的肺纤维化,应包括病理改变的全过程。因此,认为尘肺是因吸入粉尘所致的肺泡功能结构单位的损失,其早期表现为巨噬细胞肺泡炎,晚期导致不同程度的肺纤维化。在尘肺的发生上粉尘的性质、浓度和粒径的大小,暴露时间是重要因素。而肺组织对粉尘的清除反应是决定尘肺发病的重要环节。正常人的呼吸道具有清除粉尘的黏液纤毛流(或称黏液纤毛阶梯)和肺泡以及间质的清除机制。这种不同层次的清除粉尘机制是一个连续的时相过程,快相占吸入总尘量的70%~95%,在数天内即完成;慢相占吸入总尘量的10%,一般要100天以上,甚至多年后才被排出,因为那些进入到肺间质或肺泡腔内而沉积下来的粉尘是难以清除的。当人体的清除功能减弱,吸入的粉尘量大于清除量(超负荷)时,粉尘就被蓄积在肺组织内造成肺损伤,大量及长时间的粉尘蓄积导致尘肺病的发生。

当粉尘被吸入人体的呼吸道之后,人体通过鼻腔滤尘、气管黏膜分泌物、支气管黏膜上皮的纤毛运动,伴随黏液往外移动运送出去,并通过咳嗽反射排出体外。人体通过自身的滤尘、运送和吞噬防御清除功能,可将97%~99%的粉尘排出体外,只有1%~3%的尘粒沉积在体内,进入肺组织中的尘粒多数在直径5 μm以下,其中进入肺泡的主要是2 μm以下的尘粒。但是人体对粉尘的清除作用是有限度的,长期吸入大量粉尘可使人体防御功能失去平衡,清除功能受损,而使粉尘在呼吸道内过量沉积,损伤呼吸道的结构,导致肺组织损伤,造成肺组织纤维化。由于SiO_2粉尘的毒性导致肺组织纤维化病变的形成过程是十分复杂的,涉及多种细胞,多种生物活性物质,表现有炎症反应,免疫反应,细胞与组织结构的损伤与修复,胶原增生与纤维化的形成,是多种因素互相作用与互相制约的结果,最终形成矽结节。而这种纤维化组织的特点是其中含有大量的硅氧基形成的桥基,能把胶原更紧密地连接起来,且不断增大,致使矽肺病变不断进展。

尘肺发病研究几个主要动向:①近年来,有认为二氧化硅粉尘与某些细胞膜受体结合通过特异的第二信使诱导产生信号传导通路,再激活某些细胞激酶,发生细胞核内某些细胞因子的转录造成损伤。例如认为钙在二氧化硅诱发的肺泡巨噬细胞激活中可能起到第二信使的作用。酪氨酸激酶通路可能是SiO_2通过它导致巨噬细胞产生细胞因子等。②还有研究发现一氧化氮自由基(NO)与二氧化硅诱发的毒性有关。SiO_2进入肺内诱导产生的巨噬细胞反应和炎症反应,使大量多形核白细胞迅速激活,诱导产生NO合成酶,催化NO大量产生,即NO合成酶可在巨噬细胞和中性粒细胞中被诱导,而脂多糖体、TNF-α、趋化性肽、血小板活化因子、白细胞三烯B_4等均是NO合成酶的诱导剂。NO合成酶催化产生的大量NO导致血浆中NO浓度增高,在肺组织中形成一个"NO自由基库",不断地释放出NO,促使肺组织损伤和纤维化。③细胞间隙连接通讯(GJIC)是指细胞间通过间隙连接交换离子和一些小分子传递生长抑制/增殖信息,通过调控保持正常生理功能。研究认为这些功能的抑制与矽肺纤维化发生涉及的某些细胞因子有关。④癌基因(oncogene)研究。癌基因是指具有诱导细胞发生恶性转化能力的基因。在正常细胞中存在有原癌基因,它具有促进正常细胞生长、增殖、转化和发育等功能,当被激活后就成为具有潜在诱导细胞恶性转化的癌基因,所以是原癌基因的异常形式。在正常细胞中存在有癌基因和抑癌基因,通过自主调控,维持机体的生理平衡,而原癌基因激活或抑癌基因失活扰乱了细胞的生长、分化和/或凋亡控制系统,促使癌症的发生,所以是细胞发生恶性转化导致肿瘤发生的关键。石棉和 SiO_2 是国际癌症研究机构(IARC)确认的人类致癌物。近年来,对矽肺或石棉肺相关肺癌的癌基因或抑癌基因的表达和突变的研究,以及 SiO_2 粉尘与肺癌发生的关系已有不少报道。

中医认为,尘肺病是因粉尘毒物(邪毒)侵犯人体,浊气壅塞胸中,肺气不宣,肺络阻塞,瘀滞凝聚成结节。长期毒物吸入导致机体阴阳平衡失调,脏腑功能紊乱,气血不和。肺失宣降、肝失疏泄、肾不纳气、脾失健运聚湿生痰、心阳不振、气机不畅而诸症产生。金石燥烈之品,郁于肺内可灼液为痰,又可化热伤阴。肺为气之主,肾为气之根,喘咳迁延日久必损及于肾,肾精亏虚无以化出元气,气根不固则气难于归根,咳喘更甚,呼吸困难。尘肺病肺可分虚实,属实者,是肺气不宣、肝郁气滞血瘀;矽肺属虚者,多由于心、肺、脾、肾气血不足。在临床上实证日久气血耗伤可导致虚证,虚证中可夹杂实证,本虚标实。

三、病理特征

肺组织内粉尘的大量蓄积势必引起肺结构的损伤,其表现不论吸入粉尘的理化特性或生物学活性如何,一般基本病变是相似的,主要表现为巨噬细胞性肺泡炎、尘细胞肉芽肿和尘性纤维化。根据我国尘肺病理诊断标准,可分为三型:①结节型尘肺。病变以尘性胶原纤维结节为主,伴有其他尘性病理改变的存在。如最常见的矽肺和矽尘为主的其他混合型粉尘所致的尘肺。②弥漫纤维化型尘肺。病变以肺的尘性弥漫性胶原纤维增生为主,伴有其他尘性病变。如石棉肺及其他硅酸盐肺和其他含矽量低的粉尘所致的混合型尘肺。③尘斑型尘肺。病变以尘斑伴有灶周肺气肿为主,并有其他尘性病变的存在。如单纯性煤肺和其他碳系尘肺,以及一些金属尘肺。

下面介绍几种常见的尘肺病理改变。

（一）矽肺的病理变化

1.进入肺泡的石英粉尘,可被巨噬细胞吞噬而成为尘细胞。大部分尘细胞随黏液纤毛装置的纤毛运动经气管排出,只有少部分尘粒侵入肺泡间隔,或被间质巨噬细胞吞噬,或仍呈游离状态沿淋巴系统、淋巴管向肺门淋巴结引流。由于粉尘和尘细胞阻塞淋巴管,可造成淋巴管内皮细胞增殖、脱落,形成慢性增殖性淋巴管炎,于是淋巴液回流受阻,致使尘粒和尘细胞背着肺门方向逐渐堆积,并扩展到全肺并达胸膜,引起胸膜病变。

2.矽肺病例的肺脏体积增大,晚期也可缩小,呈灰白或黑灰色,重量增加,含气量减少,入水下沉。触及肺表面有散在、孤立的结节,如沙粒状。晚期形成融合团块,质地坚硬如橡皮。肺门和支气管淋巴结肿大,呈黑灰色。

3.根据矽肺的病理形态可以把矽肺分为结节型、弥漫性间质纤维化型和团块型三种。

（二）石棉肺病理变化

1.石棉导致的基本病理改变为弥漫性肺间质纤维化,石棉肺很少有结节形成。纤维化病变以胸膜下区、血管支气管周围和小叶间隔最为显著,以两下叶底后部病变尤为突出。晚期病例,两肺明显缩小、变硬,表面因瘢痕下陷与结节样隆起而凹凸不平,切面为典型的弥漫性纤维化伴蜂窝状变。石棉肺大块纤维化的显著特点在于:几乎全部由弥漫性纤维组织,残存的肺泡小岛以及集中靠拢的粗大血管、支气管所构成,与主要由矽结节融合的硅肺块结构完全不同。

2.胸膜改变　包括胸膜增厚和胸膜斑,是石棉肺的另一特征性的病变。胸膜对石棉的反应包括胸膜斑(指厚度大于5 mm的局限性胸膜增厚)、胸膜渗出和弥漫性胸膜增厚。镜下,胸膜斑由玻璃样变的粗大胶原纤维束构成。胶原纤维层层重叠,平行于表面显示网栏状编织结构。

3.石棉小体　在石棉肺患者的肺组织中可发现石棉小体,长的10～100 μm,短的1～5 μm,形如火柴或哑铃。石棉小体是由成纤维细胞等分泌胶原蛋白和黏多糖所形成的薄膜,将石棉纤维包裹而成。有时在痰中也可发现石棉小体。发现石棉小体只能说明有过石棉接触,不能作为诊断石棉肺的依据。

（三）煤工尘肺的病理变化

1.煤工尘肺的病理改变基本属于混合型,兼有弥漫性间质纤维化型和结节型两者的特征。主要病变是煤斑,为煤工尘肺最常见的原发性特征性病变,由煤尘颗粒、煤尘细胞、成纤维细胞和少量胶原纤维组成。另一病理变化是灶周肺气肿,有两种类型:一种是散在分布在煤斑旁的扩大气腔,为局限性肺气肿;另一种是在肺内煤斑的中心或煤尘灶的周边,有扩张的小气腔,居小叶中心,称为小叶中心型肺气肿,是煤工尘肺病理的又一特征。如果病变进一步发展,波及全小叶时,可引起全小叶肺气肿。

2.接触的煤矿粉尘中若游离二氧化硅含量较高时可见煤矽结节,肉眼观察呈类圆形或不规则形,2~5 mm或略大。镜下典型的煤矽结节胶原纤维呈同心圆排列,中心部有时发生透明性变,纤维之间有煤尘沉着,周围有大量煤尘细胞、成纤维细胞、网状纤维和少量胶原纤维,并向四周延伸呈放射状。

3.除煤斑和结节性病变外,肺内可发生弥漫性纤维化。晚期可发生进行性大块纤维化。大块纤维化有两种类型:一种是弥漫性纤维化,病灶中见不到结节性改变;另一种则在弥漫性纤维化病变中可见结节性改变。大块病灶周围可见明显的代偿性肺气肿。

四、临床表现

尘肺病的病理基础是肺组织弥漫性、进行性的纤维化,尘肺病的病程及临床表现决定于生产环境粉尘的浓度、暴露的时间及累计暴露剂量,以及有无并发症和个体特征。一般来说,尘肺病是一种慢性疾病,病程均较长,在临床监护好的情况下,许多尘肺病病人的寿命甚至可以达到社会人群的平均水平。但短期大量暴露于高浓度粉尘和/或游离二氧化硅含量很高的粉尘,肺组织纤维化进展很快,易发生并发症,病人可在较短时间内出现病情恶化。

(一)症状

尘肺病患者的临床表现主要是以呼吸系统症状为主的咳嗽、咳痰、胸痛、呼吸困难四大症状,此外尚有喘息、咯血以及某些全身症状。

1.咳嗽

咳嗽是尘肺病患者最常见的主诉,主要和并发症有关。早期尘肺病患者咳嗽多不明显,但随着病程的进展,病人多合并慢性支气管炎,晚期病人常易合并肺部感染,均使咳嗽明显加重。特别是合并有慢性支气管炎者咳嗽可非常严重,也具有慢性支气管炎的特征,即咳嗽和季节、气候等有关。尘肺病病人合并肺部感染,往往不像一般人发生肺部感染时有明显的全身症状,可能仅表现为咳嗽明显加重。吸烟病人咳嗽较不吸烟者明显。少数病人合并喘息性支气管炎,表现为慢性长期的喘息,呼吸困难较合并单纯慢性支气管炎患者更为严重。

2.咳痰

尘肺病患者咳痰是常见症状,即使在咳嗽很少的情况下,病人也会有咳痰,主要是由于呼吸系统对粉尘的清除导致分泌物增加所致。在没有呼吸系统感染的情况下,一般痰量不多,多为黏液痰。煤工尘肺病患者痰多为黑色,晚期煤工尘肺病患者可咳出大量黑色痰,其中可明显看到有煤尘颗粒,多是大块纤维化病灶由于缺血溶解坏死所致。石棉暴露工人及石棉肺病患者痰液中则可验到石棉小体。如合并肺内感染及慢性支气管炎,痰量则明显增多,痰呈黄色黏稠状或块状,常不易咳出。

3.胸痛

胸痛是尘肺病患者最常见的主诉症状,几乎每个患者或轻或重均有胸痛,其和尘肺分期以及临床表现多无相关或平行关系,早晚期患者均可有胸痛,其中可能以矽肺和石棉肺患者更多见。胸痛的部分原因可能是纤维化病变的牵扯作用,特别是有胸膜的纤维化及胸膜增厚,脏层胸膜下的肺大泡的牵拉及张力作用等。胸痛的部位不一且常有变化,多为局限性;疼痛性质多不严重,一般主诉为隐痛,亦有描述为胀痛、针刺样痛等。

4.呼吸困难

呼吸困难是尘肺病的固有症状,且和病情的严重程度相关。随着肺组织纤维化程度的加重,有效呼吸面积的减少,通气/血流比例的失调,缺氧导致呼吸困难逐渐加重。并发症的发生则明显加重呼吸困难的程度和发展速度,并累及心脏,发生肺源性心脏病,使之很快发生心肺功能失代偿而导致心功能衰竭和呼吸功能衰竭,是尘肺病患者死亡的主要原因。

5.咯血

较为少见,可由于上呼吸道长期慢性炎症引起黏膜血管损伤,咳痰中带少量血丝;亦可能由于大块状纤维化病灶的溶解破裂损及血管而咯血量较多,一般为自限性的。尘肺合并肺结核是咯血的主要原因,且咯血时间较长,量也会较多。因此,尘肺病患者如有咯血,应十分注意是否合并有肺结核。

6.其他

除上述呼吸系统症状外,可有程度不同的全身症状,常见的有消化功能减弱,胃纳差,腹胀,大便秘结等。

五、辅助检查

尘肺病主要以技术质量合格的 X 射线后前位胸片表现作为诊断主要依据。

六、诊断

（一）分期

参照我国目前实施的尘肺病诊断标准（GBZ 70 - 2009）。根据可靠的生产性粉尘接触史、以技术质量合格的 X 射线前位胸片表现作为主要依据,结合现场劳动卫生学及尘肺流行病学调查资料,健康监护资料,粉尘作业人员在健康监护或职业病门诊检查资料,参考临床表现和实验室检查,排除其他肺部类似疾病后,对照尘肺诊断标准片做出尘肺病的诊断和 X 射线分期。

2009 年 7 月,卫生部发布新版《尘肺病诊断标准》（GBZ 70 - 2009）。新标准将尘肺病明确分为三期,删除了旧版中"无尘肺 0"和"无尘肺 0 +"的表述。新标准增加了观察对象,具体为:粉尘作业人员健康检查发现 X 射线胸片有不能确定的尘肺样影像学改变,其性质和程度需要在一定期限内进行动态观察。

根据新标准,X 射线胸片表现分为三期:

一期尘肺是指有总体密集度 1 级的小阴影,分布范围至少达到 2 个肺区。

二期尘肺是指有总体密集度 2 级的小阴影,分布范围超过 4 个肺区;或有总体密集度 3 级的小阴影,分布范围达到 4 个肺区。

三期尘肺是指有下列情形之一者:有大阴影出现,其长径不小于 20 mm,短径不小于 10 mm;有总体密集度 3 级的小阴影,分布范围超过 4 个肺区并有小阴影聚集;有总体密集度 3 级的小阴影,分布范围超过 4 个肺区并有大阴影。

尘肺病诊断结论的表述是:具体尘肺病名称 + 期别,如矽肺一期、煤工尘肺二期等。未能诊断为尘肺病者,应表述为"无尘肺"。

（二）体征

早期尘肺病患者一般无体征,随着病变的进展及并发症的出现,则可有不同的体征。听诊发现有呼吸音改变是最常见的,合并慢性支气管炎时可有呼吸音增粗、干性啰音或湿性啰音,有喘息性支气管炎时可听到喘鸣音。大块状纤维化多发生在两肺上后部位,叩诊时在胸部相应的病变部位呈浊音甚至实变音,听诊则语音变低,局部语颤可增强。晚期病人由于长期咳嗽可致肺气肿,检查可见桶状胸,肋间隙变宽,叩诊胸部呈鼓音,呼吸音变低,语音减弱。广泛的胸膜增厚也是呼吸音减低的常见原因。合并肺心病心衰者可见心衰的各种临床表现,缺氧、黏膜发绀、颈静脉充盈怒张、下肢水肿、肝脏肿大等。

(三)实验室检查

1. 常规检查 尘肺病患者临床实验室检查主要根据病情的需要,合并感染时血常规的检查是必要的,但尘肺病患者合并慢性呼吸道感染时白细胞往往并无明显升高。顽固的呼吸道或肺内感染可能需要痰液的细菌培养以指导临床治疗。此外,痰液的结核菌检查对是否合并结核及治疗具有重要意义。结核菌检查应采取集菌法并多次检查,必要时需进行结核菌培养。大块状纤维化痰液的细胞学检查对是否合并肺癌鉴别可能是有帮助的。

2. 肺功能检查 肺功能检查应该是肺科疾病的常规检查,它不仅是了解病人的肺功能代偿情况,评价劳动能力和致残程度的非常重要的依据,而且在一定程度上对疾病的诊断和鉴别诊断也是有帮助的。不同类型的肺功能损害可能具有不同的临床意义,如单纯尘肺肺功能损害可能以限制性通气功能障碍或混合性通气功能障碍为主,而以严重阻塞性通气功能障碍为主可能提示合并有慢性支气管炎或喘息性支气管炎。石棉肺多为限制性通气功能障碍。肺功能残气量的增加则是肺气肿指征之一。血气分析则是合并呼吸衰竭或肺心病心衰临床急救治疗必需的检查项目。

通过调查研究发现:①接触不同粉尘作业工人的肺功能损害程度可不相同。但绝大多数与生产环境空气中的粉尘浓度和工龄呈正相关。②尽管尘肺病的基本病理改变为广泛的肺纤维化,但不同类型的尘肺其病理纤维化的程度和病理生理特征则有不同,因而肺功能的损害特点也并非完全相同。③部分尘肺病患者的肺功能测定,与临床症状及胸部 X 射线表现不一定呈平行关系,但动态对比分析,三者仍有可比性。④通气功能是评价早期尘肺病患者肺功能损伤程度和代偿功能分级的基本依据,而动脉血气分析主要对晚期尘肺病患者的病情变化和预后判断有重要参考价值。

矽肺的肺功能损伤主要表现为 VC、FVC、FEV_1、$FEV_1/FVC\%$ 的降低,且随着矽肺期别的增加而呈进行性降低,但一般说来,早期矽肺时 FEV_1 和 VC 的变化不如 $FEV_1/FVC\%$ 和 MMEF 明显。通气功能损害类型以混合型为主,这说明矽肺,特别是在晚期,当肺弹性减低,容积缩小的同时常伴有较明显的广泛气道阻塞性损伤。RV 和 RV/TLC 的测定结果显示一、二期矽肺病人均值可略有增高,三期矽肺则有明显增高,这证明肺气肿是晚期矽肺的常见并发症,也是引起肺代偿功能减退的重要原因。矽肺病人可有弥散功能的损害,约40%的二期矽肺病人 DLco 和 Kco 可出现降低。小气道损害出现较早也较广泛,常规通气功能正常的矽肺病人,V50 的异常率可达50%左右。有关煤工尘肺通气功能的测定结果,由于选择对象的不同,国内外报道有较大差别。国外报道单纯型煤工尘肺的 VC 和 FVC 值,与同年龄的正常煤矿工人相似,无明显差别,只有胸片示小阴影密集度3级的煤工尘肺病患者,FEV_1 才明显降低。而国内报道的研究对象主要为煤矽肺患者,结果发现 FEV_1、VC、FVC 和 MMEF 均低于正常和接尘工人,并随病期的进展呈进行性下降。煤工尘肺的通气功能损害类型以阻塞型多见,其次为混合型,限制型少见。煤工尘肺有较高的肺气肿并发率,约1/3的一期煤工尘肺病人有 RV 和 RV/TLC 的增高。在测定 RV/TLC 的同时,参考气速指数(100 = 1),可提高对肺气肿诊断的准确率。实践中发现75%以上煤工尘肺伴肺气肿病例,其气速指数均 < 1。Cockcroft 对 46 例死亡的煤工尘肺病患者进行了生前 X 射线、肺功能及死后的病理对照。结果发现 X 射线上不规则阴影与 RV 增高和 TLC 降低有相关性。肺功能的异常与病理所见的肺气肿明显相关。石棉肺的典型肺功能改变是限制性通气功能障碍,VC 和 FVC 呈进行性降低;另外在早期即可产生弥散功能的降低,甚或胸部 X 射线及症状不明显时,弥散功能就可出现下降。有报道接触石棉 5 年以上的工人,DLco 可有轻度降低,此时 FEV_1、VC、FVC 尚无明显改变,胸部 X 射线也未出现异常。由于吸入的细小石棉纤维粉尘主要滞留在细支气管,因此早期即可产生小气道的广泛狭窄和阻力增高。一期石棉肺患者的 V50 异常检出率可高达70%以上,高于其他种类的尘肺。

3.其他检查 随着尘肺发病机制研究的深入,生化、免疫学指标的实验室检查,以及细胞和分子水平的实验室研究有许多报道,如血铜蓝蛋白、TNFα、Fn、SOD、石棉暴露的癌基因改变和基因表达的研究、细胞增殖与细胞凋亡的研究等。但迄今为止,尚没有特异性的指标或/和病变程度密切相关的指标可作为诊断、鉴别诊断或判定病情的指标而应用于临床实践,也不能作为健康筛检或健康监护的检查项目。较早期关于溶菌酶、羟脯氨酸等的研究由于难以得到确切的结论,临床也难以评价,目前已基本不再有人提及。血清铜蓝蛋白是一种糖蛋白,具有氧化酶功能,在矽肺病人的血清中可见铜蓝蛋白增高,在抗纤维化治疗后可有降低,但其正常值仍不能确定,临床的确切意义也不清楚。

七、鉴别诊断

需与以下几种疾病鉴别：

（一）肺结核病

1. 血行播散型肺结核与一、二期尘肺的鉴别

急性血行播散型肺结核起病急并有严重结核中毒症状和呼吸道症状。痰结核杆菌检查阴性，X 射线胸片上显示分布均匀，大小、密度一致的粟粒状阴影，直径 2～3 mm。与尘肺不同的是粟粒阴影分布更加广泛，包括肺尖区、肋膈角处均有结节阴影分布，但缺乏尘肺的纤维化和网状结构改变。另外，X 射线的变化迅速，经抗结核治疗仅 1～2 个月即可吸收或病灶融合，而尘肺患者均有明确的粉尘作业史，呼吸道症状渐进性加重，特别是呼吸困难尤为明显，但无全身结核中毒症状，由于尘肺是粉尘通过呼吸道吸入并经气管、支气管进入肺，故所形成的粟粒结节多沿支气管分布，呈现两肺中内带较密集，周边较稀疏的分布不均、结节大小不等特征。病灶一般需 2～3 年以上才有较为明显的改变。

亚急性血行播散型肺结核是结核杆菌多次、反复、小量经血循环播散致肺所造成的病变，当初次的播散病灶趋向愈合时又发生新一轮的播散，使病灶数目增多，范围加大，呈现新旧病灶混合状态。因此，X 射线胸片显示病灶分布、大小、密度均不一致的影像。病灶分布显示肺的上部较多并有向中下肺野逐渐减少现象。在抵抗力较差和治疗不当的情况下，可有程度不等的病灶融合而成斑片阴影，进一步发展则会出现大片渗出、干酪、空洞等影像。

早期多分布于两肺中下肺野，随着病情进展，尘肺结节逐渐增大增多，密集度增加，波及双上肺野，与结核病变不同。随着小阴影的增多，出现灶周肺气肿，肺纹理可减少或严重变形甚至可完全被尘肺小阴影所掩盖。

当尘肺合并结核时部分小阴影变大、边缘不清、密度增高。如一侧肺合并肺结核时可使两肺病灶显得很不对称。尘肺一旦合并肺结核，尘肺病变的进展将会加速，结核的治疗也会更为困难。

2. 浸润型肺结核球形阴影与二、三期尘肺的鉴别

浸润型肺结核除大叶实变外，主要 X 射线胸片影像是大小、范围不等的斑片影和结核球，且多分布在两上肺野，因而与尘肺大阴影有相似之处。其鉴别点在于结核球往往单发，好发于上叶尖后段、下叶尖段。直径多 <3 cm，很少超过 5 cm。常有纤维包膜形成。因而 X 射线胸片显示边缘清晰光滑，结核球内可

有透光区或空洞形成。有时结核球内有钙化存在,呈同心环形、弧形或点状钙化。结核球邻近区域常有许多小病灶(卫星灶),据统计有 42.2% 结核球有卫星病灶,也可有引流支气管呈细长条状阴影,并可出现相应区域胸膜粘连。

尘肺大阴影的大小一般长径超过 20 mm,宽径超过 10 mm,密度较高并较为均匀,大都呈对称性分布,形态多为椭圆形(长条形)常呈纵轴排列,往往在肺的外带,其动态变化极为缓慢,周边伴有肺气肿影像,早期大阴影密度较低,继续发展大阴影逐渐密实、向心性收缩,这些特点均可与浸润型肺结核球鉴别。

单纯二、三期尘肺少有中毒症状。如出现发热、盗汗等结核中毒症状,血沉增快,咯血时应考虑尘肺结核可能已经存在。根据上述这些特点两者即可鉴别。

3. 单发或多发尘肺大阴影与浸润型肺结核斑片影的鉴别

两者都可发生在肺上野,病灶呈斑片样分布,并可有动态变化。尘肺的斑片影多出现在两肺上野外带,呈对称性纵向排列,密度较低且均匀;浸润型肺结核具有多种形态病灶并存特点,因此肺部阴影除表现斑片状阴影外,还可有结节状、索条状和空洞及点状播散病灶混合存在,并以 1~2 种病变为主。肺结核早期的浸润影多发生在锁骨下,往往肺部病灶双侧不对称,斑片影密度不均,病灶周边模糊,可出现空洞。当病灶以纤维增殖成分为主时,则可有纤维硬结或钙化的表现,病灶周边可出现卫星灶,并产生相应的胸膜粘连,病灶无定向排列顺序。除纤维硬结病灶和包膜完整的结核球外,动态变化都较迅速。

4. 肺结核空洞与尘肺空洞的鉴别

肺结核和尘肺在疾病发展的过程中均可出现空洞,但两者有很大差异。单纯尘肺空洞较为少见,大都发生在上中肺野的大阴影中,空洞多为单发、中心性、厚壁、直径较小,其他肺野有网状、圆形小阴影和不规则小阴影的背景改变。结核性空洞可为单发,也可呈多发的形态不一的空洞,多在上叶尖后段、下叶尖段。如在大块干酪灶或结核球内出现空洞,往往有偏心溶解现象。尘肺病病人团块状阴影发生空洞也常常是在尘肺的基础上合并肺结核的结果。

(二)肺癌

在胸片上弥漫型肺癌要和二、三期尘肺鉴别,后者除有职业史外,发病较缓慢、病程较长。小阴影的大小较一致,在肺内分布较均匀。周围型肺癌则要和三期尘肺中的大阴影区别,肺癌中的肿块多为单个,发生在肺的前部,如上叶前段、中叶等处,呈类圆形,边缘有分叶、毛刺,肿块内钙化少见。有尘肺大阴影的病例肺内大多有一期或二期尘肺小阴影,大阴影多为两侧性,位于两上肺后部较多,正位片上可呈长条状,侧位片上多呈梭形,边缘无毛刺,内部常可见钙化,周围肺部可有疤痕旁型肺气肿,在复查中可见大阴影逐渐向肺门部移动。

在石棉肺病例中常可见由于疤痕而致的良性的、小的、以胸膜为基底的结节,其形态多呈楔状、线状或不规则状,有时和肺癌难以鉴别。和其他肺部肿块一样,其良性的线索为在 2 年内无改变。大部分和石棉有关的胸膜斑和壁层胸膜有关,但有些病例的胸膜斑起源于叶间裂胸膜,可和肺内结节混淆,此时,HRCT 常可证实胸膜斑和细线状的叶间裂胸膜的关系。

(三)胸膜间皮瘤

孤立型胸膜间皮瘤需和邻近胸膜的周围型肺癌区别,后者常呈分叶状,边缘不太光滑,且有细毛刺,而良性孤立型胸膜间皮瘤多表面光滑。弥漫型恶性胸膜间皮瘤需和胸膜转移性肿瘤,特别是来源于腺癌和胸腺瘤者鉴别,但两者的鉴别很困难。如为两侧性,结节大小不一,而且互相分离者可能为转移瘤,而连续的峰样的大结节样病灶则可能为弥漫型胸膜间皮瘤。

(四)特发性肺间质纤维化

本病无矿物粉尘的接触史是与尘肺鉴别的关键,在肺部 X 射线征象方面则不具备特征性,与尘肺的 X 射线表现较难鉴别,但胸片上发现团块样改变和肺门淋巴结蛋壳样钙化,则有利于矽肺的诊断。病变进展快,肺部有 Velcro 啰音、血细胞抗核抗体阳性、支气管肺泡灌洗液中中性粒细胞数明显增多,则有助于本病的诊断。如鉴别仍有困难,则应选择进行纤维支气管镜肺活检或 CT 引导下经皮穿刺肺活检,甚或开胸进行肺活检以获取标本,进行病理鉴定,如证实具有胶原结节,则可最终明确尘肺的诊断。

(五)结节病

本病多见于年轻人,肺内病变通常伴有肺门淋巴结肿大且可自行消退。除胸部 X 射线改变外,可有浅表淋巴结(颈部、腋下)肿大、肝脾肿大或皮肤及眼部损害。血清 ACE 增高,Kviem 试验阳性而结核菌素试验阴性对确诊本病的帮助很大。皮质激素治疗的满意效果也是重要的佐证。极少数鉴别困难者可进行浅表淋巴结(颈部、腋下或前斜角肌脂肪垫淋巴结)的组织活检或纤维支气管镜肺组织活检(TBLB),可获得满意的阳性结果。

八、并发症

尘肺病患者由于长期接触生产性矿物性粉尘,使呼吸系统的清除和防御机制受到严重损害,加之尘肺病慢性进行性的长期病程,病人的抵抗力明显减低,故尘肺病病人常常发生各种不同的并发症。尘肺并发症对尘肺病病人的诊断和鉴别诊断、治疗、病程进展及预后都产生重要的影响,也是病人常见的直接死因。我国尘肺流行病学调查资料显示,尘肺病病人死因构成比呼吸系统并发症占首位,为51.8%,其中主要是肺结核和气胸;心血管疾病占第二位,为19.9%,其中主要是慢性肺源性心脏病。因此,及时正确的诊断和治疗各种并发症,是抢救病人生命、改善病情、延长生命、提高病人生活质量的重要内容。本节讨论尘肺并发呼吸系统感染、气胸、肺源性心脏病和呼吸衰竭。

(一)呼吸系统感染

主要是肺内感染,这是尘肺病患者最常见的并发症。由于长期接触粉尘,在粉尘的化学和物理作用的刺激下,呼吸道黏膜损伤,常合并慢性支气管炎,呼吸道分泌物增加,长期的慢性炎症和机械刺激作用使呼吸系统的清除自净功能严重下降。肺部广泛的纤维化,使肺组织损伤,通气功能下降,纤维化组织的收缩、牵拉,使细支气管扭曲、变形、狭窄,引流受阻;加之慢性长期的病程,病人抵抗力降低,都是尘肺病患者易于发生肺内感染的原因。

感染的病原微生物可以是细菌、病毒、支原体、真菌等。院外感染以流感嗜血杆菌和肺炎双球菌为多见,其次是葡萄球菌、卡他细球菌、链球菌等;亦有大肠杆菌、绿脓杆菌等革兰阴性杆菌。部分尘肺病患者长期住院极易发生院内感染,治疗往往更困难。院内感染主要是患者相互交叉感染和医源性感染,以革兰阴性杆菌为多见,其中绿脓杆菌和大肠杆菌最多。医疗用品消毒不彻底,特别是尘肺病患者常用的雾化吸入装置、吸氧设备等是发生院内感染的主要原因。长期、反复滥用抗生素和激素,是致复杂多菌群感染,微生物产生耐药性,造成临床治疗困难的主要原因。

(二)气胸

尘肺并发气胸是急诊,诊断不及时或误诊,可造成严重后果,应予以十分重视。肺组织纤维化使肺通气/血流比例失调,导致纤维化部位通气下降,而纤维化周边部位则代偿性充气过度造成泡性气肿,泡性气肿相互融合成为肺大泡。发生在肺脏层胸膜下的肺大泡破裂致气体进入胸腔是发生气胸的主要原因。肺组织表面和胸膜的纤维化及纤维化组织的牵拉和收缩,也可发生气胸。气胸发生往往有明显的诱因,任何能使肺内压急剧升高的原因都可导致发生气胸,这些主要是:合并呼吸系统感染时,咳嗽、咳痰加重,用力咳嗽和呼吸困难,通气阻力增加,肺内压升高,使肺大泡破裂;用力憋气,如负重、便秘时发生气胸;意外的呛咳,如异物对咽部及上呼吸道的刺激等。

根据发生原因的不同气胸分为自发性气胸和创伤性气胸两种。由肺组织原发疾病致肺气肿、肺大泡破裂使空气进入胸腔引起的气胸为自发性气胸,故尘肺病病人并发的气胸是自发性气胸。肺部无明确疾病的健康者,多为青壮年,有时也可发生气胸,称之为"单纯性气胸"或"特发性气胸",也属于"自发性气胸"。按肺脏裂口及胸腔压力的不同气胸分为三种:闭合性气胸、张力性气胸、交通性气胸三种。

(三)慢性肺源性心脏病

慢性肺源性心脏病是由于肺、胸或肺动脉慢性病变引起的肺循环阻力增高,右心室超负荷造成肥大,最后导致心力衰竭。尘肺病病人发生慢性肺源性心脏病的主要原因一是尘肺病变本身,二是尘肺病病人多合并慢性支气管炎。尘肺致肺组织广泛的纤维化,使肺通气面积缩小,通气/血流比例失调,局部或广泛的肺气肿使肺内压升高,压迫肺毛细血管床;肺组织纤维化也使肺毛细血管床减少,肺血管受纤维化的压迫和牵拉,管腔面积缩小;肺血管本身纤维化,管壁增厚,弹性减小,这些都使肺动脉压升高,肺循环阻力增加,从而增加右心后负荷。尘肺病病人合并慢性支气管炎是非常普遍的。长期的慢性支气管炎使气道狭窄,通气阻力增加,继之发生肺气肿、肺内压增高进一步导致肺动脉压升高,也是尘肺病病人合并慢性肺源性心脏病的主要原因。此外,尘肺病病人长期慢性缺氧可引起心肌变性,常继发红细胞增多,使血液黏稠度增加,也导致肺循环阻力增加。我国尘肺流调资料显示,尘肺并发肺源性心脏病以煤工尘肺、石棉肺、水泥尘肺为多见,分别占死因构成比的25%、28%和29%。

(四)呼吸衰竭

尘肺并发呼吸衰竭是尘肺病病人晚期常见的结局。随着尘肺所致肺组织纤维化的进展,正常的肺组织被纤维化组织取代以及胸膜纤维化的发生,肺的容量、通气量降低,有效呼吸面积减少;纤维化部位的有效通气减少,血流则可能相应正常,而没有纤维化的部位则发生代偿性肺气肿或通气过度,二者均导致通气不足和通气/血流比例失调。尘肺病病人长期咳嗽、咳痰,呼吸道分泌物增多,多数合并慢性支气管炎,均导致呼吸道狭窄,呼吸阻力增高,发生阻塞性通气障碍。由于尘肺纤维化病变呈进行性加重,病程较长,晚期尘肺病患者多并发慢性代偿性呼吸衰竭。上呼吸道及肺部感染、气胸等诱因是导致发生失代偿性呼吸衰竭的主要原因,滥用镇静及安眠类药物也是导致尘肺病患者呼吸衰竭的原因之一。严重尘肺病例由于肺组织大面积纤维化及合并慢性呼吸系统感染,可表现长期的严重失代偿性呼吸衰竭。尘肺病患者的呼吸衰竭多表现为缺氧和二氧化碳潴留同时存在。缺氧对中枢神经系统、心脏和循环系统以及细胞和组织代谢、电解质平衡都有明显的影响。二氧化碳潴留对中枢神经系统、呼吸及酸碱平衡则有明显的影响。

呼吸衰竭是由于呼吸功能严重障碍,以致在静息呼吸空气的情况下,病人不能维持正常的动脉血氧和二氧化碳分压。临床上分为代偿性及失代偿性呼吸衰竭。前者是指病人虽有缺氧和/或二氧化碳潴留,但在呼吸空气的情况下仍可维持正常的基本生活,有些病人长期处于代偿性呼吸衰竭,故也称为慢性呼吸衰竭;后者是指在一定诱因作用下发生严重的缺氧和二氧化碳潴留甚至呼吸性酸中毒,必须进行临床医疗才能维持生命活动的危重情况,故也称为急性呼吸衰竭。

根据呼吸衰竭的病理生理特点,结合血气实验室检查,临床所见的呼吸衰竭可分为三种类型:

(1)缺氧和二氧化碳潴留同时存在(Ⅱ型呼吸衰竭) 肺泡有效通气量不足,肺泡氧分压下降,二氧化碳分压增高,肺泡－肺毛细血管血之间的氧和二氧化碳压差减少,影响氧和二氧化碳的气体交换。这一类型主要是由于通气功能障碍所致,通气不足所引起的缺氧和二氧化碳潴留的程度是平行的。治疗以增加通气量为主。

(2)缺氧为主,伴有轻度或没有二氧化碳潴留(Ⅰ型呼吸衰竭) 主要见于动静脉分流,通气/血流比例失调或弥散功能障碍的病例。由于氧和二氧化碳的动静脉分压差别很大及二者的解离曲线特性不同,在通气/血流比例失调的情况下,当血液通过通气不足的肺泡时,既不能充分释放二氧化碳,也不能吸收足够的氧气;而当血液通过通气过度的肺泡时,二氧化碳的释放则易于进行,但仍不能吸收足够的氧气。故通气/血流比例严重失调的结果是机体有明显缺氧,没有或仅有轻度二氧化碳潴留。

(3)只有二氧化碳潴留而没有缺氧 主要是治疗过程中过度吸入高浓度氧,使肺泡氧分压及血氧分压增加,缺氧对颈动脉窦和主动脉化学感受器的刺激减弱以致消失,使通气量进一步减低,二氧化碳潴留。在呼吸空气条件下,不会发生这种情况。

九、治疗方法

（一）治疗研究

由于 20 世纪 50 年代末和 60 年代初我国尘肺病高发,且病情均十分严重,对尘肺病患者采取临床治疗成为迫切的任务。因此,我国开展了尘肺治疗研究,并取得了一些成绩。治疗研究大致可分为以下几个阶段:①由于大量尘肺病患者的出现,且病情较重,临床治疗主要是对症治疗,并采取保健措施,如定期疗养、呼吸体操、服用酸牛奶等。这一时期是临床治疗的探索阶段。②为了满足临床病人治疗的需要,在全国大部分地区开展了治疗尘肺药物的筛选研究,主要是根据中医辨证论治的理论,以生津润肺和软坚散结、标本兼治的原则,开展了中医治疗矽肺的药物筛选,曾筛选过 1 200 多种中草药。③随着克矽平抗纤维化研究的进展,开始了以抗纤维化治疗为目的的大量研究,包括各地自行开展的研究工作和国家组织的科技攻关研究,主要试用的药物有克矽平、磷酸哌喹、汉防己甲素、磷酸羟基哌喹、柠檬酸铝。大量动物试验研究的结果显示,这些药物有一定的预防和延缓纤维化进展的作用。临床研究亦报告有延缓纤维化进展的作用。④探索新途径及综合治疗,包括大容量肺灌洗术的临床研究。

（二）抗纤维化治疗研究

1. 抗纤维化药物种类　自 1937 年加拿大 Denny 首先报道用铝粉预防家兔实验性矽肺的效果后,国内外都在进行寻找抗纤维化治疗的药物。1961 年西德 Schlipkotter 报告 PVNO(克矽平,聚 – 2 – 乙烯吡啶—氮氧化物)对实验性矽肺有效,以后动物实验先后发现磷酸哌喹(1973 年)、汉防己甲素(1975 年)、氢氧哌喹(1978 年)、柠檬酸铝(1973 年)、山铝宁(1975 年)等有不同程度抑制肺纤维化的作用,并相继应用于临床治疗。

2. 抗纤维化药物治疗作用机理:①铝制剂:吸附于 Si 表面,阻止 Si 与体液发生水合作用产生 Si – OH。②克矽平:克矽平的 N – O 优先与 – OH 结合,使石英不与巨噬细胞发生成氢键反应,从而保护巨噬细胞,提高巨噬细胞对矽尘毒性的抵抗力,间接增强肺对矽尘的廓清能力,阻断和延缓胶原的形成。③磷酸哌喹:间接增强肺的排除矽尘能力;保护细胞膜和溶酶体,防止尘细胞溃解;抑制正常胶原变性成为矽肺胶原;对不溶性的矽肺胶原蛋白可降解为小分子的肽段,对胶原纤维化有逆退作用;降低脂类与糖含量,减少形成矽结节的基质;有类激素及免疫抑制作用。④汉防己甲素:抑制胶原合成;影响细胞分泌功能,阻止胶原、黏多糖从细胞内向细胞外分泌,使其不能在细胞外形成胶原纤维;使不溶性的矽肺胶原蛋白降解为小分子的肽段;可与铜离子络合,影响胶原的交联反应;降低脂类与糖含量,减少形成矽结节的基质。

（三）大容量肺灌洗治疗

1996 年 Ramireg 首先将全肺灌洗术应用于治疗重症进行性肺泡蛋白沉积症后,近年来,这一技术曾应用于肺泡蛋白沉积症、支气管哮喘持续状态、肺囊性纤维化、慢性支气管炎等疾患。它有清除呼吸道和肺泡中滞留的物质,缓解气道阻塞,改善呼吸功能,控制感染等作用。1982 年 Mason 对 1 例尘肺患者进行肺灌洗治疗后,症状立即得到改善,但肺功能未见明显好转。1986 年国内开展大容量肺灌洗治疗矽肺的实验研究和临床治疗,已积累了近 5 000 例的治疗病例。但是它是一项风险性较高的操作技术,特别要求麻醉技术,要有一定的条件和有经验的医师,在严格掌握适应证的情况下进行。预防和处理术中及术后并发症是重点。

（四）中医辨证施治

1.邪毒伤肺

主症:咳嗽,咳痰量多,胸闷气促,活动后憋喘,舌质红,苔黄,脉滑或滑数。

治法:化痰止咳。

方药:止咳汤加减。

2.痰瘀阻滞

主症:咳嗽痰多,痰多为黑色块状,胸闷痛,活动后憋喘,舌暗红,苔厚,脉弦滑或弦涩。

治法:健脾化痰,祛瘀通络。

方药:六君子汤合化瘀汤加减。

3.气阴两虚

主症:咳嗽,气喘,动则喘甚,神疲乏力,咽干鼻燥,胸闷痛,舌质紫暗,脉细或细数无力。

治法:益气养阴,清燥救肺。

方药:清燥救肺汤加减。肺虚及肾,肾不纳气者加五味子、胡桃肉;晚期尘肺病人体质极差,喘促甚至大汗淋漓,汗清冷者给予参附汤加减。

4.肺肾气虚

主症：咳声低怯，胸满短气，甚则张口抬肩，倚息不能平卧，咳嗽痰白如沫，难以咳出，心慌，面色晦暗，舌质淡或紫，苔白润，脉沉细无力或结代。

治法：补肺益肾。

方药：补肺汤合参蛤散加减。如肺虚有寒，怕冷，舌质淡，加桂枝、细辛；兼阴伤，低热，舌红苔少，加麦冬、玉竹、知母等。

5.气阴两虚，痰瘀阻肺

主症：咳嗽，干咳，或咳少量白痰，动则胸闷憋喘，气短乏力，舌质淡暗，苔薄白，脉沉或细滑。

治法：益气养阴，活血化痰。

方药：自拟参芪益肺汤。太子参、黄芪、五味子、麦冬、丹参、当归、半夏、川贝等。

（五）其他疗法

1.耳穴压豆

具体操作是将中药王不留行籽，贴于 0.6 cm×0.6 cm 的小块胶布中央，然后对准穴位贴紧并稍加压力，使患者耳朵感到酸麻胀或发热。贴后嘱患者每天自行按压数次，每次 1～2 分钟。每次贴压后保持 2～3 天。穴位：肺、气管、神门、肾上腺、大肠、脾、肾、三焦。

2.穴位敷贴

对患者取穴位常规消毒，然后把穴位敷贴治疗贴置于天突、膻中、大椎、定喘、心俞、肺俞、肾俞等穴位，治疗 6～8 小时后取下，每天换一次治疗贴，1 周为 1 个疗程。皮肤过敏者慎用。

3.针灸疗法

发作期取天突、定喘配孔最，宣通肺气，丰隆、足三里健脾化痰。胸闷取膻中、气海与内关相配，宽胸理气平喘。缓解期选取大椎、肺俞、关元、足三里以减少发作。

十、预防措施

三级预防是疾病预防的根本策略。尘肺病是病因明确的外源性疾病，是人类生产活动带来的疾病，预防策略应该是一级预防是根本，只要真正做好一级预防，尘肺病则可不发生，同时要做好二级预防和三级预防。

十一、健康指导

有一些研究者日前报告,尘肺患者练习气功能减轻症状,其可练的功法有站桩功、吐纳功、气功太极十五势、自我经穴导引。

(郑　心　闫瑢玓)

第十章　职业性哮喘

一、疾病概述

职业性哮喘是指由于接触职业环境中的致喘物质后引起的哮喘。其发病率与工业发达程度密切相关,在世界范围内职业性哮喘患者仅为哮喘总人数的2%~7%,而在工业发达国家如美国,其职业性哮喘约占总哮喘患者的15%。另外,其发病率还与致喘物的性质有关,如在长期接触致喘物异氰酸酯的工人中,职业性哮喘的发病率为5%~10%,在从事去污剂工业而长期与蛋白水解酶接触的工人中,其发病率达到50%甚至更高。随着工业发展,我国职业性哮喘的发病率也在逐年增加。

我国在20世纪80年代末制定了职业性哮喘诊断标准,致喘物规定为:异氰酸酯类、苯酐类、多胺类固化剂、铂复合盐、剑麻和青霉素。职业性哮喘的病史有如下特点:①有明确的职业史,本病只限于与致喘物直接接触的劳动者;②既往(从事该职业前)无哮喘史;③自开始从事该职业至哮喘首次发作的"潜伏期"最少半年以上;④哮喘发作与致喘物的接触关系非常密切,接触则发病,脱离则缓解。

职业性哮喘症状的发生与工作环境有密切关系,可表现为速发性和迟发性哮喘反应,后者易被误诊。特异性支气管激发试验是诊断职业性哮喘和筛查职业性致喘物最有诊断价值的方法。避免与致敏原接触是治疗职业性哮喘最重要的措施。

中医辨病为哮病。哮病是由于宿痰伏肺,遇诱因或感邪引触,以致痰阻气道,肺失肃降,痰气搏击所引起的发作性痰鸣气喘疾患。发作时喉中哮鸣有声,呼吸气促困难,甚至喘息不能平卧。哮病的发生,为宿痰内伏于肺,每因外感、饮食、情志、劳倦等诱因而引触,以致痰阻气道,肺失肃降,肺气上逆,痰气搏击而发出痰鸣气喘声。哮病是内科常见病证之一。中医药对本病积累了丰富的治疗经验,方法多样,疗效显著,它不仅可以缓解发作时的症状,还能通过扶正治疗,达到控制复发的目的。

《内经》虽无哮病之名,但有"喘鸣"之类的记载,与本病的发作特点相似。汉·《金匮要略》将本病称为"上气",不仅具体描述了本病发作时的典型症状,提出了治疗方药,而且从病理上将其归属于痰饮病中的"伏饮",堪称后世顽痰伏肺为哮病夙根的渊薮。隋·《诸病源候论》称本病为"呷嗽",明确指出本病病理为"痰气相击,随嗽动息,呼呷有声",治疗"应加消痰破饮之药"。直至元代,朱丹溪才首创"哮喘"病名,阐明病机专主于痰,提出"未发以扶正气为主,既发以攻邪气为急"的治疗原则,不仅把本病从笼统的"喘鸣""上气"中分离出来,成为一个独立的病名,而且确定了本病的施治要领。明·《医学正传》进一步对哮与喘作了明确的区别。后世医家鉴于哮必兼喘,故一般通称"哮喘",为与喘病区分故定名为"哮病"。

二、病因和发病机制

(一)病因

1. 内因

目前发现,从事与高分子量变应原相关工业的职业性哮喘从业人员一般具有特应性体质,研究表明与患者的基因有关。这些人群接触致喘物后较易发生哮喘,变应原物质容易进入体内,B淋巴细胞反应性异常增高,接触变应原后产生特异性IgE从而形成致敏状态,当职业性变应原再次进入体内极易诱发变态反应和哮喘的发作。

2. 诱因

职业性哮喘的诱因分为高分子量的生物学物质和低分子量的化学物质两种,其中大多数为职业性致喘物,少数是刺激物。目前已经记录在册的致喘因子有250余种,仍有许多可疑因子尚待确定。①植物类:如谷尘、面粉、大豆、蓖麻子、咖啡豆、茶叶、烟叶、植物胶、棉籽、亚麻子等。②动物身体成分及其排泄物:如实验室动物、鸟、蛋、牛奶、蟹、虾等。③昆虫:如家庭尘螨、谷螨、禽螨、蚕、蟑螂、蜜蜂等。④酶:如木瓜蛋白酶、舒替兰酶、胰酶、胃蛋白酶、胰蛋白酶、真菌淀粉酶等。⑤植物胶:阿拉伯胶、黄蓍胶、卡拉牙胶等。⑥异氰酸酯类:如甲苯二异氰酸脂(TDI)、亚甲二苯基二异氰酸脂、己二异氰酸酯等。⑦苯酐类:如苯二甲酸酐、偏苯三酸酐、三苯六羧酐等。⑧药物:如青霉素、头孢菌素、螺旋霉素、四环素、哌嗪枸橼酸盐等。⑨木尘：如桃花心木、雪松、枫树、橡树等木材的木尘。⑩金属：如铂、镍、铬、钴等。⑪其他：松香、甲醛、乙二胺、巯基乙酸铵等。

其中 1～5 为高分子量生物学物质，6～11 为低分子量化合物。目前我国职业性哮喘规定的范围为异氰酸酯类、苯酐类、胺类、铂复合盐和剑麻 5 类。

根据致喘因子的差异可将职业性哮喘分为高分子量变应原型和低分子量变应原型。根据病理生理机制的不同又可分为免疫介导型与非免疫介导型。免疫介导型患者的发病有潜伏期，它又可分为 IgE 介导型与非 IgE 介导两种，其中前者多由高分子量变应原和少数低分子量变应原诱发，后者仅见于低分子量变应原诱发的职业性哮喘。非免疫介导型患者哮喘发作无潜伏期，其气道的炎症可由致喘物直接刺激作用引起，也可通过致喘物的药理作用刺激肥大细胞、平滑肌细胞或神经纤维等而间接引起。

（二）发病机制

职业性哮喘的发病机制相当复杂，有免疫性机制和非免疫性机制。

1. 免疫性机制　由职业性致敏原诱发，以 IgE 介导的过敏反应是职业性哮喘的主要发病机制之一，它包括速发相过敏反应和迟发相过敏反应。前者主要是通过肥大细胞释放炎症因子介导，表现为患者进入工作场所数分钟后即出现哮喘发作，1 h 后开始减弱。后者则主要通过嗜酸性粒细胞、单核细胞释放可溶性因子引起气道收缩，患者表现为在吸入致敏原数小时后出现哮喘发作，12～24 h 开始减弱。部分低分子量致敏原引起的职业性哮喘属非 IgE 依赖性的免疫机制。

2. 非免疫性机制　许多职业性致喘因素可引起反射性支气管收缩，如 SO_2、酸性烟雾、氨气等，它们直接刺激气道，引起炎症介质及神经多肽的释放和气道的炎症，使气道神经反射的敏感性增强而易引起哮喘发作。还有部分职业性致敏原如 TDI 可直接作用于肺组织，促进 P 物质和组胺释放因子等因子的释放，或通过阻断 β 受体使 cAMP 水平降低而导致支气管痉挛。

（三）中医病机

中医认为，哮病的发生，为宿痰内伏于肺，每因外感、饮食、情志、劳倦等诱因而引触，以致痰阻气道，肺失肃降，肺气上逆，痰气搏击而发出痰鸣气喘声。

1. 外邪侵袭　外感风寒或风热之邪，失于表散，邪蕴于肺，壅阻肺气，气不布津，聚液生痰。《临证指南医案·哮》说："宿哮……沉痼之病，……寒入背腧，内合肺系，宿邪阻气阻痰。"其他如吸入风媒花粉、烟尘、异味气体等，影响肺气的宣发,以致津液凝痰,亦为哮病的常见病因。

2.饮食不当　具有特异体质的人,常因饮食不当,误食自己不能食的食物,如海膻鱼蟹虾等发物,而致脾失健运,饮食不归正化,痰浊内生而病哮,故古有"食哮""鱼腥哮""卤哮""糖哮醋哮"等名。

3.体虚及病后体质不强　有因家族禀赋而病哮者,如《临证指南医案·哮》指出有"幼稚天哮"。部分哮病患者因幼年患麻疹、顿咳,或反复感冒,咳嗽日久等病,以致肺气亏虚,气不化津,痰饮内生;或病后阴虚火旺,热蒸液聚,痰热胶固而病哮。体质不强多以肾虚为主,而病后所致者多以肺脾虚为主。

上述各种病因,既是引起本病的重要原因,亦为每次发作的诱因,如气候变化、饮食不当、情志失调、劳累过度等俱可诱发,其中尤以气候因素为主。诚如《症因脉治·哮病》所说:"哮病之因,痰饮留伏,结成窠臼,潜伏于内,偶有七情之犯,饮食之伤,或外有时令之风寒束其肌表,则哮喘之症作矣。"哮病的病理因素以痰为主,丹溪云:"哮病专主于痰。"

痰的产生,由于上述病因影响肺、脾、肾,肺不能布散津液,脾不能运化精微,肾不能蒸化水液,以致津液凝聚成痰,伏藏于肺,成为发病的潜在"夙根",因各种诱因而引发。

哮病发作的基本病理变化为"伏痰"遇感引触,邪气触动停积之痰,痰随气升,气因痰阻,痰气壅塞于气道,气道狭窄挛急,通畅不利,肺气宣降失常而喘促,痰气相互搏击而致痰鸣有声。《证治汇补·哮病》说:"因内有壅塞之气,外有非时之感,膈有胶固之痰,三者相合,闭拒气道,搏击有声,发为哮病。"《医学实在易·哮证》也认为哮病为邪气与伏痰"狼狈相因,窒塞关隘,不容呼吸,而呼吸正气,转触其痰,鼾駉有声"。由此可知,哮病发作时的病理环节为痰阻气闭,以邪实为主。由于病因不同,体质差异,又有寒哮、热哮之分。哮因寒诱发,素体阳虚,痰从寒化,属寒痰为患则发为冷哮;若因热邪诱发,素体阳盛,痰从热化,属痰热为患则发为热哮。或由痰热内郁,风寒外束,则为寒包火证。寒痰内郁化热,寒哮亦可转化为热哮。

若哮病反复发作,寒痰伤及脾肾之阳,痰热伤及肺肾之阴,则可从实转虚。于是,肺虚不能主气,气不布津,则痰浊内蕴,并因肺不主皮毛,卫外不固,而更易受外邪的侵袭诱发;脾虚不能转输水津上归于肺,反而积湿生痰;肾虚精气亏乏,摄纳失常,则阳虚水泛为痰,或阴虚虚火灼津生痰,因肺、脾、肾虚所生之痰上贮于肺,影响肺之宣发肃降功能。可见,哮病为本虚标实之病,标实为痰浊,本虚为肺脾肾虚。因痰浊而导致肺、脾、肾虚衰;肺、脾、肾虚衰又促使痰浊生成,使伏痰益固,且正虚降低了机体抗御诱因的能力。本虚与标实互为因果,相互影响,故本病难以速愈和根治。发作时以标实为主,表现为痰鸣气喘;在间歇期以肺、脾、肾等脏器虚弱之候为主,表现为短气、疲乏,常有轻度哮症。若哮病大发作,或发作呈持续状态,邪实与正虚错综并见,肺肾两虚而痰浊又复壅盛,严重者因不能治理调节心血的运行,命门之火不能上济于心,则心阳亦同时受累,甚至发生"喘脱"危候。

三、临床表现

职业性哮喘的症状和体征与一般哮喘相似,但职业性哮喘的一个最主要特点是喘息症状均在工作现场接触职业性致喘物质后出现,表现为工作期间或工作后数小时发生气促、胸闷、咳嗽、喘鸣,常伴有过敏性鼻炎或结膜炎症状。通常在上班第一天症状最为剧烈,有人称之为"星期一综合征",而周末放假或离开工作环境,上述症状和体征可自行缓解或消失,但接触后又会复发。

接触职业性致喘物质可导致症状持续存在,与工作的关系可能会变得模糊。有些患者发病后,其气道呈高反应性状态,或致敏原仍滞留在肺和气道内,即使脱离工作环境,哮喘仍可反复发作,持续很长时间。许多对大分子致喘物质(HMW)过敏的患者可出现迟发相哮喘反应,症状可出现于工作日的晚上和非工作时间,某些小分子量无机物质或有机物可导致哮喘样反应,症状也可出现于工作日的晚上和非工作时间,由于时间的关系常被人们所忽视。另一个常被忽视的特征是职业接触首次发病后,通常症状长期无加重。面包师哮喘患者平均工作 9 年后出现鼻炎或支气管炎,14 年后出现支气管哮喘,而且均先出现过敏性鼻炎,平均年龄超过 40 岁时出现呼吸道症状。

咳嗽、鼻炎和咽炎症状常是职业性哮喘发作的先兆症状,易被误诊为"支气管炎""鼻炎"和"咽炎"等。所以健康不吸烟者工作一段时间后出现慢性呼吸道症状或鼻炎、咽炎时,应考虑是否与职业有关。

临床上,根据一次性暴露于职业性致喘物质后出现的通气功能变化,将职业性哮喘分为 3 种类型:①速发型:是指吸入致喘物质后数分钟到 1 h 内出现阻塞性通气功能障碍;②迟发型:吸入致喘物当时不明显,但在 4~6 h 甚至更长时间后出现了典型的阻塞性通气功能障碍;③双相型:两种反应均有。

四、辅助检查

（一）实验室检查

特异性 IgE 检测利用常见的致敏原和特异性变应原复合物做皮肤试验,可以了解患者是否具有特应性体质,并协助判断患者对特异性职业致敏原是否敏感。采用放射性变应原吸附试验(RAST)或 ELISA 法可检测患者血清中抗职业性变应原的 IgE 抗体,这两种方法敏感性较高,但特异性稍差。

（二）其他辅助检查

1. 肺功能

(1)工前和工后肺功能测定　随着患者离开工作环境后,哮喘症状和肺功能指标得到了改善,但再次回到原工作环境中,症状和肺功能指标再度恶化。这可以帮助确定哮喘发作与工作环境的关系。目前对于工前工后肺功能下降多少才有意义,意见并不统一,将 FEV_1 降低值定为 10% ~ 20% 均有报道。Spector 综合各种观点,提出:VC 下降 10%,FEV_1 下降 20%,MMEFR 下降 25%,PEF 下降 25% 有临床意义。但在对接触松香引起职业性哮喘病人的研究中发现,仅 20% 患者工后 FEV_1 降低 10% 以上,而 10% 无职业性哮喘者工后 FEV_1 也有类似下降。部分患者表现出哮喘的迟发反应,因此利用肺功能的工前工后变化规律诊断致敏物诱发性 OA 的作用有限,作为检查手段之一,受多种因素干扰,特异性较差。

(2)连续峰流速监测　对于致敏物诱发性 OA 的诊断,PEFRs 与特异变应原吸入性支气管激发试验(SIC)比较具有一定优势,如装置的便携性,测试能更接近真实暴露情况;SIC 受限较多,并且在敏感性(75% vs 64%)与特异性(94% vs 77%)方面 PEFRs 均高于 SIC,更能影响对于试验结果主观判断。峰流速监测越频繁越好,这样患者受益更多。建议监测频次最少 4 次/日。监测时间应包括工时工后,监测跨度越大越能提供更多信息,工后时间越长,效果越好。监测时间最少应为 4 w,工后时间最好应在 1 w 以上,比较理想的方案为工时 2 w,工后 2 w,必要时重复监测。PEF 最大变异率大于 20% 为阳性,也可使用 PEF 工时变异率/工后变异率这个指标,更精密的评估是应用 OASYS - 2 分析。OASYS - 2 极好地利用了 PEFRs 从而达到诊断 OA 的目的。PEFRs 与工前工后肺功能相比,对诊断职业性哮喘更为可靠。如果将 PEFRs 与气道高反应性相结合,将增加其敏感性和特异性,对诊断更有帮助。但利用 PEFRs 很难区分致敏物诱发性 OA 和 WEA(工作加重性哮喘)。如果监测期间致喘物没有出现在工作环境中,会产生假阴性。PEFRs 对于刺激诱发性 OA 价值较小,由于条件限制或患者自身原因,对同样暴露的完全复制可能性较小。即使 PEFRs 结果阳性,也难以利用它识别特异性致喘物。

2.非特异性支气管激发试验　用甲酰胆碱或组胺连续做非特异性支气管激发试验,可以确诊患者是否有气道高反应性,并协助判断气道反应性的变化与工作环境的关系。当患者正常上班超过 2 周,若该反应为阴性,即使有相关症状,亦可排除职业性哮喘的诊断。若患者在离岗一段时间后测该反应为阴性,则不能据此排除职业性哮喘。

3.特异性支气管激发试验　目前认为,特异性支气管激发试验是确诊职业性哮喘的金指标。该试验具有一定的危险性,需专业人员操作并备好抢救措施。整个试验需数天完成,第 1 天,停用支气管扩张剂,测定基础肺功能,FEV_1 差异不得超过 10%;第 2 天,吸入可溶性气雾剂后,测定患者肺功能作为对照;第 3 天,让患者接触致敏原,接触时间据致敏原的性质和剂量而定,1 ~ 10 min 不等。对于高分子量致敏原,每 10 min 测 $FEV_1$1 次,每 20 min 增加 1 次致敏原剂量,在当天完成试验。对于低分子量致敏原,由于其诱发的多为迟发相过敏反应,需要数天缓慢增加剂量。在 1 h 内每 10 min 测 $FEV_1$1 次,随后 2 h,每 30 min测一次,随后 8 h,每 1 h 测 1 次。FEV_1 下降 20% 为阳性反应。

五、诊断

OA 的诊断必须以病因诊断为基础,根据确切的职业史及哮喘史,结合劳动卫生与流行病学调查以及实验室资料,进行综合分析,排除其他原因引起的哮喘或呼吸道疾患后,方可诊断。诊断标准:①符合支气管哮喘诊断标准;②工作环境中存在职业致喘物,职业接触和哮喘发病之间存在因果关系;③就业前无哮喘病史或为寂静性哮喘。对于新发哮喘或哮喘加重的患者,都应怀疑 OA 诊断,无论其有无明确职业接触史,在进行任何指导前,都应完成问卷调查和相应实验室诊断。目前建议在职业史的基础上联合实验室诊断方法,能够提高诊断准确率。但基于医院条件的限制,并不一味地追求所有疑似患者均完成所有的实验室诊断。

RADS(反应性气道功能障碍综合征,属于刺激物诱发性哮喘的范畴)的诊断标准:①既往无支气管哮喘史,也无长期职业接触史;②一次性吸入高浓度的刺激性气体、蒸汽或烟雾;③哮喘症状发生在暴露后的几分钟以内至几小时,通常在 24 h 以内;④气道反应性增高,非特异性激发试验阳性;⑤肺功能提示有或没有气流阻塞;⑥排除其他能引起同样症状的呼吸系统疾病。

职业接触和哮喘发病之间因果关系的确立是 OA 诊断中最关键一环,必须充分了解工人的职业接触史,明确哮喘相关症状的变化趋势和规律;准确监测肺功能的变化;必要时可利用相关实验室指标作为确诊 OA 的依据。

诊断要点阐述如下:

1.明确哮喘的诊断

根据哮喘的诊断标准,依据病史、临床表现、症状发作时的体征,结合肺功能测定等实验室检查即可明确诊断。

2.明确哮喘与职业的关系

仔细询问患者的现病史及过去史,一般可获得线索。出现下列情况可怀疑哮喘,如患者既往无哮喘史,在开始新工作或工作中接触了新的材料后出现哮喘;患者工作环境中有致喘物;在同一种环境中工作的同事有类似发作的病例;哮喘发作与工作环境有关,下班或调离工作之后症状缓解。

3.寻找职业性致喘物

通过特异性实验室检查如特异性皮肤试验、血清学试验及特异性支气管激发试验等可帮助查找职业性致喘因素。目前,特异性支气管激发试验被认为是筛查职业性致喘物最有诊断价值的方法。

六、鉴别诊断

职业性哮喘需要与多种疾病鉴别,如原有哮喘或气道高反应性者,当进入含有刺激物或物理性刺激(冷空气、运动)的工作环境,而使哮喘症状恶化时,应与由于某种特异变应原诱发的职业性哮喘相鉴别。RAPS 为职业性哮喘的一种变异型,其气道病理改变与一般哮喘无明显区别,但多因吸入性接触酸雾、氨、涂料等职业性物质所致。闭塞性细支气管炎也可因在工作现场接触有毒刺激物、气体或烟雾后发生,但其病变为终末细支气管纤维性闭塞。一些非哮喘性疾病如肺气肿、尘肺或过敏性肺炎患者,在职业劳动中也可出现呼吸困难,有时误认为职业性哮喘,但胸部 X 线和肺功能检查可资鉴别。还有以流感样症状为特征的无哮喘表现者,在劳动中出现发热、胸痛,因与焊接、电镀的钢铁有关,故称金属烟尘热,均应注意鉴别。

七、并发症

职业性哮喘可并发气胸、纵隔气肿、黏液痰栓塞等。

八、治疗方法

治疗目的在于迅速控制症状,恢复正常的气道反应性,防止气道出现不可逆改变。一旦确诊职业性哮喘,患者应脱离易致敏环境。避免与致敏原接触是治疗职业性哮喘最重要的一项措施,反复暴露于致敏环境会加剧气道炎症。吸入糖皮质激素能有效防治气道炎症,使用时间可长达半年,气道炎症消除愈早,发生不可逆改变的可能性愈小。有时联合应用激素和支气管扩张剂缓解症状。吸入色甘酸可预防某些致敏原诱发的过敏反应。

（一）具体西医治疗

1. 轻度职业性哮喘急性发作期

每日定时吸入糖皮质激素,规则吸入短效 β_2 受体激动剂,必要时应用氨茶碱,M 受体拮抗剂。有感染时积极控制感染。氧疗:患者有低氧血症情况时,需给予氧疗。免疫治疗:胸腺肽类药物治疗。

2. 中、重度职业性哮喘急性发作期

持续雾化吸入 β_2 受体激动剂、普米克令舒使症状缓解,静脉应用氨茶碱,必要时静脉应用糖皮质激素。有感染时积极控制感染。纠正酸碱、电解质紊乱及心、脑、肾等并发症。患者症状不能缓解时,转入职业病科 ICU 监护室给予生命体征监护,必要时采取无创或有创机械通气,纠正缺氧。

3. 轻度职业性哮喘缓解期

根据病情吸入 β_2 受体激动剂,或小剂量氨茶碱,或定时吸入长效糖皮质激素类药物,应用白三烯调节剂如孟鲁斯特、扎鲁斯特,非皮质激素类抗炎药如色甘酸钠,抗组胺药物如酮替酚等。

4. 中、重度职业性哮喘缓解期

每日吸入糖皮质激素类药物,按需吸入 β_2 受体激动剂,口服茶碱类药物。必要时口服糖皮质激素。

5. 哮喘并发症的治疗

哮喘患者反复发作可继发气胸、肺气肿、慢性阻塞性肺病、肺心病、心衰、呼衰等,治疗原则同内科治疗。

（二）中医药治疗

1. 发作期

（1）寒哮

主症：呼吸急促，喉中哮鸣有声，胸膈满闷如塞，咳不甚，痰少咯吐不爽，面色晦暗带青，口不渴，或渴喜热饮，天冷或受寒易发，形寒怕冷，舌苔白滑，脉弦紧或浮紧。

治法：温肺散寒，化痰平喘。

方药：小青龙汤或射干麻黄汤加减。

（2）热哮

主症：气粗息涌，喉中哮鸣，胸高胁胀，咳呛阵作，咯痰色黄或白，黏浊稠厚，排吐不利，烦闷不安，汗出，面赤，口苦，口渴喜饮，舌质红，苔黄腻，脉弦滑或滑数。

治法：清热宣肺，化痰定喘。

方药：定喘汤或越婢加半夏汤加减。

2. 缓解期

（1）肺虚

主症：气短声低，咯痰清稀色白，面色㿠白，平素自汗，怕风，常易感冒，每因气候变化而诱发，发前喷嚏频发，鼻塞流清涕，舌淡苔白，脉细弱或虚大。

治法：补肺固卫。

方药：玉屏风散加减。

（2）脾虚

主症：平素痰多，倦怠乏力，食少便溏，或食油腻易腹泻，每因饮食不当而引发，面色萎黄不华，舌质淡，苔薄腻或白滑，脉细软。

治法：健脾化痰。

方药：六君子汤加减。

（3）肾虚

主症：平素短气息促，动则为甚，吸气不利，腰酸腿软，脑转耳鸣，劳累后喘哮易发，或畏寒肢冷，面色苍白，舌淡苔白，质胖嫩，脉沉细。或颧红，烦热，汗出粘手，舌红苔少，脉细数。

治法：补肾摄纳。

方药：金匮肾气丸或七味都气丸加减。

九、预防措施

对于职业性哮喘患者,重在早期发现及早期诊断,在肺功能正常和致病因素明确的情况下,及时脱离原工作环境可以完全康复。影响职业性哮喘患者预后因素很多,包括接触时间、起病年龄、特应性体质程度、肺功能损害程度和气道反应性高低等。当患者出现不可逆性气道阻塞,并形成慢性阻塞性肺病或其他并发症时,则预后不良。

预防方面,注重宿根的形成及诱因的作用,应注意气候影响,做好防寒保暖,防止外邪诱发。避免接触致敏原。宜戒烟酒,饮食宜清淡而富营养,忌生冷、肥甘、辛辣、海膻发物,以免伤脾生痰。防止过度疲劳和情志刺激。鼓励患者根据个人身体情况,选择太极拳、内养功、八段锦、散步或慢跑、呼吸体操等方法长期锻炼,增强体质,预防感冒。在调摄方面,哮病发作时,尚应密切观察哮鸣、喘息、咳嗽、咯痰等病情的变化,哮鸣咳嗽痰多、痰声辘辘或痰黏难咯者,用拍背、雾化吸入等法,助痰排出。对喘息哮鸣,心中悸动者,应限制活动,防止喘脱。

(郑 心 闫瑢玓)

附　中医对肺及肺病的相关认识

肺居胸中，上通喉咙，开窍于鼻。其主要生理功能是：主气，司呼吸，为体内外气体交换的通道；助心行血而贯通血脉，通调水道，参与水液代谢，输精于皮毛，主一身之表。

一、肺的部位和形态

（一）肺的部位

肺位于胸腔，上连气道，喉为门户，开窍于鼻，为气体出入的器官，在人体脏腑之中位置最高，故称肺为华盖。"肺者，五脏六腑之盖也""肺者脏之盖也""心肺独居膈上""喉下为肺，两叶白莹，谓之华盖，以复诸脏"均指出了肺在人体中的位置。

（二）肺的形态

肺为白色分叶状，质地疏松，"肺重三斤三两，六叶两耳，凡八叶"（《难经·四十二难》）。"肺得水而浮""肺熟而复沉"（《难经·十三难》），"肺叶白莹，谓为华盖，以复诸脏，虚如蜂巢，下无透窍，吸之则满，呼之则虚"（《医宗必读》）。这里的"虚如蜂巢""得水而浮"，就是说肺脏本身是质地疏松的含气的器官。至于重量问题，《难经》记载心肺重量之间的比例与现代解剖学讲的心和肺之间的比例也十分相似，说明古人对肺确有较深刻的了解。

二、肺的生理和病理

"肺者，相傅之官，治节出焉"（《素问·灵兰秘典论》）。"相傅"，傅同辅，有辅佐、协助的意思，是和心为君主之官的君主相对而言的，意即肺对心脏有协助作用。所谓"治节"，就是"治理""调节"。就是说，人体的各种生理调节代偿功能，均属于肺的职能范围。"脉气流经，经气归于肺，肺朝百脉，输精于皮毛。毛脉合精，行气于府。府精神明，留于四脏，气归于权衡"（《素问·经脉别论》）。

"四脏",是指肺以外其余器官;"权衡",就是调节作用,说明了肺与全身器官的关系。因此,肺是一个对人体各种生理功能具有调节代偿作用的重要器官,所以说:"肺与心皆居膈上,位高近君,犹之宰辅,故称"相傅之官"。肺的主要生理功能为主气,主宣发、肃降,司呼吸,通调水道,朝百脉,主治节。肺在志为忧,在液为涕;在体合皮,其华在毛,在窍为鼻。

三、肺主宣发和肃降

(一)肺主宣发

宣发,是宣布、发散的意思。肺主宣发是指由于肺气的推动,使气血津液得以散布全身,内而脏腑经络,外而肌肉皮毛,无处不到,以滋养全身的脏腑组织。肺气宣发通畅,则能主一身之气而呼吸调匀,助血液循环而贯通百脉;通过汗液、呼吸调节水液代谢,宣发卫气,输精于皮毛,发挥屏障作用。

(二)肺主肃降

肃为清肃、宁静,降为下降。肃降即清肃下降之意,有向下、向内、收敛的特点。肺主肃降是指肺气宣清宜降。肺气以清肃下降为顺,通过肺气之肃降作用,才能保证气和津液的输布,并使之下行,才能保证水液的运行并下达于膀胱而使小便通利。肺气必须在清肃下降的情况下,才能保证其正常的机能活动。

肺的宣发和肃降,是相辅相成的两个方面。上与下,外与内,散与放,既对立又统一。没有正常的宣发,就不能很好地肃降;不能很好地肃降,也必然影响正常的宣发。肺有宣有肃才能气道通畅,呼吸均匀,保持人体内外气体的交换;才能使气血津液散布于周身,以濡养各脏腑组织;才能使无用的水液下输膀胱,排出体外,而无水湿痰浊停留之患。如果肺的宣发和肃降功能遭到破坏,就会引起"肺气不宣""肺失肃降"或"肺气上逆"等病理变化,出现咳嗽、喘促、胸闷、尿少、水肿等症。

四、肺主气

气是人体赖以维持生命活动的重要物质。所谓肺主气,是指人身之气均为肺所主,所以说:"诸气者皆属于肺(《素问·五脏生成论》)。"肺主气,包括两个方面:一是指肺的呼吸功能,一是指肺在真气生成方面的作用。

(一)肺司呼吸

在新陈代谢过程中,机体需要不断地从环境中摄取氧气并排出二氧化碳。

这种机体与环境之间的气体交换称作呼吸。肺是体内外气体交换的场所,通过肺的呼吸作用,自然界的清气(氧气)被吸入,体内的浊气(二氧化碳)被呼出,实现机体与外界环境间的气体交换,以维持机体的正常活动。所以说"天气通于肺",可见肺是人体的呼吸器官。肺是怎样司呼吸的呢?"肺气通于鼻""咽喉二窍,同出一脘……喉在前主出,咽在后主吞。喉系坚空,连接肺本,为气息之路。呼吸出入,下通心肝之窍,以激诸脉之行,气之要道也;咽系柔空,下接胃本,为饮食之道路。水谷同下,并归胃中,乃粮运之关津也。二道并行,各不相犯,盖饮食必历气口而下,气口有一会厌,当饮食方咽,则会厌即垂,厥口乃闭。故水谷下咽,了不犯喉。言语呼吸,则会厌开张,当食言语,则水谷乘气,送入喉腔,遂呛而咳矣。喉下为肺,两叶白莹,谓之华盖,以复诸脏,虚如蜂巢,下无透窍,故吸入则满,呼之则虚。一呼一吸,本之有源,无有穷也,乃清浊之交运,人身之橐龠"。从上述可知,鼻、咽喉、气管、肺构成了呼吸系统,中医称之为"肺系"。肺及其辅助结构如鼻、咽喉等一起完成呼吸运动。说明中医对气管、食道、会厌等器官的位置、结构、呼吸及进食时彼此之间的协调运动,肺脏本身的位置,呼吸中的动态变化和作用都有较深刻的理解。

另外,肺司呼吸的功能还需肾的协作。肺主呼,肾主纳,一呼一纳,一出一入,才能完成呼吸运动。故有"肺为气之主,肾为气之根"之说。

正常情况下,气道通畅,呼吸调匀。如因病邪致使气机不畅,肺气壅塞,则呼吸功能失调而出现咳嗽、气喘、呼吸不利等症状。

(二)肺主一身之气

肺主一身之气,则指肺与人体真气的生成有关。所谓"真气",是指肺吸入的自然界的空气(受于天),脾吸收的饮食物中的营养物质(谷气)和肾中精气相结合,共同组成人体中的真气以充养机体。真气是人体一切生命活动的动力,它的生成、分布与调节均赖于肺。故曰:"肺主一身之气","肺为气之本","诸气者皆属于肺"。若肺气不足,不但引起呼吸功能减弱,而且也会影响真气的生成,从而导致全身性的气虚,出现体倦乏力、气短、自汗等症状。若肺失去了呼吸功能,不能吸清呼浊,机体不能和外界进行物质交换,真气不能生成,肺也就失去了主一身之气的作用。随着呼吸运动的停止,生命也就告终了。所以说,肺主一身之气主要取决于肺的呼吸功能。

五、肺朝百脉,助心行血

"朝"是朝向、会合的意思,指百脉(经脉)会合于肺,即脉在呼吸过程中,全身血流均须流于肺。"经脉流动,必由乎气,气主于肺,故为百脉之朝会"(《类经》)。说明肺和经脉中血液运行有密切关系。肺和血液运行有什么关系呢?肺有协助心脏推动血液运行的作用,即助心行血的作用。这种助心行血的作用是肺主气功能的一种表现。肺在真气生成过程中,肺吸入的自然界清气和脾吸收的水谷之精气结合起来称为"宗气"。宗气积于胸中,有上走息道(呼吸之道)以助呼吸,贯通心脉,推动血液运行作用。由此可见,肺助心行血的作用是通过宗气来实现的,肺气有贯通心脉的作用,百脉又朝会于肺。肺主气,心主血,肺与心在生理或病理上的密切关系,主要反映在气和血的关系上,肺气壅塞可导致心的血脉运行不利,甚至血脉瘀滞,出现心悸、胸闷、唇青舌紫等症状;心气虚,心阳不振,心的血脉运行不畅,也能影响肺气的宣通,而出现咳嗽、气喘等症状。

六、肺主通调水道

人体水液代谢的调节,是由脾、肺、肾以及肠、膀胱等脏腑共同完成的。"饮入于胃,游溢精气,上输于脾,脾气散精,上归于肺,通调水道,下输膀胱,水精四布,五经并行"(《素问·经脉别论》)。"通调"是疏通调节之意。"水道"是指水液运行和排泄的途径。肺气能调节和维持水液代谢平衡,这种作用叫作"通调水道"。

肺通调水道的机制,主要依赖肺气的宣发和肃降。宣发,就是使水液布散到周身,特别是到皮毛,由汗孔排泄。肃降,就是使无用的水液下归于肾而输于膀胱,排出体外。由于肺有调节水液代谢的作用,因此有"肺主行水""肺为水之上源"的说法。如果肺在水液调节方面失于宣散,就会形成腠理闭塞而皮肤水肿、无汗等症状;失于肃降,水液不得通调,就会出现水肿、小便不利等症状。可见汗的分泌和小便的通利与否与肺的宣发肃降有密切关系。当肺失宣肃而出现水肿时,可用"宣肺利水"法治之,亦称"提壶揭盖"法。

肺之宣肃失调,则水液代谢失常,水湿停聚而为痰饮,可致短气、咳逆喘息不得平卧、尿少、水肿等。故善治痰饮者必先治气,气顺则一身之津液亦随气而顺,肺气顺,膀胱气化而水自行。

七、肺主声

声音出于肺系而根于肾。咽喉是呼吸的门户和发音器官。喉为肺系,肺脉通会厌,会厌为声音之门户。肺主气,声由气发,所以声音的产生与肺的功能有关,又肾脉挟舌本,肾精充足,上承会厌,鼓动声道而出声。因此,有"肺为声音之门,肾为声音之根"的说法。总之,中医认为声音的产生和肺肾有关。若肺气充足,则声音洪亮;肺气虚弱,则声音低微;风寒袭肺,肺气闭塞,则声音嘶哑或失音等。客邪壅肺者,为金实无声,其病属实;肺气亏损或肺肾阴虚者为金破不鸣,其病属虚,故有"金实则无声,金破亦无声"之说。

八、肺主皮毛

"皮毛"为一身之表,包括汗腺、皮肤与毛发等组织,有分泌汗液、润泽皮肤、调节呼吸和抵御外邪之功能,是人体抵抗外邪的屏障。肺通过其宣发作用能将卫气和气血津液输布全身,温养肌腠皮毛,以维持其正常生理功能。可见皮毛的功能是受肺气支配的,所以说"肺主皮毛"(《素问·阴阳应象大论》),"皮毛者,肺之合"(《素问·咳论》),"肺主一身之皮毛"(《素问·痿论》)。

皮毛的具体生理功能是:

(1)调节水液代谢 如肺主通调水道中所述。

(2)调节呼吸 皮肤之汗孔也有散气作用,所以称汗孔为"气门"(《素问·生气通天论》)。后世医家唐容川明确指出皮毛有"宣肺气"的作用,谓:"皮毛属肺,肺多孔窍以行气。而皮毛尽是孔窍,所以宣肺气,使出于皮毛以卫外也(《中西汇通医经精义》)。"

(3)调节体温 卫气司汗孔的开合,有调节体温的作用。这种作用是肺气宣发卫气于皮毛的结果。若肺卫气虚,外邪侵袭,体温调节功能失常,则出现发热恶寒等症状。

(4)屏障作用 卫气能温养皮毛,有护卫肌表,抵御外邪的作用。

肺主气,助心行血,通过其宣发作用,将气血津液敷布于皮毛,即所谓输精于皮毛,保证了皮毛充分发挥上述生理功能。肺气充足,则皮毛润泽,汗孔开合正常,机体不易受外邪的侵袭。若肺气虚弱,则卫外之气不足,肌表不固,易受外邪侵袭而经常感冒。若肺气虚弱不能输精于皮毛,则皮毛因营养不良而憔悴枯槁,不仅可以出现多汗或无汗等症,而且外邪也易侵入。所以说:"手太阴气绝则皮毛焦(《灵枢·经脉篇》)。"因此,临床上不仅外感病的卫气分证可从肺治,而且一部分皮肤病也可以用治肺的方法治之。如针刺耳部肺穴可治神经性皮炎,用荆芥、防风、麻黄、杏仁、薄荷、浮萍等治疗皮肤病就是肺主皮毛这一理论的具体运用。

九、肺开窍于鼻

鼻是气体出入的通道,与肺直接相连,所以称鼻为肺之窍。鼻的通气和嗅觉作用,必须依赖肺气的作用,肺气和畅,呼吸调匀,嗅觉才能正常,所以说"肺气通于鼻,肺和则鼻能知香臭矣"(《灵枢·脉度篇》)。鼻为肺窍,因此鼻又成为邪气侵袭肺脏的道路。在病理上,肺部的疾病,多由口鼻吸入外邪所引起。肺气正常,则鼻窍通利,嗅觉灵敏;若肺有病,则可出现鼻塞、流涕、嗅觉异常,甚则鼻翼扇动、呼吸困难等症。故临床上,可把鼻的异常表现,作为推断肺病变的依据之一。在治疗上,鼻塞流涕,嗅觉失常等疾病,又多用辛散宣肺之法,如针刺耳部肺穴可治鼻息肉、慢性鼻炎等疾病就是根据"肺开窍于鼻"这一理论做指导的。

十、肺为娇脏,畏寒畏热

肺为华盖,是内外气体交换的场所。肺通过口鼻直接与外界相通。肺合皮毛,易受外邪侵袭,故在五脏病变中,仅肺有表证。肺不但易受邪侵,而且又不耐寒热。肺体本清虚,其质娇嫩,不能容纳丝毫异物,否则会引起咳嗽等症。故曰:"肺为娇脏,寒热皆所不宜。太寒则邪气凝而不出;太热则火烁金而动血;太润则生痰饮;太燥则耗精液;太泄则汗出而阳虚;太湿则气闭而邪结(《医学源流论》)。"可见肺不但容易受邪,而且畏寒、畏热、恶燥、恶湿。肺喜清润而苦温燥,喜轻灵而忌重浊。

十一、肺与肝的关系

(一)生理

肝主升发,肺主肃降,肝升肺降则气机调畅,气血上下贯通,所以二者的关系,主要表现在人体气血的升降运行上。肺居膈上,其位最高,为五脏六腑之华盖,其气以清肃下降为顺;肝位居下,主疏泄,调畅气机,助脾气升清,贮藏血液,调节血量,疏泄于心脉,其经脉由下而上,贯膈注于肺,其气升发而上。如是,肝升肺降,以调节人体气机的升降运动。

(二)病理

若肝气郁结,气郁化火,循经上行,灼肺伤津,影响肺之宣肃,形成"肝火犯肺"（又称"木火刑金"）之证,出现咳嗽咽干,咳引胁痛,甚或咯血等。反之,肺失清肃,燥热下行,灼伤肝肾之阴,使肝失调达,疏泄不利,则在咳嗽同时,还可以出现胸胁引痛,胀满,头晕,头痛,面红目赤等症。如温热病的秋燥,燥热伤肺,肺热阴伤,清肃无权,导致肝失疏泄,则在干咳无痰,咽喉干燥的同时,又伴有胸满胁痛之症。甚者燥热传入下焦,多伤肝肾之阴,易于造成水不涵木,肝阳偏亢或虚风内动。

十二、肺与肾的关系

（一）生理

1. 肺为水之上源,肾为主水之脏　肺主一身之气,水液只有经过肺气的宣发和肃降,才能达到全身各个组织器官并下输膀胱,故称"肺为水之上源"。而肾阳为人体诸阳之本,其气化作用有升降水液的功能,肺肾相互合作,共同完成正常的水液代谢。肺肾两脏在调节水液代谢中,肾主水液的功能居于重要地位,所以有"其本在肾,其标在肺"之说。

2. 肺为气之主,肾为气之根　肺司呼吸,肾主纳气,呼吸虽为肺主,但需要肾主纳气作用来协助。只有肾的精气充沛,吸入之气,经过肺的肃降,才能使之下归于肾,肺肾互相配合共同完成呼吸的生理活动。

（二）病理

1. 肺失宣肃,不能通调水道,肾不主水,水邪泛滥,肺肾相互影响,导致水液代谢障碍。水液代谢障碍虽然与肺有关,但其根本仍在于肾,所以"水病下为浮肿大腹,上为喘呼,不得卧者,标本俱病""其本在肾,其末在肺"（《素问·水热穴论》）。由于肺脾肾三脏在调节水液代谢过程中相互联系,相互影响,发挥不同的作用,因此,治疗水液代谢病变的关键是以肾为本,以肺为标,以脾为中流砥柱。

2. 若肾气不足,摄纳无权,气浮于上;肺气久虚,伤及肾气,而致肾失摄纳,均会出现气短喘促,呼多吸少,动则尤甚等症。这种现象称为"肾不纳气"或"气不归根"。它的治疗,也必须用补肾纳气的方法。

此外,肺肾阴液也是互相滋养的（称为"金水相生"）,而肾阴又为人体诸阴之本,因此,肺阴虚可损及肾阴;肾阴虚不能上滋肺阴,则肺阴亦虚,最后导致肺肾阴虚,而见腰膝酸软,潮热,盗汗,咽干,颧红,干咳,音哑,男子遗精,女子经闭等症。如为肺痨病人、咳喘患者,病久不愈,均可出现肺肾两虚之候。

十三、肺与脾的关系

肺主气,脾益气;肺为水之上源,脾主运化水湿,所以肺与脾的关系主要表现在气和水两个方面。

(一)生理

1. 肺为主气之枢,脾为生气之源 肺主气,脾益气,两者相互促进,形成后天之气。脾主运化,为气血生化之源,但脾运化生的水谷之气,必赖肺气的宣降方能输布全身。而肺所需的津气,要靠脾运化水谷精微来供应,故脾能助肺益气。所谓"脾为元气之本,赖谷气以生;肺为气化之源,而寄养于脾者也"(《薛生白医案》)。所以,何梦瑶说:"饮食入胃,脾为运行其精英之令,虽曰周布诸脏,实先上输于肺,肺先受其益,是为脾土生肺金,肺受脾之益,则气益旺,化水下降,泽及百体"(《医碥》)。所谓肺为主气之枢,脾为生气之源,就是肺与脾在气的生成和输布方面的相互作用。

2. 肺为贮痰之器,脾为生痰之源 脾应运化水湿,肺应通调水道。人体的津液由脾上输于肺,再通过肺的宣发和肃降而布散至周身及下输膀胱。脾之运化水湿,赖肺气宣降的协助,而肺的宣降又靠脾之运化以滋助,两者相互合作,参与体内水液代谢。如果脾失健运,则水液停聚,就会酿湿生痰,甚至聚水而为饮为肿,犯肺上逆而为喘等症,所以有"肺为贮痰之器,脾为生痰之源"的说法。

(二)病理

1. 气的方面 肺虚累脾,脾虚及肺。肺气久虚,精气不布,必致脾气虚弱;脾气虚弱,营养障碍,抗病力降低,易患肺病,形成肺虚→脾虚→肺虚的恶性循环。常出现食少,便溏,消瘦,面色苍白,懒言,咳嗽等脾肺俱虚的症状。临床上对某些肺的疾患,可用补脾的方法进行治疗,如肺气不足者,可采用补脾的方法以益气。又如慢性气管炎的病理传变规律,就是肺虚→脾虚→肾虚这样的一个过程,当慢性气管炎由肺虚发展到脾虚阶段,常采取健脾的治法而获效。所以说"扶脾即所以保肺,土能生金也"(《慎斋遗书》)。"土能生金,金亦能生土,脾气衰败,须益气以扶土。"(《医法心传》)。

2. 水液代谢方面 脾肺均能调节水液代谢,若脾虚不运,水湿不化,聚为痰饮,出现久咳不愈,痰多而稀白之候,病象多表现在肺而病本却在于脾。痰之动主于脾,痰之成贮于肺,肺不伤不咳,脾不伤不久咳。所以临床上治疗痰饮咳嗽,以健脾燥湿与肃肺化痰同用,就是根据了"肺为贮痰之器,脾为生痰之源"的理论。

十四、对肺的现代研究

从分子生物学角度探讨"肺"的本质,近年来,对肺的功能已有深入的认识,了解到肺不仅是呼吸器官,而且是重要的内分泌器官,这有助于我们理解中医学中肺的多种功能。

(一)肺司呼吸

肺是呼吸的器官,早已为人们所熟知,人的呼吸过程包括三个相互联系着的环节:①外呼吸,指外界环境与血液在肺部实现的气体交换。它包括肺通气和肺换气。②气体在血中的运输。③内呼吸,指血液和组织细胞间的气体交换,又称组织换气。因此,通过与外界交换气体并保证血液中有充足氧分供给全身。所以说"其大气搏而不行者,积于胸中,命曰气泡出于肺,循咽喉,故呼则出,吸则入"(《灵枢·五味篇》)。肺的呼吸作用,除我们已熟知的调节机制外,又受神经、激素的调节。如甲状腺是肺成熟和表面张力物质代谢的调节者之一。糖皮质激素对肺的成熟有刺激作用,血中孕酮水平增高后,如妊娠后期,可导致肺部通气过度等。甲状腺素、糖皮质激素、孕酮这一类激素作用于肺部相关的靶器官,作用于受体。激素与受体形成复合物后,再移至靶细胞核,作用于染色体组蛋白上,移去特定组蛋白,使相应 DNA 裸露出来,通过 DNA 多聚酶作用把 DNA 信息转给核糖核酸(mRNA),这步叫转录过程。合成出来的 mRNA 连在核糖体上,根据 mRNA 信息在左核糖体上合成相应蛋白质,其中有些蛋白质加上特定辅酶或金属离子等因子形成特定酶,在酶的催化下进行生化反应,调节肺功能。这种通过核酸方式来调节蛋白合成,比 cAMP、cGMP 调节公式要慢得多,称慢速调节。cAMP 引起酶活性变化常又可以达千分之一秒甚至更快些,通过核酸调节则需数小时,甚至数天后才能完成。因此,肺主呼吸与核酸、cAMP 等调节方式有关。

(二)肺主气,助心行血

肺帮助心推动血液循环的功能,可能是肺通过影响血液中某些血管活性物质的水平来实现的,肺是一重要的内分泌器官。肺通过产生升压的血管紧张素Ⅱ,灭活降压的前列腺素 E 和缓激肽等综合作用,使血压升高,推动血液循环,这可能是"肺朝百脉"原理的一部分。如果肺部这种功能减弱,则血压降低,血液运行速度减慢,导致气滞血瘀。这种调节作用可能是通过调整 cAMP、cGMP

的相对平衡达到的。

（三）肺主通调水道

肺和皮肤在调节人体水液代谢时起重要作用。每日呼吸道排出水分有250 mL,肺泡为水蒸气所饱和,所以呼吸速度越快,深度越深,失水越多。肺主皮毛,皮肤出汗包括在肺合皮毛功能中,皮肤表面水分蒸发每日可达500 mL,而汗腺调节排出水分则变化大,出汗多时一日可达数升以上。汗腺受到cGMP调节,汗腺细胞cAMP/cGMP比值降低时,汗腺分泌增加。人体水分排出,主要是通过肾以尿的形式排出。肾排尿受到多种激素包括前列腺素PGE的调节,而前列腺素的灭活和合成主要在肺脏进行,因此,肺脏通过前列腺素控制肾脏排尿。前列腺素系统和血管紧张素作为一对矛盾对立面,相互作用调节血压、水钠相对平衡,而它们本身受到肺脏调节(合成或灭活)。前列腺素通过cAMP和cGMP起作用,可见肺通调水道功能与肺脏调节肾脏、汗腺等细胞的cAMP、cGMP作用有关。

（四）肺主皮毛

肺主皮毛,包括皮毛、汗腺的调节体温作用。前已述及皮肤汗孔又有散气作用。肺气能推动血液循环,此功能减弱可致微循环障碍,从而引起皮肤供血障碍而枯槁。人体皮肤黏膜血管上有α-受体,α-受体兴奋后,使细胞内cAMP水平降低;cAMP/cGMP比值降低,使血管收缩。提高血管细胞cAMP,可使血管扩张,改善供血。活血化瘀药可能有提高cAMP的作用,可见肺主皮毛也与cAMP调节有关。

皮肤(包括汗腺)不仅有调节体温和发散汗液作用,也是卫气敷布的地方,起保护作用。

十五、肺气虚证

肺气虚证是肺脏的功能减弱,治节无权,宣降失职而出现的宗气虚弱,肺气上逆,开合失司,卫外不固等临床表现的概称。本证多由禀赋不足,积劳内伤,或久病耗损所致。主要临床表现为:喘咳气短,声音低怯,自汗畏风,容易感冒,面白神疲,舌肿质淡苔白,脉虚弱。肺气虚证可见于多种疾病中,其临床表现同中有异,治疗有所区别,必须加以辨析。如咳嗽病中出现肺气虚证,常以咳嗽气短,痰液清稀,语声低微,疲乏无力,面白自汗为特点,此由肺气虚弱,气失所主,清肃无权而成咳嗽,治宜补益肺气,健脾化痰,方用六君子汤(《妇人良方》)加减。如哮喘病中出现肺气虚证,可见喘促气短,张口抬肩等少气不足以息之"虚喘"特征,是由肺气不足,肃降失职,肺气上逆所致。《证治准绳》说:"肺虚则少气而喘。"治宜补益肺气,敛肺定喘,方用四君子汤(《和剂局方》)加黄芪治之,白果、五味子、罂粟壳等敛肺之品可酌情选用。若自汗病中见肺气虚证,其临床表现常以自汗畏风、动则益甚,不耐风寒、容易感冒等为特点,是由肺气虚弱,腠理不密,开合失司所致,治宜益气固表,敛汗止汗,方选玉屏风散(《丹溪心法》)加味。多酌情加入麻黄根、浮小麦、糯稻根、煅龙牡等敛汗之品。若虚劳病中见肺气虚证,常见短气自汗,时寒时热,咳嗽,声音低怯,易于感冒,经久不愈等特征,缘由禀赋不足,久病耗伤,积虚成损,肺气不足,腠理不密所致,治宜补益肺气,方用补肺汤(《永类钤方》)。总之,肺气虚证在不同疾病中临床表现各具特点,可据此加以辨析。

肺气虚证较多见于年高体弱之人,常见于咳嗽喘促,咳吐痰涎,气短声微,甚则气息不续,张口抬肩,不能平卧。肺气虚证在不同季节表现也不尽相同。暑热季节,人体腠理开泄。《素问·举痛论》说:"炅则腠理开,营卫通,汗大泄,故气泄矣。"肺气虚证病人常见自汗不止,头晕短气,疲乏无力,甚则突然昏仆,不省人事等症。寒冬天气,风寒常在,肺气虚卫外不固,容易感受外邪,多见恶寒畏风,头痛鼻塞,咳嗽气短,倦怠乏力等症。

肺主一身之气,外合皮毛,其气肃降下行,通调水道。肺气虚证在其病机演化过程中常伴见以下三种情况:一是由于肺气虚弱,卫阳不足,卫外不固,则易感受外邪而见头痛鼻塞,周身酸楚,恶寒畏风,发热咳嗽,咳痰稀白等风寒外束,肺气不宣之证;二是由于肺气虚弱,肃降失职,水道不利,以致水湿、痰浊留滞不行,而致胸闷咳嗽,呕吐痰涎,色白清稀,水肿,小便不利,心悸气短等水饮内停之证;三是由于肺气虚弱,久病耗损,或误汗过汗,而致面色㿠白,大汗淋漓,四肢厥冷,喘促不止,呼吸断续,甚则晕厥,脉虚弱散乱等气脱危证。疾病至此,急当益气固脱,可用独参汤(《十药神书》),急煎频服。

本证应与"肺阳虚证""肺气阴两虚证""心肺气虚证""脾肺气虚证""肾不纳气证"相鉴别。

肺阳虚证与肺气虚证:气属阳,肺阳虚证与肺气虚证在病因病机、临床表现上有一定联系,但也有明显区别。一般讲,肺阳虚证是指肺脏虚寒证而言,是由于肺气虚弱,阴寒内生而成。阳虚不能温煦,故形寒肢冷;阳虚不能布津,则水不化气,故咳吐涎沫,质地清稀而量多,其背寒如掌大,舌质胖淡而水滑;肺脏虚寒,故脉虚弱而迟缓,或见迟弦。肺气虚证多由禀赋不足或积劳内伤,久病耗损,肺气虚弱而成,是肺气功能减弱,尚未达到阳虚而阴寒内生阶段,临床以喘咳气短,声音低怯,自汗畏风,容易感冒,面白神疲为主证。肺阳虚证除有神疲乏力,头晕气短,小便频数等气虚表现外,尚有形寒肢冷,背寒,咳吐涎沫,质清稀量多,脉迟弦等肺脏虚寒见症。肺阳虚证内寒之象明显,肺气虚证虚寒之象不明显,以此可资鉴别。

肺气阴两虚证与肺气虚证:二者在病因病机上既有联系,又有区别。肺气阴两虚证可由肺气虚证汗出过多,阳损及阴;或过服温热,火热劫阴,致肺气阴两虚。若肺阴本虚,久咳久喘,进而耗伤肺气,亦致肺气阴两虚之证。其临床表现除肺气虚证外,尚兼见咳嗽少痰,咽干,声音嘶哑,甚则痰中带血,舌红脉细等,与单纯肺气虚证不难鉴别。

心肺气虚证与肺气虚证:心肺同居上焦,肺主气,心主血脉,气以帅血,血以载气,肺朝百脉,故心肺在生理上有密切联系。心肺气虚证多由劳倦过度,或久病咳喘耗伤所致。亦可由肺气虚弱,宗气不足,心肺血运无力而致心气亦虚;或心气不足,血行不畅,影响肺气的输布和宣降,肺气亦随之而虚造成。临床可见心悸气短,喘咳胸闷,自汗乏力,面色㿠白或晦暗,甚则口唇青紫,舌暗淡或见瘀斑,脉细而弱等症状。肺气虚证仅表现为宗气虚弱,肺气上逆,开合失司,肌表不固,而无心悸胸闷,面色晦暗,口唇青紫,舌有瘀斑,脉细等心气不足,血行不畅的症状,可借以鉴别。

脾肺气虚证与肺气虚证:脾肺在生理病理上关系密切。脾为生气之源,肺为主气之枢,脾肺气虚证或由久咳肺虚,子盗母气,津液不布,脾运呆滞而成;或脾气不足,运化不及,精微不布,土不生金,而致脾肺两虚。其临床表现除肺气虚证外,尚有食欲不振,腹胀便溏,面浮足肿等脾气损伤之症,与单纯肺气虚证可以鉴别。

肾不纳气证与肺气虚证:肺为气之主,肾为气之根。肾不纳气证多由久病喘咳,肺损及肾,金不生水,气不归源,肾失摄纳所致。如由肺气虚证发展而来者,除有喘促气短,声音低怯,自汗等肺气虚证的表现外,尚有动则气喘,咳则遗溺,或见冷汗淋漓,脉虚浮无根等肾气虚而气不归元、肾失摄纳等临床表现,与单纯的肺气虚证有明显的区别。

十六、肺阴虚证

肺阴虚证是津液消耗,肺失濡养而出现的阴津不足,宣降失职,虚热内生等临床表现的概称。多因久病亏耗,劳伤过度所致。

主要临床表现为:干咳,痰少而黏或痰中带血,咽干,声音嘶哑,形体消瘦,午后潮热,五心烦热,盗汗,颧红,舌红少津,脉细数。

肺阴虚证可出现于多种疾病中,其临床表现各具一定特点,治法亦不尽相同。如咳嗽病中出现肺阴虚证,则多表现为干咳少痰,或痰中带血,咽干,潮热颧红等"虚咳"特点,此由肺阴亏虚,肺失濡润,而虚热内生,肺气上逆所致,治宜滋养肺阴,肃肺止咳,方选沙参麦冬汤(《温病条辨》)加减。若肺痨病中见肺阴虚证,其临床表现多以干咳少痰或痰中带血,胸痛,潮热颧红,盗汗,互相染易等"久咳虚损"为特征,此系痨虫蚀肺,阴津耗伤,清肃失职,肺气上逆而为病,治宜养阴清肺,杀虫止咳。方选百合固金汤(《医方集解》)酌加百部、十大功劳叶等药。若咳血病中出现肺阴虚证,临床表现每见咳嗽少痰,痰中带血,其色鲜红,胸痛,潮热盗汗,颧红,口干咽燥等特点,此缘肺阴不足,清肃不行,阴虚火旺,火灼肺络所致,治当滋阴润肺,凉血止血,方选百合固金汤(《医方集解》)合四生丸(《妇人良方》)化裁。若肺痿病中出现肺阴虚证,常见咳吐浊唾涎沫,质地黏稠,不易咯出,咳声不扬,气急喘促,形体消瘦,皮毛枯萎,口燥咽干等临床表现,是由肺阴不足,虚火内炽,阴津枯涸,肺气上逆所致,治疗应滋阴润肺清热,方选麦门冬汤(《金匮要略》)加味,或用清燥救肺汤(《医门法律》)化裁。总之,肺阳虚证在不同疾病中临床表现各具特点,可据此加以辨析。

肺阴虚证常见于久病体弱者,以阴虚火旺,形体消瘦,颧红,午后潮热,盗汗,五心烦热等症为常见。肺阴虚证每于秋燥季节有所加重,多久病不愈,对人体损伤较甚。

肺为娇脏,主治节,外合皮毛,易寒易热。肺阴虚证在其病机演化过程中常伴见以下三种情况:一是肺阴虚损,久病不愈,影响人体卫外机能,易感受外邪,而见恶寒发热,头痛鼻塞,干咳少痰,咽喉疼痛等外感表证;二是由于肺阴虚损,子盗母气,脾胃受累,而见食少纳呆,腹胀便溏,渐致形体消瘦;三是肺阴不足,阴虚火旺,火伤肺络,而见咳嗽咯血,潮热颧红等虚损之症。

本证通常须与燥邪伤肺证、肺气阴两虚证、肺肾阴虚证相鉴别。

燥邪犯肺证与肺阴虚证:秋季燥邪主令,易伤津液,外感燥邪,则成燥邪犯肺证。本证邪从外入,与阴虚肺燥的临床表现多有类似之处,如干咳少痰,或痰中带血,咳而不爽,咽干,心烦等症。但二者在病因病机和临床表现上有所区别。燥邪伤肺证,系感受外邪所致,必见发热,微恶风寒,头痛,无汗或少汗,口鼻干燥,脉浮等表证;肺阴虚证是肺之阴津亏耗,津液不足,虚热内生,每由内伤而致,故不兼表证而常见午后潮热,五心烦热,盗汗颧红等阴虚火旺的表现。以上可资鉴别。

肺气阴两虚证即肺阴虚证:二者在病因病机上既有一定联系,又有所区别。肺气阴两虚证既可由肺阴虚证,阴损及阳,演变而来,也能由肺气虚证,汗出过多,或过服温热,火热劫阴发展而成,临床除干咳少痰,或痰中带血,口燥咽干,声音嘶哑等肺阴虚表现外,还同时有喘咳气短,声音低怯,自汗畏风,容易感冒等肺气虚证,可资鉴别。

肺肾阴虚证与肺阴虚证:肾藏精,为水脏,居于下焦,肺主气,为五脏六腑之华盖,位于上焦。在五行中,肺属金,而肾主水,金水相生,互有影响。因此,肺阴亏损,迁延不愈,金不生水,"母病及子",久病伤肾,肾阴虚耗,可形成肺肾阴虚证;而肾阴亏损,劳伤过度,肾阴虚竭,阴虚火旺,虚火灼肺,亦可致肺肾阴虚证,肺肾阴虚证除具备肺阴虚证的临床表现外,还伴有动则咳喘加重,骨蒸盗汗,腰膝酸软,心烦失眠,男子失精,女子月经不调等肾阴虚证的表现,可与单纯肺阴虚证相鉴别。

十七、肺阳虚证

肺阳虚证,又称肺气虚寒证。是指肺阳不足,气虚卫外不固而出现的证候。多由内伤久咳、久哮、肺气耗损所致。

主要临床表现为:咳吐涎沫,质清稀而量多,短气息微,形寒肢冷,自汗,背寒如掌大,易感冒,面白神疲,口不渴,舌质淡胖,苔白滑润,脉迟缓或迟弦。

肺阳虚证如见于肺痿病中,其临床表现以吐涎沫,质清稀量多,短气息微,形寒肢冷,神疲乏力,饮食减少,口干不渴,小便频数,甚则遗尿为特征,此由肺气虚,阴寒内生,气不化津,清阳不布所致,治宜温肺健脾,益气化涎,方选甘草干姜汤(《金匮要略》)合四君子汤(《太平惠民和剂局方》)加减。见于哮喘病中,其临床表现以喘促气短,吸浅呼长,吐痰清稀,言语无力,咳声低弱,自汗形寒,四肢不温,口不渴,脉迟弦或迟缓为特点,此系肺虚有寒,气不温煦所致,治当温肺益气,化痰平喘,方选生脉散(《内外伤辨惑论》)合甘草干姜汤,酌加黄芪。

肺阳虚证以年高体弱、阳虚之人为多见,每于寒冬季节病情加剧,甚则咳喘频频,不能平卧。本证亦好发于寒冷高原地区,此与高原气寒凛冽,寒易伤阳有关。

肺主一身之气,气属阳,《难经·二十二难》说:"气主煦之。"肺气虚寒,气不布津,水饮不化,其病机演变可见三种情况:一是肺气虚寒,卫阳不足,易致阳虚外感,症见恶寒,头身疼痛,无汗,四肢不温,语声低弱,脉沉迟无力;二是肺气虚寒,水津不布,聚而为饮、为水,症见咳喘胸满,痰出稀薄,状若白沫而量多,甚则肢体浮肿,头晕目眩;三是肺气虚寒,不能通调水道,下输膀胱,症见肢体肿胀,小便不利。

肺阳虚证应与肺气虚证、风寒犯肺证、寒痰阻肺证相鉴别。

肺气虚证与肺阳虚证:气属阳,肺阳虚证是由肺气虚证进一步发展而成。肺阳虚证与肺气虚证相较,除气短,神疲,声怯,自汗,面白等肺气虚弱之表现外,还兼有阴寒内生之形寒肢冷,背寒,咳吐涎沫,脉迟等阳虚表现;肺气虚证病变尚轻浅,没有寒象,而肺阳虚证病变较深较重,有寒象。

风寒犯肺证与肺阳虚证:二者皆为肺之寒证,但一表一里,一实一虚。风寒犯肺证系外感寒邪,肺气失宣所致,其症以咳声重浊,伴头痛,鼻塞,流清涕,骨节酸痛,恶寒发热,无汗,脉浮等表实证为主;肺阳虚证是肺气虚弱,阴寒内生,其症以咳声低弱,畏寒肢冷,吐涎沫,自觉背部寒冷,脉沉等为主。

寒痰阻肺证与肺阳虚证:前者为实,系感受寒邪,或暴饮寒凉,损伤肺脏,痰湿留滞而成,正如《难经·四十九难》云:"形寒饮冷则伤肺。"临床可见咳喘胸闷,痰白质稀量多,甚则不能平卧,伴有恶寒发热,浮肿少汗,身痛,脉浮等寒邪束肺之症。后者属虚,乃肺气不足,虚寒内生,水津不布所致,临床可见咳吐涎沫,质稀量多,伴有畏寒肢冷,气短息微,自汗,喘促,神疲乏力,面白等虚寒之症,据此为辨。

十八、肺气阴两虚证

肺气阴两虚证是肺气不足,津液消耗,宣降失职而出现的宗气虚弱,卫外不固,布津失常,肺气上逆等临床表现的概称。多由久病耗损,邪退正伤所致。

主要临床表现为:喘咳气短,声音低怯,自汗盗汗,口燥咽干,神疲乏力,面白,潮热颧红,舌质光红少苔,脉细数而无力。

肺气阴两虚证可见于多种疾病中,且多见于疾病后期,邪退正伤,或久病耗损,但在不同疾病中的表现与治法不尽相同。如咳嗽病中出现肺气阴两虚证,多表现为咳嗽气短,神疲乏力,口燥咽干,手足心热等"虚咳"特点,此由久咳不止,肺脏气阴不足,清肃失司;或感受外邪,邪去正虚,气阴耗损所致,治宜益气养阴,清燥润肺,方选清燥救肺汤(《医门法律》)。若邪热未尽,气阴耗伤者,治兼清热,可用竹叶石膏汤(《伤寒论》)。如哮喘病中出现肺气阴两虚证,常见喘促气短,神疲乏力,活动尤甚,头晕,颧红,五心烦热,盗汗,口干等气阴两虚,肺气上逆的临床表现,治宜益气养阴定喘,方选生脉散(《内外伤辨惑论》)加味。若于肺痨病中见肺气阴两虚证,每见咳嗽吐血,自汗盗汗,潮热颧红,面白,声怯气短,神疲,倦怠乏力等"虚损"特点,治宜养阴益气,方选月华丸(《医学心悟》)加味。肺痿病中见肺气阴两虚证,常出现咳吐浓唾涎沫,黏稠不易咯出,气短喘促,神疲乏力,口燥咽干,形体消瘦,皮毛枯萎等气阴不足,虚火内炽,肺失清肃特点,治当益气养阴,清热润肺,方用麦门冬汤(《金匮要略》)加味。总之,肺气阴两虚证在不同疾病中的临床表现有所区别,可据此加以辨析。

肺气阴两虚证多见于久病耗损,体质虚弱;或热伤气阴,邪去正虚者,每于劳累后病情加剧,以喘咳气短,神疲乏力,颧红面白,潮热盗汗,口燥咽干为特点。多于夏季及秋季有所加重,系火热伤肺,火克金,以及燥热伤肺所致。

肺为娇脏,主皮毛,开窍于鼻。气阴两虚,正气不足,则易受外邪,常伴见畏风恶寒,发热头痛,鼻塞不利,咽干疼痛等外感表证。在其病机演变过程中,亦常伴见食少纳呆,腹胀飧泄等脾气虚弱之证,系肺虚,子盗母气,久病及脾所致。治疗时须兼顾脾胃,脾胃健则后天充,脾气散精,上归于肺,而肺虚自可得复。虚痨病中的肺气阴两虚证,若咳血不止,气阴愈伤,可发生阴竭气脱之证,临床表现为咳血不止,气息微弱,颧红烦热,甚至昏厥。急当益气固脱,方用大剂生脉散(《内外伤辨惑论》)。

本证通常与肺气虚证、肺阴虚证、心气阴两虚证相鉴别。

肺气虚证与肺气阴两虚证:二者在病因病机上有一定联系。肺气阴两虚证常由肺气虚弱,阳损及阴发展而成。肺气虚则腠理不固,开合失司,或误投辛散,汗出过多,或过服温热,热盛化火,均能损伤阴液,致肺气阴两虚证;亦可由肺阴虚,阴损及阳演变而来,故与肺气虚证在病因病机上有所区别。从临床表现上分析,肺气虚证是单纯的肺气虚弱,不涉及阴液之耗损,故见喘咳气短,声音低怯,自汗畏风,面白神疲等症;肺气阴两虚证则见干咳少痰,或痰中带血,口燥咽干,颧红盗汗,声音嘶哑等肺阴亏损的表现。

肺阴虚证与肺气阴两虚证:二者在病因病机上有联系,也有区别。肺阴虚证,病变日久,咳喘不止,进而耗伤肺气,阴损及阳,常可演变成肺气阴两虚证。

从临床表现上看,肺气阴两虚证兼肺气虚和肺阴虚两组症状。除见干咳痰血,盗汗颧红等肺阴亏损的表现以外,应有喘咳气短,声音低怯,自汗畏风,面白神疲等肺气不足之症,与单纯肺阴虚证,不难鉴别。

心气阴两虚证与肺气阴两虚证:心肺同居于上焦,宗气贯心脉而行呼吸,心与肺在生理、病理上有着密切的关系,二证可皆为气阴两虚,故临床表现有相似之处,其共同表现为:气短声怯,面白神疲,倦怠乏力,五心烦热,口燥咽干,盗汗,舌红少津,脉细数无力。但肺气阴两虚证,以肺脏表现为主,病变在肺,必见喘促,咳嗽咯血,痰多;而心气阴两虚证,以心脏表现为主,虚损在心,必见心悸,怔忡,失眠多梦,健忘,脉结代等。据此可鉴别。

十九、寒痰阻肺证

寒痰阻肺证是寒邪与痰交并壅阻气道而出现的肺失宣降,寒痰扰肺的一组症状的概称。多由外感风寒失治;或胖人痰盛之体,罹感寒邪;或中阳不足,气不化津,寒痰内生所致。

主要临床表现为:咳嗽气喘,咳痰色白而清稀,遇冷则甚,喉间痰鸣,胸膈满闷,畏寒肢冷,舌苔白滑,脉沉迟等。寒痰阻肺证可出现于多种疾病之中,其临床表现各具一定特点,治法亦不尽相同。如哮病中出现寒痰阻肺证,临床表现以呼吸急促,喉间有哮鸣音,痰白而粘,或稀薄多沫,胸膈满闷如窒,面色晦暗带青,苔白滑,脉浮紧等"冷哮"症状为特点,此由寒痰留伏,肺气闭阻所致,治宜宣肺散寒,豁痰利窍,方用射干麻黄汤(《金匮要略》)。若胸痛病中出现寒痰阻肺证,临床特点为胸中闷痛,痛时彻背,气短喘促,咳吐痰沫,此由寒痰结聚,肺气受阻,胸阳不展所致,治宜温肺化痰,通阳降逆,方用瓜蒌薤白半夏汤(《金匮要略》)加减。若喘证中出现寒痰阻肺证,临床症状见呼吸喘促,咯痰白稀,喜唾,胸满呕逆,口淡纳呆,畏寒肢冷,此由脾阳不足,寒从中生,聚湿生痰,上干于肺所致,《仁斋直指方·喘嗽方论》指出:"惟失邪气伏藏,痰涎浮涌,呼不得呼,吸不得吸,于是上气喘息。"治宜温化寒痰,降气止咳,方用苓甘五味姜辛汤(《金匮要略》)。

又有寒痰阻肺证,常由风寒犯肺,或患有痰疾,复为风寒所诱发,故亦多见于风寒犯肺所致的感冒、咳嗽等疾病中,表现为咳嗽气喘,咳痰色白清稀,喉间痰鸣,胸膈满闷,苔白滑等,治疗当在疏风散寒宣肺基础上,佐以温肺化痰之品。

寒痰阻肺证在其病机演进过程中常伴见两种情况:一是累及脾(子病犯母)

而致运化失职,出现食欲不振,泛恶欲呕,大便溏薄,腹胀肠鸣等湿困脾胃之证;二是累及肾(母病及子)而致肾阳不足,出现腰膝酸软,夜多小便,气短而喘,痰有黑点,量多而稀,两足寒冷,甚则腹胀浮肿,黎明泄泻等症。

本证通常应与水寒射肺证、风寒犯肺证、肺阳虚证相鉴别。

水寒射肺证与寒痰阻肺证:两证病因、病机及临床表现均有相似之处,极易混淆,需加以鉴别。水寒射肺证多由素有水饮内停,外感寒邪,肺气失宣,寒邪引动水饮上逆所致。寒痰阻肺证多由风寒失治,寒入肺脏所致。若由中焦虚寒及久病阳虚导致寒痰上干的,尤易与水寒射肺证误诊。鉴别要点在于水寒射肺证,其标在"肺",病变之本在脾肾,且有水饮为患病史;寒痰阻肺证,风寒为标,病变之本在肺脾。前者是在饮停胸胁或肾阳虚而引起浮肿的基础上兼见咳嗽,气喘,痰涎多而色白等肺经症状;后者则以上述肺经症状为主,且多伴喉间痰鸣,胸膈满闷等症。

风寒犯肺证与寒痰阻肺证:两者存在着因果联系,临床表现亦常有同处,当须辨析。风寒犯肺证,由风寒外邪侵袭于体表皮毛,内舍于肺,影响肺卫之气的宣通所致,寒痰阻肺证除由中焦虚冷,寒痰上干或阳虚阴盛,寒痰贮肺而来的以外,多由风寒犯肺失于表散,寒入肺脏,凝痰阻络所致。故风寒犯肺证既可单独发病,亦可成为寒痰阻肺证的前期阶段或诱发因素。风寒犯肺证临床特点为:恶寒发热,头痛,鼻塞声重,喷嚏,流清涕,咳嗽,咯痰清稀,苔薄白,脉浮,进一步发展,则见气急,喉间痰鸣,胸膈满闷,畏寒肢冷,舌苔白滑,脉沉迟等症,转化成为寒痰交阻于肺的寒痰阻肺证。若素有寒痰,又感风寒,亦可在寒痰阻肺证基础上合并风寒犯肺证,临床上当鉴别。

肺阳虚证与寒痰阻肺证:两证病性虽有区别,但临床表现易于混淆,须严格加以鉴别。肺阳虚证系由久嗽伤肺,病后伤气以致肺虚有寒酿成,临床上因其肺阳虚,气不化津,通调失司,津液反为涎沫,以吐涎沫,质清稀量多,不咳不渴为主要特点。又肺气不足则气短;水谷不化为精微,则神疲而食少;清阳不升则头眩,卫阳不足则形寒;上虚不能制下,膀胱失于约束,故小便数或遗尿;气虚有寒则舌质淡,脉虚弱。这些表现可与寒痰阻肺证相区别。后者由于风寒失治,中焦虚寒,久病阳虚等原因致寒痰内生,贮于肺脏,病理特点为"凝津为痰",不似肺阳虚证之"津化为涎"。寒痰阻肺证属实证或本虚标实证,咳嗽喘急,咯痰色白清稀,喉间痰鸣,胸膈满闷,而肺阳虚证则无此等症状,肺阳虚引之小便频数,遗尿,正为寒痰阻肺证所不具备。

二十、水寒射肺证

水寒射肺证是指寒邪和水气侵犯肺脏而出现的肺气失宣,寒水逆阻等临床表现的概称。多由宿罹痰饮或水肿,复感寒邪,寒邪引动水饮所致。

主要临床表现为:咳嗽气喘,痰涎多而稀白,面色苍白或晦暗,形寒肢冷,甚则胸满息促,不能平卧,头晕目眩,面目浮肿,苔白腻,脉濡缓或滑。

水寒射肺证可出现于多种疾病中,其临床表现各具一定特点,治疗亦不尽相同,必须加以分析。如饮证病中出现水寒射肺证,临床表现以悬饮为特点者,则胸胁胀满,咳唾,转侧及呼吸时疼痛加重,气短息促,苔白脉沉弦,此由饮倚胸胁,水邪迫肺所致,《金匮要略·痰饮咳嗽病脉证并治第十二》云:"饮后水流在胁下,咳唾引痛,谓之悬饮。"治宜攻逐水饮,体强者用十枣汤(《伤寒论》),体弱者用葶苈大枣泻肺汤(《金匮要略》)。临床表现为支饮者,则咳喘胸满,甚则不能平卧,痰如白沫量多,久咳则面目浮肿,舌苔白腻,脉弦紧,此由饮犯胸肺,肺气上逆所致,《金匮要略·痰饮咳嗽病脉证并治第十二》云:"咳逆倚息,短气不得卧,其形如肿,谓之支饮。"治宜温肺化饮,方用小青龙汤(《伤寒论》)。若水肿病中出现水寒射肺证,临床特点为面浮身肿,腰以下尤甚,按之凹陷不起,气促怯寒,腰部冷痛,此由肾阳衰微,水气上逆于肺所致,治宜温肾助阳,化气行水,方用真武汤(《伤寒论》)。若癃闭病中出现水寒射肺证,临床特点为小便量少,甚至无尿,面色㿠白,神疲腰痛,头晕泛恶,气喘胸闷,此由肾阳衰微,尿毒内攻,迫水逆肺所致,《景岳全书·癃闭》曰:"小水不通是为癃闭,此最危急证也,水道不通,则上侵脾胃而为胀,外侵肌肉而为肿,泛及中焦则为呕,再及上焦则为喘……"治宜温阳益气,利尿降逆,方用济生肾气丸(《济生方》)加减。若喘证病中出现水寒射肺证,临床特点为咳嗽喘促,呼多吸少,动则喘息更甚,小便不利,甚则肢体浮肿,舌质淡,脉沉细,此由肾阳虚而水逆,上凌于肺所致,治当纳气归肾,温阳行水,方用黑锡丹(《太平惠民和剂局方》)合真武汤。

总之,水寒射肺证主要是见于水气为患的疾病中,或阳衰阴盛,水势泛溢而上射于肺,或寒水积滞体内而为外寒引发。病之本责之脾肾,病之标在于肺。在其病机演变过程中,常伴见两种情况:一是水气上逆,停聚胸膈时,每累及心阳,致心阳不振,心气不宁而心悸;二是脾肾阳虚,水气不化,聚而上泛,演变为痰,而出现喉间痰鸣,胸膈满闷等寒痰阻肺见症。

本证通常应与水气凌心证、肾阳虚水泛证、寒痰阻肺证相鉴别。

　　水气凌心证与水寒射肺证:两证病理相似,症状迥异,常合并出现。在病理上,两证均为脾肾阳虚,气化障碍,水液潴留所致,水气上逆于肺,则为水寒射肺证,上逆于心则为水气凌心证。在病史上,两证均有饮证、水肿等水气病史。在症状上,水气凌心证的症状特点为心悸;水寒射肺证的临床特点为咳唾喘促。以此可资鉴别。

　　肾阳虚水泛证与水寒射肺证:肾阳虚水泛证系肾阳亏损,不能主水,则膀胱气化不利,小便量少;同时亦影响脾的运化,致水湿泛滥而形成水肿,症见全身浮肿,下肢尤甚,按之凹陷,腰痛酸重,畏寒肢冷,舌淡胖,苔白润,脉缓。水寒射肺证则多由素体脾肾阳虚,水气停聚,复感寒邪,寒邪引动内饮所致;亦可由肾阳虚水泛证基础上,水邪上凌于肺而发生,其临床特点为咳嗽气喘,痰涎多而色白,胸胁支满等。一为泛滥于肌肤,一为上泛于肺,此为鉴别之要点。

　　寒痰阻肺证与水寒射肺证:两证病因病理相互影响,临床表现相似,需严加鉴别。寒痰阻肺证多由风寒失治,寒入于肺脏,寒痰交阻所致,亦可由中焦虚寒及久病阳虚而寒痰上干于肺而致;水寒射肺证则多由脾肾阳虚,水气内停,外寒引动,逆于肺脏所致。两者一为寒痰犯肺,一为寒水犯肺。在病理上,二者则可互相影响,寒痰阻肺证可累及肾阳不足而致水气泛滥,逆于肺脏;水寒射肺证亦可因水饮聚积而演变为痰,出现寒痰阻肺见证。在症状上,寒痰阻肺证必咳嗽气喘,咯痰色白清稀,喉间痰鸣,胸膈满闷;水寒射肺证则无喉间痰鸣,胸膈满闷等寒痰之症,可资鉴别。

二十一、风热袭肺证

　　风热袭肺证又称风热犯肺证。本证是外感风热之邪或风寒郁而化热出现的肺气宣降失常临床表现的概称。

　　主要临床表现为:恶风发热,咳嗽,咯痰黄稠,不易咳出,舌红脉浮数;或兼见咽喉疼痛,鼻流浊涕,口干欲饮等症;重症可见气喘鼻扇,烦躁不安等。

　　风热袭肺证系风热外感合于肺,本证可见于许多疾病中,其临床表现各具特点,治法亦不尽相同,必须加以鉴别。如感冒病出现风热袭肺证,临床特点为:发热,微恶风寒,鼻塞涕浊,口干而渴,咽喉红肿疼痛,咳嗽,痰黄黏稠,苔薄黄,脉浮数,此由风热上受,肺失清肃所致。叶天士说:"温邪上受,首先犯肺。"(《外感温热篇》)。治宜辛凉解表,清肺透热,方用银翘散(《温病条辨》)。若喘病中出现风热袭肺证,临床特点为:喘促气急,甚则鼻翼扇动,咳嗽,痰稠色黄,难以咯出,此由风热在肺,热盛气壅,肺气上逆所致,治宜清热解表,宣肺平喘,方用麻杏石甘汤(《伤寒论》)。若肺痈病中出现风热袭肺证,临床特点为恶风,发热,咳嗽痰少而黏,胸痛,咳时尤甚,呼吸不利,口干鼻燥,舌苔薄黄,脉浮滑而数,由风热所伤,痰热灼肺所致,治宜疏散风热,清肺化痰,方用银翘散加鱼腥草等。若咳血病出现风热袭肺证,临床特点为喉痒咳嗽,痰中带血,口干鼻燥,舌红,此由外感风热,热伤肺络所致,治宜清热润肺,宁咳止血,方用桑杏汤(《温病条辨》)。若鼻衄病中出现风热袭肺证,临床特点为鼻干衄血,方用泻白散(《小儿药证直诀》)。若水肿病出现风热袭肺证,临床表现为眼睑浮肿,继则四肢及全身皆肿,肢节酸重,小便色黄不利,恶风发热,咽喉红肿疼痛,舌红脉浮滑数,此由风热外袭,肺气失宣,水道通调失司所致,治宜散风清热,宣肺行水,方用越婢加术汤(《金匮要略》)。总之,证候虽然相同,但在不同疾病中,其症状表现各有特点,临床可根据上述病证特点,加以辨析。

本证的病机转归,常因人因地而异。体质素盛者,风热袭肺易成热邪壅肺或痰热壅肺之证候;而体质素虚者,易成气阴两虚,或致阳气欲脱之证。岁运和地域之异亦可影响本证之病机转变。风为春之主气,风热袭肺证,每于春季易发,是其时令之特点。如岁土太过或南方水湿之地,风热袭肺者亦可因湿从外侵而表现为风热在表之症不典型,呈现出身热不扬,肢体困重之象等。临证时应注意分辨。

风热袭肺在其病程演化过程中常可见三种情况:一是由于热耗津液,以致肺津亏损,出现鼻燥,咽干,干咳,音哑,潮热盗汗,午后颧红,舌红少苔,脉细数等阴津亏耗之症;二是由于热伤肺络,以致肺络受损,迫血妄行,出现鼻衄,咯血等血热妄行之症;三是风热佛郁,劫津炼液成痰而出现胸闷,咳嗽喘促,喉中痰鸣,咯痰黄稠或腥臭等痰热壅肺之症。临床当详究因果,明晰标本,辨证准确。

本证通常需与痰热壅肺证、燥邪犯肺证相鉴别。

痰热壅肺证与风热袭肺证:两证既有因果联系之机,又有症状相似之处,须加鉴别。痰热壅肺证因风热犯肺,热伤肺津,炼液成痰,痰与热结,壅阻肺络所致;亦可因素有痰疾,复感风热,痰热交阻而成。临床上,前者必先有风热犯肺证候,继有痰热壅肺见症,后者必有宿疾和新感病史。在症状方面,痰热壅肺证临床特点为咳声重浊,胸膈满闷,咯黄稠痰,舌红苔黄腻,脉滑数;风热袭肺证临床特点为恶风发热,咳嗽,痰少色黄,咯吐不利,舌红脉浮数,以及咽痛,流浊涕等。一为里证,一为表里兼证,病因不同,病情程度不一。

燥邪犯肺证与风热袭肺证：两证病因病机有着密切联系，临床表现亦有异同之处。燥邪犯肺证既可单独发病，亦可因风热犯肺，热耗津液，肺燥津伤所致。在症状方面，燥邪犯肺临床特点为干咳无痰，或咯痰难出，或痰中带血，咽喉疼痛等；风热袭肺，伤阴化燥者，必先在风热袭肺证的基础上，随着病机的演化，合并口鼻干燥，声音嘶哑，干咳无痰等肺燥之症。另外，燥邪犯肺证多发生在秋季，风热袭肺证四季皆见，尤以春季为多，亦资鉴别。

二十二、燥邪犯肺证

燥邪犯肺证又称燥气伤肺证。本证是外感燥邪或感受风热，化燥伤阴，以肺阴耗伤为主要临床表现的一类症状的概称。

主要临床表现为：干咳无痰，痰稠不易咯出，或痰中带血，咽喉疼痛，口鼻干燥，胸痛，舌红苔薄黄而干，脉细数等。

燥邪犯肺证见于咳嗽病中，临床特点为干咳无痰，或痰少黏稠难以咯出，鼻燥咽干，咳甚则胸痛，或见咳中带血，兼有恶风发热，舌尖红，苔薄黄而干，脉细略数。此由燥热灼肺，肺失清润所致，治宜清肺润燥止咳，方用清燥救肺汤（《医门法律》）。兼有风热表证者，宜疏风润肺，方用桑杏汤（《温病条辨》）。见于失音病，临床特点为声嘶失音，喉燥口干，或兼咳呛气逆，舌红脉数，此由燥劫肺津，肺失清肃，声道失润所致，治宜清燥润肺，方用清咽宁肺汤（《医学统旨》）。见于痿病中，临床特点为两足痿软不用，心烦口渴，咳呛喉痛而干，小便短赤热痛，皮毛干枯，此由燥热耗伤肺津，筋脉失于濡养所致，治宜清热润燥，滋阴养血，方用滋燥养荣汤（《症因脉治》）。见于咯血病中，临床特点为咳嗽喉痒，痰中带血，口鼻干燥，或有身热，舌红苔薄黄，脉浮数。此由燥热损伤肺络所致，治宜清肺润燥，生津止血，方用泻白散（《小儿药证直诀》）加味。见于鼻衄病，临床特点为鼻燥而衄，口干咳呛痰少，舌红脉浮数，或有身热，此由燥热犯肺，迫血妄行所致，治宜清热生津，凉血止血，方用沙参麦冬汤（《温病条辨》）加味。见于消渴病中，临床特点为烦渴引饮，口干舌燥，大便干，小便数而量多，舌红，苔薄黄少津，脉洪数，此由燥热直折肺津所致，治宜清热润燥，生津止渴，方用二冬汤（《医学心悟》）。总之，在不同疾病中，证候虽然相同，但其症状表现各有特点，临床可据此加以辨析。

燥为阳邪，每从口鼻侵于肺，最易耗伤津液，常表现以"燥胜则干"为特点的诸多症状，在其病机演变过程中，有三种情况：一是燥邪化热化火，如《时病论·

秋伤于湿大意》谓:"若热渴有汗,咽喉作痛,是燥之凉气,已化为火。"可见牙龈肿痛、耳鸣等症;二是燥灼津伤,可见发热、四肢痉挛、口燥咽干、皮肤干燥等症;三是燥伤肺液,炼津聚痰,可见痰少,涩而难出,或咯出如米粒状痰,兼皮毛干焦,口干咽燥等症。应结合临床,并按"燥者濡之"的法则,辨证论治。

本证应与肺阴虚证、风热袭肺证、肝火犯肺证相鉴别。

肺阴虚证与燥邪犯肺证:肺阴虚证由久病体弱,发汗太过所致,亦可因邪热燥气犯肺损耗肺阴,肺津不布,失其滋润而成,其临床特点为干咳少痰,潮热盗汗,两颧潮红,手足心热,咽燥音哑,舌红,少苔,缺津,脉细数。燥邪犯肺证虽亦有干咳少痰,咽燥音哑等症,但无阴虚内热之象,且常伴见燥热表证。此外,肺阴虚证一年四季皆可出现,而燥邪犯肺证则多发于秋季燥盛之令。

风热袭肺证与燥邪犯肺证:风热袭肺证由外感风热之邪,或风寒郁而化热所致,临床特点为恶寒发热,咳嗽,咯痰黄稠,鼻流浊涕,咽喉疼痛,舌红,脉浮数;燥邪犯肺证则由外感燥邪,或因风热之邪耗伤津液以致肺燥,临床上突出一个"干"字,症见干咳,鼻干,口干,咽干,皮毛干等。在发病季节上,风热袭肺证多发于春季,燥邪犯肺证多发于秋季。

肝火犯肺证与燥邪犯肺证:两证病因、病机均不同,但症状有相似之处,亦应鉴别。肝火犯肺证系肝气郁结,气郁化火,上逆犯肺所致,常见于肺病日久,肺肾阴虚而肝火亢盛者。临床表现为干咳,胸胁疼痛,心烦易怒,口苦,目赤,甚或咳血;燥邪犯肺则因外感秋燥或内燥伤肺所致,其干咳,胸痛,咯血等症虽与肝火犯肺证类似,但尚伴有口鼻干燥等"燥胜则干"之症;前者多咯吐鲜血,而脉弦数;燥邪犯肺证多痰中带血丝,而脉细数或浮细兼数。同时,肝火犯肺证之心烦急躁,口苦,头晕头痛,目眩等症,为燥邪犯肺证所不具备。

二十三、风寒犯肺证

风寒犯肺证又称风寒束肺证。本证是风寒外邪袭于肺而出现的肺气不宣,清肃失职等临床表现的概称。多因气候寒冷,卫阳不足所致。

主要临床表现为:鼻塞,声重,喷嚏,流清涕,咳嗽,咳痰清稀,头痛,恶寒,发热,无汗,舌苔薄白,脉浮等。

风寒犯肺证可出现于多种疾病之中,其临床表现各具一定特点,治法亦不尽相同,必须加以分析。如感冒病出现风寒犯肺证,临床特点为鼻塞声重,喷嚏咳嗽,痰质稀薄,头痛身痛,喉痒无汗,恶风发热,流清涕等,此由风寒束表,肺气失宣,上窍不利所致。《素问·骨空论》说:"风从外入,令人振寒汗出,头痛身重恶寒。"治宜辛温解表,宣肺散寒,方用荆防败毒散(《外科理例》)。若咳嗽病中出现风寒犯肺证,临床特点为咳嗽痰稀,鼻塞流涕,声重恶寒,或兼头痛,骨节酸痛,寒热无汗等,此由风寒犯肺,肺气受遏所致,治宜疏风散寒,宣通肺气,方用杏苏散(《温病条辨》)。若喘证病中出现风寒犯肺证,临床特点为喘急胸闷,咳嗽,痰稀色白,恶寒无汗等,此由邪实气壅,肺失宣降所致。《素问·大奇论》说:"肺之壅,喘而两月去满。"治宜散寒宣肺平喘,方用华盖散(《和剂局方》)。若失音病中出现风寒犯肺证,临床特点为卒然声音不扬,甚则嘶哑,或兼咳嗽不爽,胸闷,鼻塞,头痛,寒热等,此由风寒袭肺,肺为邪遏而肺窍不宣所致。《灵枢·忧恚无言篇》:"人卒然无声音,寒气客于厌。"治宜疏风散寒,宣利肺气,方用金沸草散(《类证活人书》)。总之,证候虽然相同,但在不同疾病中,其症状表现各有特色,临床可根据上述病症特点,加以分析。

肺合皮毛,且为娇脏,系呼吸之道路,故风寒之邪极易犯肺。在其病机演进过程中常伴见两种情况:一是由于外感风寒,失于表散,寒入肺脏,通调失司,聚液生痰,出现痰多色白,胸膈满闷等痰饮伏肺之症;二是由于肺气不足,复感外邪,出现体倦乏力,少气自汗等气虚之证。临床当详究病理,掌握标本,或疏风宣肺化痰,或疏风宣肺扶正。

本证通常应与寒痰阻肺证、水寒射肺证、肺气虚证相鉴别。

寒痰阻肺证与风寒犯肺证:两证均具有风寒袭肺之病因病机,临床表现亦有异同之处。寒痰阻肺证既可为风寒犯肺证之果,亦可单独发病,因风寒犯肺,寒聚液停;饮食生冷,寒饮停积;病后阳虚,素体阴盛,气不化津,痰浊壅聚,则寒痰内伏于肺。临床表现为宿痰久伏于肺,随感辄发,痰壅气逆,气道被阻,因而喉中哮鸣如水鸡声,呼吸急促;痰浊留伏于肺与新寒之邪相搏,肺气失于宣通,则咳嗽,痰稀如沫;肺居胸中,痰浊阻塞,气机失于通畅,则胸膈满闷;肺气逆阻,胸中阳气失宣,气血运行不畅,则面晦带青;风寒侵袭肌表,则头痛,无汗,恶寒多,发热少,为外有表寒,内有痰浊的征象。而风寒犯肺证主要表现为鼻塞声重,喷嚏咳嗽,咯痰清稀,流清涕,恶寒发热等风寒束表,肺气不宣见证。寒痰阻肺者以痰证为主,风寒犯肺以表证为主。以此可资鉴别。

水寒射肺证与风寒犯肺证:两证的病因、证候均有相同或互异之处。水寒射肺证多由平素患痰饮或水肿的病人,外感寒邪,寒邪引动水饮,寒水上逆,以致肺气失宣。主要表现有咳嗽,气喘,痰涎多而稀白,舌苔白腻,或伴低热,恶寒等。这与表证为主,肺经证为辅的风寒犯肺证,截然不同。

肺阳虚证与风寒犯肺证:两证虽然病因病机均不相同,但证候有相似之处,需加以鉴别。肺阳虚证肺中虚冷,气不化津,故口中自生津液,多吐涎沫,舌苔白滑。《千金要方》说:"肺中寒者,其人吐浊涕。"临床所见,肺阳虚证,多有阳虚外感表现,如恶风形寒等,但肺阳虚证不咳,形寒而无发热。风寒犯肺证则有咳嗽,恶寒发热。

肺气虚证与风寒犯肺证:两证病因、证候有着可辨之处。肺气虚证多有寒温不适,久咳伤气,悲伤不已,劳逸不当所致,症见咳嗽气短,甚则喘促或呼吸困难,痰多清稀,疲倦,懒言,声低,怕冷,自汗,面色㿠白,脉虚或弱,虽可由气候寒冷所诱发,究其本质,仍属肺气不足;风寒犯肺证,虽有咳嗽,亦可因肺气受遏而出现短气,但不似肺气虚短气之时间久而重,更无懒言,神疲等气虚证,并有恶寒发热,头身疼痛,脉浮紧等风寒表证,可资鉴别。

二十四、痰热壅肺证

痰热壅肺证又称痰热阻肺证。本证是外邪犯肺,郁而化热,热伤肺津,炼液成痰,或有宿痰,复感风热而出现痰与热结,壅阻肺络的临床表现的概称。

主要临床表现为:发热咳嗽,胸膈满闷,咯黄稠痰或痰中带血,甚则呼吸急促,胸胁作痛,舌红,苔黄腻,脉滑数等。

痰热壅肺证可出现于多种疾病中,其临床表现及治法亦各不尽相同。如哮证病中出现痰热壅肺证,临床表现每以呼吸急促,喉中有水鸡声,咳嗽痰稠而黄,胸膈满闷等"热哮证"为特点。此由痰热交阻,郁蒸于肺所致,治宜清热化痰,平喘降逆,方用定喘汤(《摄生众妙方》)。若失音病中出现痰热壅肺证,临床特点为声音重浊不扬,咳痰稠黄,咽干而痛,口燥,此由痰热蕴伏于肺,阻塞气道所致,治宜清热化痰利咽,方用清咽宁肺汤(《统旨方》)。若胸痛病中出现痰热壅肺证,临床特点为胸痛咳喘,咯痰黄稠,或见咳血,或咳痰腥臭,烦闷发热,此由肺有痰热,灼伤肺络,气机不畅所致,治宜涤痰泻热,宽胸开结,方用小陷胸汤加减。若肺痈病中出现痰热壅肺证,临床每以壮热汗出,寒战,胸闷作痛,转侧不利,咳嗽气急,咳吐脓痰,其味腥臭,口干咽燥,烦躁不安等为特点。此由痰热蕴结,邪毒壅肺,热壅血瘀,蕴结成痈,腐而成脓,治宜清热化痰,解毒排脓,方用千金苇茎汤(《备急千金要方》)。总之,可根据上述特点,加以辨析。

热为火之渐,火为热之极,故痰热壅肺证在其病机演变过程中,每易化火而成痰火之证。若因于痰火壅盛,出现颜面掣动,手足振摇或搐搦,身热,咳嗽多痰,脉洪数,称为"痰火痉";若因于痰火上逆,出现头痛脑鸣,或偏侧头疼,胸脘满闷,呕恶,泛吐痰涎,心烦善怒,面红目赤,称为"痰火头疼";若因于痰浊来火,上蒙清窍,出现眩晕,头目胀重,心烦而悸,恶心,泛吐痰涎,口苦,称为"痰火眩晕";若因于痰火扰动心神,出现怔忡时作时止,因火而动,称为"痰火怔忡"等。诸证均可为痰热壅肺之变证,亦可单独发病,临床当视具体病证,或清化热痰以解肺壅,或再辅以镇痉、熄风、安神、降火等法,务使药随证用,适合病情。

痰火扰心证与痰热壅肺证:两证病因、病位、病情均不同,但痰火扰心证亦可有与痰热壅肺证相似之处,如发热咳嗽,咯痰黄稠,胸膈满闷等等,颇易混淆。痰火扰心证必有痰火扰乱心神的临床表现,如心悸,怔忡,失眠多梦,舌尖红赤,舌质红绛等,可与痰热壅肺证的舌红尖不赤,且无扰乱心神症状者鉴别。

风热袭肺证与痰热壅肺证:两证在病因病理上有密切关系,临床症状多有相似之处,亦须进行鉴别,风热袭肺证由外感风热之邪,或因风寒郁而化热所致,在此基础上进一步发展,热耗肺津,炼液成痰,痰与热结而成痰热壅肺证;或素患痰疾,复为风热之邪所袭,痰热搏结亦发痰热壅肺证,风热袭肺证必兼表证,症见恶寒发热,咳嗽,咯黄稠痰,舌边尖红,脉浮数;痰热壅肺证必为里证,症见咳嗽,胸膈满闷,咯黄稠痰,苔黄腻,脉滑数,可资辨别。

大肠实热证与痰热壅肺证:肺与大肠互为表里,病变亦可相互影响,大肠实热证每致热邪循经上攻于肺,出现类似痰热壅肺之气喘咳嗽,面赤身热,咽喉肿痛,如《千金方》云:"右手寸口气寸以前脉阳实者,手阳明经也,病苦肠满,善喘咳,面赤身热,喉咽中如核状,名曰大肠实热也。"但大肠实热证必以肠中结热症状为主,上逆迫肺症状为辅,且无痰热壅肺证之咯黄稠痰等症。另一方面,痰热壅肺证亦可因肺津耗伤,不能清肃下行濡润肠道而致类似大肠实热证之大便秘结。但本证必以肺中痰热证为主,大肠失润为辅,且不似单纯大肠实热证之腹痛拒按,呕恶腐臭或热结旁流等。可资鉴别。

二十五、肺气衰绝证

肺气衰绝证是肺脏功能衰竭,不能主气而出现的宗气衰败,呼吸失司,甚或升降出入废止等临床表现的概称。本证多由久病耗损,正气虚衰;或正邪交争,邪盛正衰,致使气机逆乱,阴阳离绝而成。

主要临床表现:呼吸微弱,气不得续,或时断时续,汗出如珠,怯寒畏冷,面色㿠白或紫暗,舌淡或青紫,脉浮散或微弱无力,甚则呼吸停止。

肺气衰绝证是病人临终前常见病证,多种危重病后期皆可出现肺气衰绝证。病至肺气衰绝,则随时可能出现呼吸停止而致生命终结,必须积极抢救。

肺气衰绝证常见于"咳嗽""哮喘""肺痨""肺痿""肺痈""咳血"等肺系疾病中,亦常见于"发热""自汗""感冒""水肿""癃闭"等疾病后期。肺气衰绝证有由虚而致者,或由肺气虚弱,久病耗损,渐至肺气衰绝;或因肺阴亏损,阴损及阳,终至阴竭阳绝,肺气衰绝。肺气衰绝证亦有由实而演变所致者,多由痰饮、水湿、瘀血等实邪为患,阻遏气机,呼吸不利,肺气由实而转虚,正不胜邪终至正衰气绝,形成肺气衰绝证。肺气衰绝则气失所主,宗气衰微,故呼吸微弱,喘促不止,气不得续,甚或呼吸时断时续,渐至呼吸停止。卫气开发于上焦,靠肺气的宣发作用而敷布于全身。肺气衰绝,则卫气不固,津液外泄,阳气随脱,故怯寒畏冷,汗出如珠。肺气衰绝,气不上荣,故面色㿠白而舌淡。宗气衰败,气散乱而鼓动无力,则脉浮散无根,或脉微弱而无力。气为血帅,气行则血行,气衰则因滞涩不行,故面色或见紫暗,舌质或现青紫。凡肺气虚弱而渐耗,致肺气衰绝,喘促汗出气不得续,或时断时续,怯寒畏冷者,急当益气固脱,可用独参汤(《十药神书》)、参附汤(《妇人良方》)等急煎灌服。若肺阴虚损,阴损及阳,阴竭气脱而兼见口干面赤,烦躁不宁,脉微弱无力者,急当益气养阴固脱,可用大剂生脉散(《内外伤辨惑论》),随煎随服。肺气衰绝证危在顷刻,必须积极抢救。凡在内科各种疾病的病变过程中,如肺气衰微,皆见喘促息微,气不得续,甚则呼吸时断时续,而呈肺气衰绝证,正如《直指方》所说:"诸有病笃,正气欲脱之时,邪气盛行致壅逆而喘。"或兼痰涌气阻,痰稠量多,喉间痰鸣者,应及时吸痰以保持气道通畅,亦少兼以化痰;如兼血瘀不行,唇面青紫者,亦可兼以化瘀。但必以益气固脱救肺气为急务。正如吴鞠通所说:"太阴暑温……汗多,脉散大,喘喝欲脱者,生脉散主之。"

此外,肺气衰绝证还常见于外伤跌仆、误汗损伤,产后失血之人。气为血帅,血为气母,血以载气。若失血亡津,气随血、津而脱,则见喘促气短,呼吸微弱,汗出如珠,甚则呼吸间断,气息不至。

肺气衰绝证在其病情演变过程中常累及于肾,系精气衰败,肺不主气,肾不纳气,见面色紫暗,汗出不止,呼吸深长,气不得续,二便失禁,甚或呼吸断续不整,终至呼吸停止而死亡;亦可累及于心,心气衰竭,而见心悸喘促,唇舌发紫,脉微细欲绝,或结代不整,终至心跳停止而死亡。

本证临床上应与肺气虚证、肺气阴两虚证、肾不纳气证等相鉴别。

肺气虚证、肺气阴两虚证与肺气衰绝证：三种肺脏虚损之证，其病因病机、病变程度不同。肺气衰绝证常可由肺气虚证和肺气阴两虚证发展而来，肺气衰绝证是肺气虚和肺气阴两虚证演变至衰绝阶段的表现。三者临床都有喘促气短、汗出、脉虚弱等表现，但程度不同。肺气虚及肺气阴两虚证尚未至呼吸时断时续，汗出如珠，脉浮散无根的程度，仅是一般的肺气功能减弱，未至衰绝。而肺气衰绝证则肺脏功能衰至极点，将至绝竭的地步，故呼吸断续，汗出如珠，脉散大无根，甚则呼吸停止。

肺肾气虚证（肾不纳气证）与肺气衰绝证：肺肾气虚证多因久病喘咳，劳伤肾气，损及肺肾所致，肾失摄纳，故呼多吸少，喘促自汗气短，动则加重；肾司二便，故二便失禁，或溺随咳出；气虚不能温养，则见肢冷、面青、自汗。而肺气衰绝证是属肺气竭绝，呼吸失主，故呼吸断续，汗出如珠，甚则呼吸停止，脉浮散无根，多由肺脏衰竭，宗气衰败所致。二者临床可以鉴别。

二十六、辨证施护

（一）风寒束肺型患者的辨证施护

对风寒束肺型患者，应注意保暖，病室温度宜适当高些，慎食寒凉水果及饮料。对有高热者，只要表邪未解，就不可用冷敷等物理降温法退热，以防毛窍闭塞，邪无出路，可服中西药物发汗退热，也可针刺合谷、曲池、风池、大椎等穴，或用十宣放血退热。劝嘱患者多饮热水，以助汗出，有利于退热及祛邪。

（二）邪热乘肺型患者的辨证施护

对邪热乘肺型患者，病室温度宜低，适当多进食寒凉果蔬，如白菜、萝卜、橘柑、梨、荸荠、甘蔗、西瓜等，以清热化痰生津。病后阴伤而口干舌红者，可饮酸梅汤以养阴生津。对无表证的高热，可选用冷敷、酒精浴等物理降温法。

（三）痰浊阻肺型患者的辨证施护

对痰浊阻肺型患者，要注意化痰排痰，除选食橘柑、苹果、萝卜等果蔬外，可用陈皮或麦冬泡水代茶饮。对痰多且咯痰不畅者，可取半卧位，轻拍背部，或少饮温开水润喉以助痰排出，必要时可以超声雾化吸入给药，或以吸痰器吸痰。除注意化痰排痰以保证呼吸道通畅外，由于脾为生痰之源，要注意健脾化湿，以绝生痰之源。

（四）肺气虚患者的辨证施护

对肺气虚患者，宜常食红枣糯米粥、瘦肉鸡汁、禽蛋、猪肺等以补肺气，同时注意培土以生津,可选食莲子、芡实、山药、黄豆、鲜河鱼等以健脾益胃;对痰湿不盛者,可试用石榴、涩柿、银杏等收敛肺气,但不可多用。

(五)阴虚肺燥患者的辨证施护

对阴虚肺燥患者,要求病室空气凉润,因此病室要适当洒水,室温宜低。可适当进食百合、银耳、甲鱼等以滋阴补肺。如干咳无痰、咽燥音哑者,可用麦冬、胖大海、玄参泡水代茶饮,也可调服梨膏。对痰中带血者按咳血护理。对阴虚盗汗者,晚上盖被不宜过暖,睡前可食百合莲子汤以养肺清心。对属肺痨者,可参照肺痨护理。

(六)肺有寒饮者的辨证施护

对肺有寒饮者,可在伏天用鲜生姜1 000 g打烂取汁,再用100～150 g棉花浸取姜汁,晒干后制作一棉背心,将姜汁棉花铺在相对于肺俞穴周围,于冬季穿用,此法有助于预防或减轻发病。